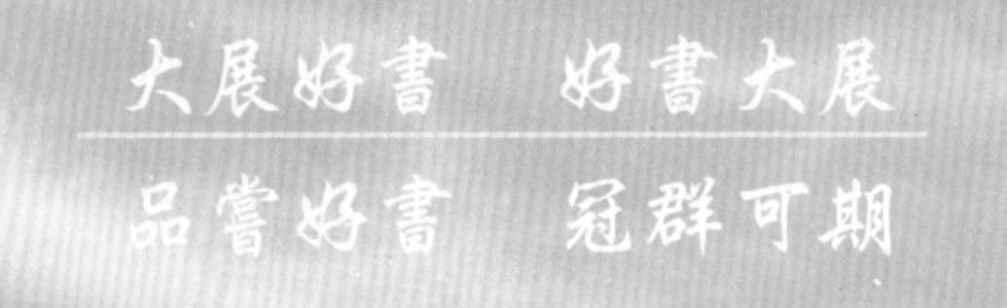
大展好書　好書大展
品嘗好書　冠群可期

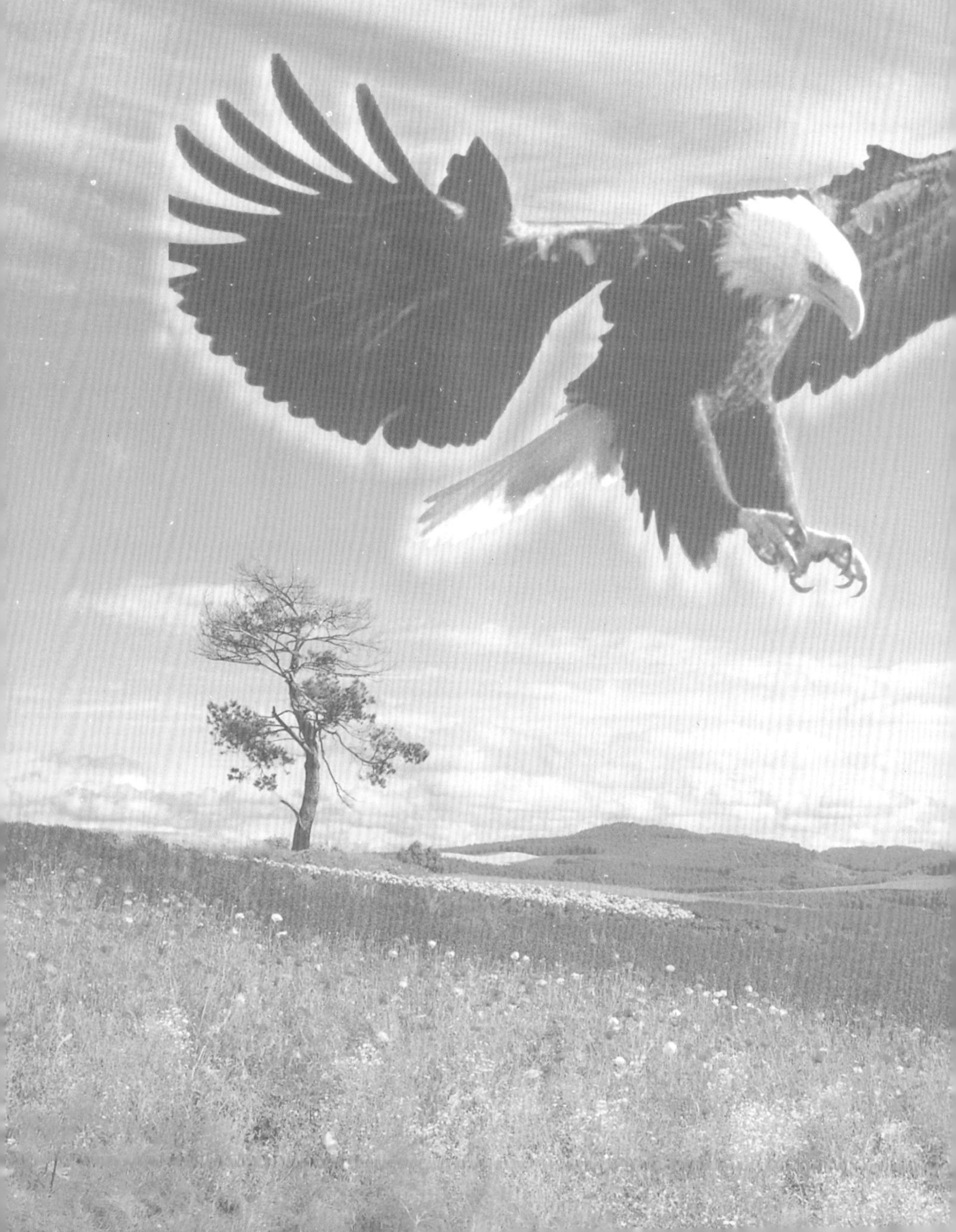

熱門新知 13

現代醫師實用手冊

周有利　朱名安／主編

品冠文化出版社

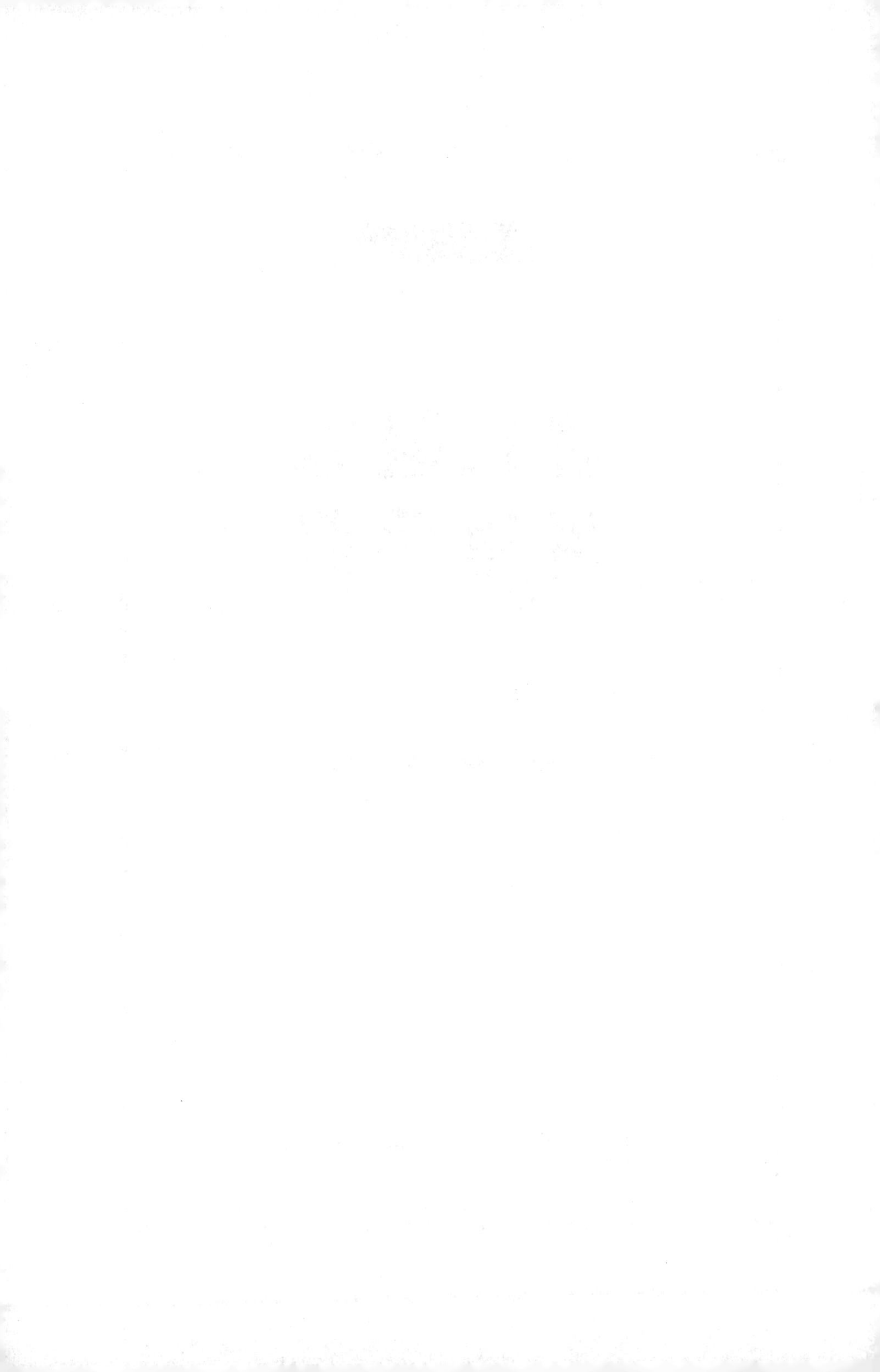

序

現代科技日新月異，高新技術不斷湧現，並滲透到醫學領域。新的檢驗項目、新的診療技術、新型藥物和治療方法層出不窮。面對醫學科學發展的趨勢，廣大的醫務工作者不僅需要更新知識，而且還要熟悉大量的醫學數據和資訊、各種診斷技術和方法的臨床應用，更好地適應醫學科學技術的發展，更好地爲人類健康服務。

鄖陽醫學院附屬太和醫院從事有關專業的專家在第一版的基礎上再版《現代醫師實用手冊》。該新版書增加了大量的治療新藥：在檢驗、影像、內鏡等方面，增加了新項目、新方法和新技術，同時刪減和修正了過時的內容。全書內容新穎，反映了國內外醫學發展的新觀點和新成就。

新版書緊密聯繫臨床實際，簡明扼要，便於查閱，是一本很有實用價値的參考書。我相信，該書的再版將會受到廣大醫務工作者的歡迎。

武漢大學　周新

主　編　周有利　朱名安

主　審　涂漢軍

副主編　毛達勇　付　萍　涂自良
涂明利　謝　勇

編　委　王俊峰　王道梅　王　強
王　震　毛達勇　付　萍
伍啟剛　朱名安　朱　攀
李　豔　李　梅　李德奎
呂　軍　周有利　胡秀學
涂自良　涂名利　涂漢軍
夏進東　陳　悅　陳世清
許大國　張　永　張玉青
張慶紅　馮　景　楊宏偉
劉先軍　孫　競　嚴　潔
侯伶俐　黃　萍　郭建華
謝　勇　章正華

前 言

本書第一版出版後，因其內容包括檢驗、影像、內鏡、藥物等知識，資料新穎，簡明實用，較受歡迎。出版至今的4年中，各種診療技術不斷更新，新藥物的推陳出新，有的檢查方法和藥物已很少使用，甚至淘汰，因此有必要對本書進行修訂再版。

本書第一版出版後，余開森教授在百忙之中親自審閱，指出了書中存在的錯誤和不足之處，並對本書的修改提出了寶貴意見。體現了他嚴謹的治學精神和對晚輩的關愛，在此表示敬意和感謝！

在此次修訂中編委變動較多，謹向第一版編委王倫長、任傳成、吳清明、李勝保、何超、張吉才、邵金鳳、易燕、羅杰、周煉紅、胡清、袁小玲、黨書毅、涂遠超、萬楚成等致謝！

爲減少本書篇幅，對檢驗項目只附了英文縮寫而未附英文全文。藥物以常用藥、新藥爲主。國家基本藥物左側用「●」標記；妊娠禁用藥右側以「★」標記、慎用藥以「☆」標記；哺乳期禁用藥右側以「▲」標記、慎用藥以「△」標記；嬰幼兒禁用藥右側以「■」標記、慎用藥以「□」標記。

由於本書涉及檢驗、影像、內鏡、藥物等領域，內容繁雜，參編人員較多，文風殊難一致。限於編者水準，疏誤之處在所難免，殷切期望讀者不吝賜教，以便今後修正。

編者

目　錄

第一章
檢驗醫學

第一節　臨床血液學檢驗

一、血液一般檢驗

紅細胞計數（RBC）

【參考值】男：4.0～5.5 T / L，女：3.5～5.0 T / L，新生兒：6.0～7.0 T / L。

【臨床意義】增高：脫水等引起紅細胞相對增多、缺氧等代償性增多或真性紅細胞增多症。降低：各類貧血。

血紅蛋白濃度（Hb）測定

【參考值】男：120～160 g / L，女：110～150 g / L，新生兒：170～200 g / L。

【臨床意義】與紅細胞大致相同。貧血時參考 MCV 值及 RBC 形態有助於貧血的分類。

紅細胞比容（HCT）測定

【參考值】男：0.4～0.5 L / L，女：0.37～0.48 L / L。

【臨床意義】同紅細胞計數。

平均紅細胞體積（MCV）

【參考值】血細胞分析儀法：80～100 fl。

【臨床意義】增大：大細胞性貧血；減少：小細胞性貧血。

平均紅細胞血紅蛋白量（MCH）

【參考值】血細胞分析儀法：27～34 pg。

【臨床意義】增高：大細胞性貧血。降低：單純小細胞性貧血及小細胞低色素性貧血。

平均紅細胞血紅蛋白濃度（MCHC）

【參考值】320～360 g / L。

【臨床意義】降低：小細胞低色素性貧血。

紅細胞體積分佈寬度（RDW）測定

【參考值】11.5%～14.5%。

【臨床意義】增高① 鑒別診斷：缺鐵性貧血常明顯升高，而輕型地中海貧血基本正常；② 診斷早期缺鐵性貧血：缺鐵性貧血在臨床及血象檢查出異常結果之前，就有 RDW 升高；③ 對缺鐵性貧血療效觀察：服藥後 RDW 最晚恢復正常。

白細胞計數（WBC）

【參考值】成人：4～10 G / L，小兒：5～13 G / L，新生兒：15～20 G / L。

【臨床意義】外周血中白細胞以中性粒細胞為主，因此，在大多數情況下，白細胞的增多或減少與中性粒細胞的增多或減少有著密切的關係和相同意義。

白細胞分類計數（DC）

白細胞分類計數參考值和臨床意義見表 1-1-1。

網織紅細胞（Ret）測定

【參考值】成人：0.5%～1.5%；兒童：2%～6%；絕對值：24～84 G / L。

【臨床意義】

① 反映骨髓的造血功能。增高表示骨髓紅細胞系統增生旺盛，見於各種增生性貧血。降低表示骨髓造血功能減低，見於再生障礙性貧血。

② 作為貧血治療的療效判斷和治療性試驗的觀察指標。

③ 作為溶血性貧血病情觀察的指標。

點彩紅細胞計數（SRBC）

【參考值】＜0.01%。

【臨床意義】增高：鉛中素，硝基苯、苯胺、汞等中毒，溶血性貧血、惡性貧血或白血病等。

紅細胞沉降率（ESR）

【參考值】男性：0～15 mm/1h；女性：0～20 mm / 1h。

【臨床意義】增高：各種炎症，組織損傷及壞死，惡性腫瘤，高球蛋白血症，高血脂症，貧血等。減低：紅細胞增多等。

紅斑狼瘡細胞（LEC）

【參考值】陰性。

【臨床意義】陽性：系統性紅斑狼瘡和自身免疫性疾病。

表 1-1-1　五種白細胞比值、絕對值和臨床意義

項　目	參考值	臨床意義
中性桿狀核粒細胞百分率	1%～5%	增高：生理性增高見於一日之間波動、飽餐、情緒激動、劇烈運動、高溫或嚴寒、新生兒、月經期、妊娠、分娩等；病理性增高見於各類細菌急性感染、組織損傷、急性溶血、急性失血、急性中毒、白血病等。降低：病毒感染，藥物或放射線影響，造血功能受抑制
中性桿狀核粒細胞絕對值	0.04～0.5G/L	
中性粒細胞百分率（%N）	50%～70%	
中性粒細胞絕對值（NEU）	2.0～7.0G/L	
桿狀核與分葉核比值	1：13	比值增大稱核左移
淋巴細胞百分率（%L）	20%～40%	增高：淋巴細胞白血病、病毒感染等傳染性疾病
淋巴細胞絕對值（LYM）	0.8～4G/L	與體液免疫和細胞免疫有關，WBC 總數低，而淋巴絕對值正常，說明有一定免疫力，WBC 總數正常而淋巴絕對值低說明免疫力低
單核細胞百分率（%M）	3%～8%	增高：單核細胞白血病、感染和傳染性疾病。
單核細胞絕對值（MONO）	0.12～0.8G/L	
嗜酸性粒細胞百分率（%E）	0.5%～5.0%	增高：過敏、寄生蟲感染等。降低到零：傷寒等。
嗜酸性粒細胞絕對值（EOS）	0.02～0.5G/L	
嗜鹼性粒細胞百分率（%B）	0～1%	增高：炎症，重度感染，慢性粒細胞白血病。
嗜鹼性粒細胞絕對值（BASO）	0～0.1G/L	
嗜酸性粒細胞直接計數（EOS）	0.02～0.5G/L	增高：過敏，寄生蟲感染等。降低：腎上腺皮質功能亢進，嚴重燒傷等，傷寒前期可為零

血小板計數（PLT）

【參考值】100～300G / L。

【臨床意義】減低：見於① 血小板生成減少，如再生障礙性貧血、急性白血病、某些藥物等；② 血小板破壞過多，如免疫性或繼發性血小板減少性紫癜，脾功能亢進等；③ 血小板消耗過多，如彌漫性血管內凝血。增多：見於慢性粒細胞性白血病、真性紅細胞增多症、急性化膿性感染、急性出血後及脾切除手術後等。

二、溶血性貧血的篩查檢測

1. 溶血性貧血的篩查檢測

血漿游離血紅蛋白測定

【參考值】<50 mg / L。

【臨床意義】血管內溶血時明顯升高，血管外溶血時正常。

結合珠蛋白（Hp）測定

【參考值】0.7～1.5 g / L。

【臨床意義】① 減低見於各種溶血，尤其是血管內溶血。② 急慢性肝細胞疾病時 Hp 降低，而肝外阻塞性黃疸時正常或升高。③ 肝癌時 75.8%的病例上升，但肝硬化合併肝癌常降低。④ 急性炎症、惡性腫瘤及結締組織疾病時可升高。

血漿高鐵血紅素清蛋白測定

【參考值】陰性。

【臨床意義】陽性表示嚴重血管內溶血。

尿含鐵血黃素試驗（Rous 試驗）

【參考值】陰性。

【臨床意義】陽性：慢性血管內溶血。常見於陣發性睡眠性血紅蛋白尿症。在溶血初期可陰性。

2. 紅細胞膜缺陷檢測

紅細胞滲透脆性試驗（EOFT）

【參考值】開始溶血：0.42%～0.46%（4.2～4.6 g / L）NaCl；完全溶血：0.28%～0.34%（2.8～3.4 g / L）NaCl。

【臨床意義】增高：患者與正常對照提前兩管或更高，即開始溶血＞0.5%、完全溶血＞0.38%為脆性增高，見於遺傳性球型紅細胞增多症，自身免疫性溶血性貧血。降低：見於地中海貧血，缺鐵性貧血，低色素性貧血，肝癌等。

紅細胞孵育滲透脆性試驗（EIOFT）

【參考值】未孵育：50%溶血為 4.0～4.45 g / L NaCl 37℃孵育 24h：50%溶血為 4.65～5.9 g / L NaCl。

【臨床意義】本法對輕型遺傳性球型紅細胞增多症的檢出更敏感。丙酮酸激酶缺乏症病人孵育滲透脆性也增加。

紅細胞自身溶血試驗及糾正試驗

【參考值】孵育 48h 溶血度＜3.5%；加葡萄糖和加 ATP 後溶血度均＜1%。

【臨床意義】遺傳性球形紅細胞增多症時自身溶血明顯加重，加葡萄糖和加 ATP 後均明顯糾正；G6PD 缺乏症時溶血加重，加葡萄糖和加 ATP 後均可使溶血部分糾正；丙酮酸激酶缺乏症時溶血加重，加葡萄糖不能糾正，加 ATP 後可糾正。

3. 紅細胞酶缺陷的檢測

高鐵血紅蛋白還原試驗（FHRT）

【參考值】高鐵血紅蛋白還原率＞75%。

【臨床意義】＜30%為 G6PD 缺乏症（純合子），30%～70%為 G6PD 缺乏症（雜合子）。

變性珠蛋白小體生成試驗

【參考值】＜30%。

【臨床意義】增高：G6PD 缺陷症，蠶豆症，不穩定血紅蛋白病，脾切除等。

紅細胞葡萄糖-6-磷酸脫氫酶（G6PD）測定

【參考值】酶法（37℃）成人 3.1～7.1U/gHb，新生兒 5.3～9.0U/gHb。

【臨床意義】降低：提示 G6PD 缺乏症。藥物反應、蠶豆病及某些感染也可降低。

紅細胞丙酮酸脫氫酶（PK）測定

【參考值】酶法（37℃）13～17U/gHb。

【臨床意義】降低：提示 PK 缺乏症，純合子為正常的 25%以下，雜合子為正常的 25%～50%。PK 繼發性缺陷可見於白血病、MDS、再生障礙性貧血等。

4. 血紅蛋白異常的檢測

血紅蛋白電泳（HE）

【參考值】HbA：96%～98%，HbA_2：1%～3%，HbF：1%

～2%。

【臨床意義】HbA_2 增高是診斷 β－地中海貧血的主要證據。HbA_2 減低見於缺鐵性貧血及其他血紅蛋白障礙性疾病。

HbF 鹼變性試驗

【參考值】2 歲後＜2%，新生兒可達 55%～85%。

【臨床意義】增高：見於 β－地中海貧血，重型患者可達 80%～90%，急性白血病、再生障礙性貧血等也可輕度升高。

HbF 酸洗脫試驗

【參考值】成人＜1%；新生兒：55%～85%；2 歲後＜2%。

【臨床意義】β－地中海貧血，輕型者輕度增高，重症者顯著增高。

5. 自身免疫性溶血性貧血檢測

抗人球蛋白試驗（Coombs T）

【參考值】陰性。

【臨床意義】陽性：新生兒溶血病，自身免疫性溶血性貧血，嚴重輸血反應等。

冷凝集素試驗

【參考值】效價＜1：40。

【臨床意義】冷凝集素綜合症者效價可達 1：1000 以上。淋巴瘤、支原體肺炎、瘧疾、流行性感冒可引起繼發性增高。

冷熱溶血試驗（D-LT）

【參考值】陰性。

【臨床意義】陽性見於陣發性寒冷性血紅蛋白尿。某些病毒感染如麻疹、流行性腮腺炎、水痘、傳染性單核細胞增多症等也可呈陽性。

6. 陣發性睡眠性血紅蛋白尿症檢測

酸溶血試驗（HT）（又稱 Ham 試驗）

【參考值】陰性。

【臨床意義】陽性：見於陣發性睡眠性血紅蛋白尿症（PNH），自身免疫性溶血性貧血也可陰性。

蔗糖水溶血試驗（SHT）

【參考值】陰性。

【臨床意義】陽性：見於 PNH。再生障礙性貧血、自身免疫性溶血性貧血、遺傳性球形細胞增多症也可陽性。

三、出血、血栓與止血檢測

1. 血管壁的檢測

出血時間（BT）測定

【參考值】測定器法 6.9±2.1min，超過 9min 為異常。

【臨床意義】BT 延長：① 血小板明顯減少；血小板功能異常；② 嚴重缺乏血漿某些凝血因子，如 vDW、DIC；③ 血管異常，如遺傳性出血性毛細血管擴張症；④ 藥物干擾，如乙酰水楊酸、潘生丁等。BT 縮短；血栓前狀態和血栓性疾病。

血管性血友病因子抗原（vWF：Ag）測定

【參考值】94.1%±32.5%。

【臨床意義】減低：見於 vDW。增高：見於血栓性疾病如心肌梗塞、腦血栓、糖尿病、妊高徵、腎小球疾病、大手術後等。

血漿血栓調節蛋白抗原（TM：Ag）、活性（TM：A）

【參考值】TM：Ag 20～35 μg / L；TM：A 87%～113%。

【臨床意義】增高：見於糖尿病、DIC、血栓性血小板減少性紫癜、SLE、血栓性疾病如心肌梗塞、腦血栓等。

血漿內皮素$_{-1}$（ET$_{-1}$）

【參考值】＜5ng / L。

【臨床意義】增高：見於心肌梗塞、心絞痛、原發性高血壓、高血脂症、缺血性腦卒中、腎功能衰竭、醛固酮增多症、支氣管哮喘、妊高徵等。

2. 血小板檢測

血小板抗體相關免疫球蛋白測定

【參考值】PAIgG 0～78.8ng / 10^7 血小板，PAIgM 0～7.0ng / 10^7 血小板，PAIgA 0～2ng / 10^7 血小板。

【臨床意義】急性和慢性原發性血小板減少性紫癜，顯著增高。

血小板黏附試驗（PAdT）

【參考值】玻璃柱法：45.3%～79.8%。

【臨床意義】增高：見於血栓前狀態和血栓性疾病如心肌梗塞、心絞痛、缺血性腦卒中、糖尿病、深靜脈血栓形成、腎功能衰竭、妊高症等。vDW、巨大血小板綜合徵、血小板無力症、肝硬化、尿毒症、MDS、抗血小板藥物等。

血塊收縮試驗（CRT）

【參考值】1 / 2h 開始收縮，24h 完全收縮。

【臨床意義】收縮不佳或完全不收縮：血小板無力症、血小板減少性紫癜、血小板增多症、嚴重的凝血因子缺乏等。收縮過度：先天性凝血因子Ⅷ缺乏，嚴重貧血。

β－血小板球蛋白（β－TG）和血小板第 4 因子（PF_4）

【參考值】β－TG：6.6～26.2 μg / L PF_4：0.9～5.5 μg / L。

【臨床意義】兩者臨床意義相同。增高：反映血小板被激活及其釋放反應亢進，見於血栓前狀態和（或）血栓性疾病。減低：見於先天性或獲得性貯存（α 顆粒缺陷症）。

血栓烷 B_2（TXB_2）測定

【參考值】28.2～124.4ng / L。

【臨床意義】增高：反映血小板被激活及其釋放反應亢進，見於血栓前狀態和（或）血栓性疾病。減低：見於環氧酶或 TXB_2 合成酶缺乏症，服用抑制環氧酶或 TXB_2 合成酶的藥物如阿司匹林等。

血小板 P 選擇素測定

【參考值】9000±1100 分子數／血小板。

【臨床意義】增高：反映血小板被激活及其釋放反應亢進，見於血栓前狀態和（或）血栓性疾病。

血小板膜糖蛋白（GP）測定

【參考值】GPⅡb／Ⅲa（1.54±0.49）$\times 10^4$ 分子數／血小板
GPⅡb／Ⅲa（5.45±1.19）$\times 10^4$ 分子數／血小板。

【臨床意義】增高：反應血小板被活化，見於血栓前狀態和／或血栓性疾病。GPI 缺乏見於巨大血小板綜合徵；GPⅡb／Ⅲa 缺乏見於血小板無力症。

3. 凝血因子測定

活化部分凝血活酶時間（APTT）測定

【參考值】32～43s。

【臨床意義】APTT 結果超過正常對照 10s 以上的即為延長。是目前推薦應用的內源性凝血系統的篩選試驗。延長：見於各型血友病；凝血因子Ⅱ，Ⅴ，Ⅹ及 Fg 減少；血中含有抗凝物質，纖溶亢進及 DIC 等。縮短：見於高凝狀態。APTT 又是監測肝素的首選指標。

凝血酶原時間（PT），PT 比值（PTR），
國際標準化比值（INR）＝ PTR^{ISI}

【參考值】PT：11～14s，超過正常對照 3s 以上的即為延長；PTR：0.85～1.15；INR：0.9～1.1。

【臨床意義】PT 延長或 PTR 增大：因子Ⅰ、Ⅱ、Ⅴ、Ⅶ、Ⅹ缺乏症；纖溶亢進、DIC、嚴重肝病、VitK 缺乏；血中抗凝物質增多等。PT 縮短或 PTR 降低：見於先天性因子Ⅴ增多症、口服避孕藥和血栓前狀態或血栓性疾病、DIC 早期。

INR 是監測口服抗凝藥的首選指標，國人以 2～3 為宜。

纖維蛋白原（Fg）測定

【參考值】Clouse 法：2～4g / L。

【臨床意義】增高：糖尿病、急性心肌梗塞發作期、急性感染、急性腎炎和尿毒症、結締組織病、大手術後、妊娠晚期和妊高症、敗血症、惡性腫瘤等。減少：DIC 和原發性纖溶症、重症肝炎和肝硬化等。

簡易凝血活酶生成試驗（STGT）

【參考值】最短的凝固時間為 10～14s，＞15s 為異常。

【臨床意義】STGT 延長（＞15s）①缺乏因子Ⅷ，如血友病A、vWD、DIC 等；②缺乏因子Ⅸ，如血友病 B、DIC、肝臟病、口服抗凝劑等；③缺乏因子Ⅺ，如因子Ⅺ缺乏症、肝臟疾病、DIC 等；④缺乏因子Ⅻ，如 Hageman 特徵、DIC 和肝臟疾病等；⑤血循環中有抗凝物質、如抗因子Ⅷ、Ⅸ的抗體和應用肝素等。

STGT 糾正試驗

患者標本+正常血漿：STGT 異常得以糾正，說明因子缺陷。

患者標本+正常血清：STGT 異常得不到糾正，為血友病A，缺乏因子Ⅷ。

患者標本+吸附血漿：STGT 異常得不到糾正，為血友病B，缺乏因子Ⅸ。

以上均得不到糾正為血循環中有抗凝物質。

血漿因子Ⅷ、Ⅸ、Ⅺ、Ⅻ促凝活性
（FⅧ：C、FⅨ：C、FⅪ：C、FⅫ：C）測定

【參考值】FⅧ：C 77.3%～128.7%；FⅨ：C 67.6%～128.5%；FⅪ：C 81.6%～118.4%；FⅫ：C 71.7%～113.1%。

【臨床意義】增高：主要見於血栓前狀態和血栓性疾病。減低：① FⅧ：C、FⅪ：C 減低分別見於血友病 A、血友病 B和 FⅪ缺乏症。② 肝病、VitK 缺乏、DIC、口服抗凝藥等。

血漿因子Ⅱ、Ⅴ、Ⅶ、Ⅹ促凝活性（FⅡ：C、FⅤ：C、FⅦ：C、FⅩ：C）測定

【參考值】FⅡ：C 81.0%～114.4%；FⅤ：C 71.5%～133.3%；FⅦ：C 85.7%～120.3%；FⅩ：C 84.0%～122.0%。

【臨床意義】增高：主要見於血栓前狀態和血栓性疾病。減低：主要見於先天性因子Ⅱ、Ⅴ、Ⅶ、Ⅹ缺乏症；獲得性主要見於肝病、VitK 缺乏、DIC、口服抗凝藥等。

血漿因子XⅢ定性試驗

【參考值】24h 內纖維蛋白凝塊不溶解。

【臨床意義】若 24h 內纖維蛋白凝塊溶解，表示XⅢ缺乏。

凝血酶原片段 $_{1+2}$（F_{1+2}）測定

【參考值】ELISA：0.67±0.19nmol / L。

【臨床意義】升高見於血栓前狀態和血栓性疾病，如 DIC、心梗、腦梗塞、深靜脈血栓形成、急性白血病等。

可溶性纖維蛋白單體複合物（SFMC）測定

【參考值】EIA 法：48.5±15.6mg / L；RIA 法：50.0±26.1 mg / L。

【臨床意義】SFMC 反映凝血酶的活性。在心肌梗塞、腦血栓形成、糖尿病、嚴重感染、急性早幼粒細胞白血病和 DIC 時，SFMC 顯著升高。

纖維蛋白肽A（FPA）測定

【參考值】不吸菸男性 1.22～2.44 μg / L，不吸菸女性 1.18～3.26 μg / L。

【臨床意義】升高主要見於急性心肌梗塞、腦血管疾病、DIC、DVT 、SLE、妊高症、腎小球腎炎、尿毒症、肺栓塞、有轉移的惡性腫瘤患者95%血 FPA 升高。

4. 生理性抗凝蛋白檢測

抗凝血酶Ⅲ活性測定（AT–Ⅲ：A）和抗凝血酶Ⅲ抗原（AT–Ⅲ：Ag）測定

【參考值】AT–Ⅲ：A：103.2%～113.8%；AT–Ⅲ：Ag：0.23～0.35g / L。

【臨床意義】增高：見於血友病、白血病和再生障礙性貧血等的急性出血期及口服抗凝藥。減低：先天性或獲得性 AT–Ⅲ缺乏症，後者見於血栓前狀態、血栓性疾病、DIC 和肝臟疾病等。

蛋白 C 活性（PC：A）測定

【參考值】發色底物法 87.02%～113.38%。

【臨床意義】減低：先天性或獲得性 PC 缺乏症，後者見於DIC、肝病、手術後、口服抗凝劑、急性呼吸窘迫綜合徵等。

血漿游離蛋白 S（FPS）測定

【參考值】發色底物法 71.8%～130.0%。

【臨床意義】減低：先天性或獲得性 PC 缺乏症，後者見於肝病、口服抗凝劑等。

血漿凝血酶– 抗凝血酶複合物（TAT）測定

【參考值】1.45±0.4 μg / L。

【臨床意義】升高見於急性心肌梗塞、腦梗塞、急性白血病、DVT、DIC 等。

組織因子途徑抑制物（TFPT）測定

【參考值】ELISA70.9～124.1 μg / L。

【臨床意義】減低：嚴重創傷、廣泛手術、膿毒血症、休克、DIC、血栓性疾病。增高：老年人、妊娠、腎衰竭等。

5. 病理性抗凝物質檢測

復鈣交叉試驗（CRT）

【參考值】受檢血漿與 1/10 量正常血漿混合，復鈣時間不在正常範圍之內（2.2～3.8min），則認為受檢血漿中存在異常抗凝物質。

【臨床意義】血漿中存在異常抗凝物質見於反覆輸血的血友病患者、嚴重肝臟病、SLE、類風濕關節炎等。

凝血酶時間（TT）測定

【參考值】透射比濁法 16～18s，超過正常對照 3s 以上為延長。

【臨床意義】延長：見於低（無）纖維蛋白原血症、DIC、FDP 增多等；肝素增多或類肝素抗凝物質存在。

凝血酶時間糾正試驗（甲苯胺藍糾正試驗）

TT 延長的血漿中加入甲苯胺藍後，TT 縮短 5s 以上，提示受檢血漿中有肝素類或肝素類物質增多；若不縮短，表示受檢血漿中存在其他抗凝血酶類物質或纖維蛋白原缺陷。

在過敏性休克、應用氮芥、放療後、嚴重肝臟病、肝葉切除術後、肝移植後患者血漿中有肝素或類肝素增多，肝素治療的患者，其延長的 TT 也可被糾正。

血漿肝素測定

【參考值】0 U / L。

【臨床意義】用於監測肝素的合理用量，肝素濃度以 0.2～0.5 U / L。

狼瘡抗凝物質測定

【參考值】Lupo 試驗為 31～44s；Lucor 試驗為 30～38s；Lupo / Lucor 比值為 1.0～1.2。

【臨床意義】① Lupo 試驗和 Lucor 試驗均比正常延長 20 %，提示有狼瘡抗凝物質存在。如 SLE、自發性流產等。② Lupo 試驗和（或）Lucor 試驗凝固時間延長，Lupo / Lucor 比值為<1.2，也可出現於因子Ⅱ、Ⅴ、Ⅹ缺乏者，或應用華法令或肝素等患者。

6. 纖維蛋白溶解檢測

優球蛋白溶解時間（ELT）測定

【參考值】加鈣法>120min，加酶法 123±24 min。

【臨床意義】ELT 縮短（小於 70min）見於原發性或繼發性纖溶亢進；ELT 延長：見於血栓前狀態和血栓性疾病。

血漿魚精蛋白副凝集試驗（PPP、3P）

【參考值】陰性。

【臨床意義】陽性：見於 DIC 的早期或中期。但在惡性腫瘤、上消化道出血、外科大手術後、敗血症、腎小球疾病、人工流產、分娩或樣本置冰箱後可出現假陽性。陰性：見於正常人、DIC 晚期和原發性纖溶症。

血漿纖維蛋白降解產物（FDP）測定

【參考值】血漿 FDP＜5mg / L。尿 FDP（28±17）ug / L。

【臨床意義】血液中 FDP 增高：見於原發性纖溶症、DIC、惡性腫瘤、血栓性疾病、肝腎疾病、溶栓治療等。

D- 二聚體（DD）測定

【參考值】ELISA：＜200 μg / L。

【臨床意義】DD 在繼發性纖溶症時升高，而在原發性纖溶症時正常，這是鑒別兩者的重要依據。高凝狀態、血栓性疾病和 DIC 時，血漿 DD 體明顯升高，是診斷 DIC 的重要依據。

組織纖溶酶原激活物（t-PA）測定

【參考值】發色底物法 0.3～0.6U / ml。

【臨床意義】增高見於原發性或繼發性纖溶症。減低見於高凝狀態和血栓性疾病。

血漿纖溶酶原活性（PLG：A）測定

【參考值】75%～140%。

【臨床意義】增高見於血栓前狀態、血栓栓塞性疾病。減低見於原發性或繼發性纖溶症、先天性 PLG 缺乏症。

纖溶酶激活物抑制物 $_{-1}$ 活性測定（PAI_1：A）

【參考值】發色底物法：0.1～1.0 抑制單位 /ml。

【臨床意義】增高見於血栓前狀態、血栓栓塞時。減低見於原發性或繼發性纖溶症。

α_2–纖溶酶抑制物活性測定（α_2–PI：A）

【參考值】0.8～1.2 抑制單位 / ml。

【臨床意義】增高見於血栓性靜脈炎和動脈血栓形成、惡性腫瘤和分娩後等。減低見於肝病、DIC、手術後以及先天性α_2–PI 缺乏症。

纖溶酶–抗纖溶酶複合物（PAP）測定

【參考值】ELISA＜0.8mg / L。

【臨床意義】增高見於血栓前狀態和血栓性疾病時，如DIC、急性心肌梗塞、肺梗塞、深靜脈血栓形成、腦血栓、腎病綜合徵等。

纖維蛋白肽$B\beta_{1\text{-}42}$和$B\beta_{15\text{-}42}$測定

【參考值】$B\beta_{1\text{-}42}$：0.74～2.24nmol / L，$B\beta_{15\text{-}42}$：0.36～2.76 nmol / L。

【臨床意義】原發性纖溶時$B\beta_{1\text{-}42}$升高；繼發性纖溶時$B\beta_{15\text{-}42}$升高。

第二節　排泄物、分泌物及體液檢驗

一、尿液檢測

1. 尿液標本採集方法

根據採集時間可分為晨尿、空腹尿、計時尿（2h、3h、12h、24h 等）、午後尿、餐後尿等。晨尿：作有形成分、化學檢驗以清晨首次尿為好，於採集後半小時內送檢，以免影響結果。隨時尿不受時間約束，多為門診病人的留尿方法。空腹尿為進餐後 4h 左右排尿後，收集下一次的尿供檢驗，主要用於瞭解葡萄糖代謝情況，計時尿不論幾小時，均應於計時開始時排空尿液，然後於規定時間內收集尿液，多用於腎功能和有形成分排出率的評估，亦用於計算澱粉酶或肌酐排出率。尿液原則上以不用防腐劑為好，如需 12h 或 24h 尿，需根據檢驗項目用合適的防腐劑。常用的防腐劑見表 1-2-1。

表 1-2-1 常用的防腐劑用法

防腐劑	用 量	檢驗項目
400g/L 甲醛	0.5ml/100ml 尿	Add's 計數等尿沉渣檢查
濃鹽酸	1ml/100ml 尿	17OH、17KS、VMA
甲苯	0.5ml/100ml 尿	電解質、蛋白質、糖、肌酐、尿素、尿酸

2. 尿液一般檢測

(1)一般性狀檢測

①尿 量

【參考值】正常成人為 1000～2000ml / 24h。

【臨床意義】尿量增多：24h 尿量超過 2500ml，稱為多尿。見於暫時性多尿，腎臟疾病，糖尿病，內分泌疾病等。

尿量減少：成人尿量低於 400ml / 24h，或 17ml / h，稱為少尿；低於 100 ml / 24h 稱為無尿。見於腎前性少尿，如休克、心衰、脫水等；各種腎實質性改變可導致少尿；腎後性少尿。

②外 觀

血尿：主要見於急性腎小球腎炎、慢性腎炎、急性腎盂腎炎、泌尿系結核、結石、腫瘤、血友病等。

血紅蛋白尿及肌紅蛋白尿：血紅蛋白尿見於嚴重的血管內溶血；肌紅蛋白尿見於擠壓綜合徵、缺血性肌壞死等。

膽紅素尿：見於肝細胞性黃疸、阻塞性黃疸。

膿尿和菌尿：見於泌尿系統感染。

乳糜尿：可見於絲蟲病及腎周圍淋巴管梗阻。

(2)化學檢測

蛋白（PRO）

【參考值】陰性。

【臨床意義】陽性：急性、慢性腎炎，泌尿系統炎症，血中有異常蛋白質等。

葡萄糖（GLU）

【參考值】陰性。

【臨床意義】陽性：血糖增高（>8.9mmol / L）或腎性糖尿。

酮體（KET）

【參考值】陰性。

【臨床意義】陽性：糖尿病性酮症酸中毒；非糖尿病性酮症如發熱、嚴重嘔吐、腹瀉、饑餓、妊娠嘔吐等。

亞硝酸鹽（NIT）

【參考值】陰性。

【臨床意義】陽性：尿路大腸埃希菌感染。

潛血（BLD）

【參考值】陰性。

【臨床意義】陽性：各種原因導致的血尿及血紅蛋白尿。

白細胞（LEU）

【參考值】陰性。

【臨床意義】陽性：尿道感染等。

膽紅素（BIL）

【參考值】陰性。

【臨床意義】陽性：肝病、膽道疾病。

酸鹼度（pH）

【參考值】4.5～8。

【臨床意義】酸性尿見於酸中毒等，鹼性尿見於鹼中毒、腎小管酸中毒。

比重（SG）

【參考值】1.015～1.030。

【臨床意義】增高：脫水、糖尿病、急性腎炎等。降低：尿崩症、慢性腎炎。

尿膽原（UBG）

【參考值】＜16 μmol / L。

【臨床意義】增高：溶血性黃疸、肝細胞損傷等。減少見於阻塞性黃疸。

(3)尿液顯微鏡檢測

①細　胞

紅細胞：尿中紅細胞＞3 個 / HPF 為鏡下血尿，主要見於急性腎小球腎炎、慢性腎炎、急性腎盂腎炎、泌尿系結核、結石、腫瘤、血友病等。

白細胞：尿中白細胞＞5 個 / HPF 為鏡下膿尿。急性腎小球腎炎時尿內白細胞可輕度增多。若明顯增多則見於泌尿系統感染如腎盂腎炎、腎結核、膀胱炎或尿道炎等。成年婦女生殖系統有炎症時，常有分泌物混入尿內，除有成團膿細胞外，伴有多量扁平上皮細胞。

上皮細胞：正常尿中可見少量的移形上皮細胞和鱗狀上皮細胞，腎盂腎炎、膀胱尿道炎可見較多的移形上皮細胞並伴有較多的白細胞等。若有腎小管上皮細胞可見於急性腎小球腎炎，成堆出現表示腎小管壞死性病變。

②管　型

透明管型：正常人無 0～1 個／LPF。急性腎小球腎炎、慢性腎炎、急性腎盂腎炎、惡性高血壓及心衰時常增多。在運動、麻醉、高熱時可一過性增多。

細胞管型：紅細胞管型主要見於腎小球疾病，如急性腎小球腎炎、慢性腎炎急性發作、腎移植術後排斥反應，狼瘡性腎炎等。白細胞管型多見於腎實質有感染，主要見於腎盂腎炎。上皮細胞管型主要見於子癇、急性腎小管壞死及腎移植術後排斥反應時。

顆粒管型：粗顆粒管型見於慢性腎炎、腎盂腎炎或某些原因引起的腎小管損傷。細顆粒管型見於慢性腎炎或急性腎小球腎炎後期。

蠟樣管型：見於慢性腎小球腎炎晚期，腎功能不全及腎澱粉樣變性時。說明病情重，預後差。

脂肪管型：主要見於腎病綜合徵、慢性腎小球腎炎急性發作。

腎衰竭管型：急性腎衰竭多尿的早期可大量出現。慢性腎衰竭，出現此管型，預後不良。

③結　晶

草酸鈣結晶：大量出現並伴有尿路刺激徵及紅細胞，應考慮結石。

尿酸鹽結晶：大量出現並伴有紅細胞，應考慮結石，或尿酸代謝障礙。

膽固醇結晶：見於腎澱粉樣變，膿尿，乳糜尿。

各種氨基酸結晶：亮氨酸和酪氨酸結晶。多見於急性肝壞死和磷中毒。胱氨酸尿主要見於腎小管再吸收缺陷的遺傳病。

各種磺胺類結晶：大量出現應注意防止磺胺結晶形成結石。

3. 尿液其他檢測

Addis 計數

【參考值】 管型＜5000 個/12h，RBC＜50 萬個/12h，WBC＋小圓上皮細胞＜100 萬個/12h。

【臨床意義】 各類腎炎病人尿中的細胞和管型數可增加，急、慢性腎小球腎炎以紅細胞為主，腎盂腎炎、尿路感染、前列腺炎時以白細胞為主。

1h 尿細胞計數

【參考值】 男性：WBC＜7 萬/h、RBC＜3 萬/1h；女性：WBC＜14 萬/h、RBC＜4 萬/1h。

本周蛋白（BJP）

【參考值】陰性。

【臨床意義】陽性：多發性骨髓瘤等。

促絨毛膜性腺激素（HCG）

【參考值】陰性。

【臨床意義】陽性：早孕、不完全流產、葡萄胎、絨癌等。

乳糜尿試驗

【參考值】陰性。

【臨床意義】陽性：多見於絲蟲病。

尿含鐵血黃素試驗（Rous 試驗）參見本書第 30 頁。

晝夜尿比重試驗（莫氏試驗 Mosenthal test）

【參考值】尿量：1000～2000 ml/24h，晝尿量與夜尿量之比為（3～4）：1，12h 夜尿量不應超過 750ml；比重：最高應＞1.020，最高與最低比重之差不應少於 0.009。

【臨床意義】夜尿量增多：腎功能不全。最高比重＜1.018，最高與最低比重之差＜0.009，說明腎濃縮功能不全。比重固定為 1.010 左右為等張尿，說明腎只有濾過功能，腎小管重吸收功能很差。

尿滲量

【參考值】禁飲後尿滲量為 600～1000mOsm/kgH_2O，平均 800mOsm/kgH_2o。

【臨床意義】禁飲尿滲量在 300mOsm/kgH_2O 左右時為等

滲尿；＜300mOsm / kgH_2O 稱低滲尿；禁水 8h 後尿滲量＜600 mOsm / kgH_2O，再加尿／血漿滲量比值≤1，均表示腎濃縮功能障礙。

4. 尿液生化檢測

(1)無機元素測定

鉀（K）

【參考值】51～102mmol/d。

【臨床意義】增高：見於柯興綜合徵、原發性醛固酮增多症；降低：見於阿狄森病或垂體前葉功能減退、腎功能衰竭尿減少。

鈉（Na）

【參考值】130～261mmol / d。

【臨床意義】增高：見於阿狄森病、西蒙病、席漢病等；降低：見於柯興綜合徵、原發性醛固酮增多症、大量出汗、腹瀉、發熱等有血容量減少及血清鈉降低時，尿鈉也降低。

氯（Cl）

【參考值】170～255mmol / d。

【臨床意義】增高：慢性腎上腺皮質功能減退。降低：原發性醛固酮增多症。

鈣（Ca）

【參考值】2.5～7.5mmol / d。

【臨床意義】增高：甲狀旁腺機能亢進。降低：原發性醛固酮增多症。

磷（PHOS）

【參考值】22～48mmol / d。

【臨床意義】增高：甲狀旁腺功能亢進、代謝性鹼中毒等。降低：甲狀旁腺功能減退、佝僂病、腎功能衰竭、伴有酸中毒的腎炎等。

鎂（Mg）

【參考值】2.1～8.2mmol / d。

【臨床意義】增高：各種原因的多尿、腎小管酸中毒、原發性醛固酮增多症、皮質醇增多症、甲狀旁腺機能亢進、腫瘤骨轉移等。降低：長期禁食、吸收不良、腎上腺皮質醇功能減退、甲狀腺功能減退等。

鋅（Zn）

【參考值】2.3～18.4 μmol / d。

【臨床意義】增高：嚴重外傷、糖尿病、蛋白質攝入不足與饑餓、肝硬化、腎病綜合徵、藥物影響。降低：食物中缺鋅、影響小腸吸收和生長發育。

銅（Cu）

【參考值】0.24～0.48 μmol / d。

【臨床意義】增高：肝豆狀核變性、腎臟疾病及心力衰竭。

鉻（Cr）

【參考值】＜1.9 μmol / L。

【臨床意義】增高：急、慢性鉻中毒、吸入鉻塵職業工人。

鎘（Cd）

【參考值】0.5～10 μg / L。

【臨床意義】增高：鎘中毒、吸入鎘塵職業工人。

氟化物（F）

【參考值】11～58 μmol / L。

【臨床意義】增高：氟中毒。減少：可發生齲齒。

鉛（Pb）

【參考值】＜0.39 μmol / L。

【臨床意義】增高：鉛中毒。

汞（Hg）

【參考值】＜0.25 μmol / L。

【臨床意義】增高：汞中毒。

砷（As）

【參考值】＜1.86 μmol / L。

【臨床意義】增高：砷中毒。

(2)尿液非蛋白氮類測定

尿素（Urea）

【參考值】357～535mmol / d。

【臨床意義】增高：組織蛋白分解代謝增強、高熱、嚴重感染、術後、燒傷、甲狀腺功能亢進；降低：腎功能障礙、嚴重肝實質性病變。

肌酐（Cr）

【參考值】男：7～18mmol / d，女：5.3～16mmol / d。

【臨床意義】增高：糖尿病、嚴重感染、甲狀腺功能減退、傷寒、破傷風、肢端肥大症、巨人症。降低：腎衰、鹼中毒、肌肉萎縮、腎病、甲狀腺功能亢進、肌營養不良。

尿酸（UA）

【參考值】2.4～5.9mmol / d。

【臨床意義】增高：常伴有血清中尿酸增高、腎小管重吸收障礙，如范可尼綜合徵、高嘌呤飲食、劇烈運動禁食、組織大量破壞、肺炎、子癲；核蛋白分解代謝增強。降低：腎炎、腎功能不全、痛風發作前期；高糖、高脂肪、低蛋白飲食。

(3)尿中蛋白質及酶的測定

微量白蛋白（mAlb）

【參考值】免疫比濁法：＜30mg / 24h。

【臨床意義】增高：糖尿病時，mAlb 持續＞30～300mg / 24 h 為早期糖尿病腎病的診斷指標；腎小球疾病、狼瘡性腎炎等。

轉鐵蛋白（TF）

【參考值】＜1.53g / gCr。

【臨床意義】同 mAlb，但比 mAlb 更敏感。

β_2－微球蛋白（β_2–MG）

【參考值】＜0.2mg / L。

【臨床意義】增高：近端腎小管炎症、中毒及藥物導致的腎小管功能受損；腎移植排斥反應時；惡性腫瘤時；急、慢性

腎盂腎炎時 β_2-MG 增高，而單純下尿路感染時 β_2-MG 不增高。

α_1－微球蛋白（α_1-MG）

【參考值】0～15mg / L。

【臨床意義】增高：是判斷近端腎小管損害的早期診斷指標。

纖維蛋白降解產物（FDP）

【參考值】28±17 μg / L。

【臨床意義】原發性腎小球疾病時尿內 FDP 進行性升高，說明病變在進行性發展；腎腫瘤、DIC 及原發性纖溶時尿內 FDP 為陽性。

溶菌酶（LZM）

【參考值】比濁法：0～2mg / L。

【臨床意義】增高：白血病、腎臟病變、泌尿系感染、細菌性腦膜炎。

N－乙酰－β－D－氨基葡萄糖苷酶（NAG）

【參考值】比色法＜22U / gCr。

【臨床意義】增高：見於各腎實質性疾患引起的腎小管損傷，且增高程度與損傷程度成正比，若持續升高說明病情活動或復發；腎移植排斥反應；腎毒性藥物的使用等。

半乳糖苷酶（GAL）

【參考值】CNP 比色法＜16U / gCr。

【臨床意義】各種腎臟疾患時均增高，是各種原因導致腎小管急性損傷的早期指標之一；若持續升高則表示損傷在修復過程中，預後較好。

(4)尿中激素的測定

兒茶酚胺（UCA）

【參考值】微柱法：70～229.5nmol/d 以腎上腺素計。

【臨床意義】兒茶酚胺類激素包括腎上腺素、去甲腎上腺素和多巴胺。增高：高血壓嗜鉻細胞瘤發作期、交感神經母細胞瘤、心肌梗塞、高血壓、甲亢、腎上腺髓質增生等。降低：營養不良、頸髓的橫截和家族性自主神經功能失常。

香草扁桃酸（VMA）

【參考值】化學法 5～65.6 μmol / d。

【臨床意義】增高：嗜鉻細胞瘤發作期、神經母細胞瘤、交感神經節瘤、腎上腺髓增生等。

醛固酮

【參考值】RIA 法（普食）9.4～35.2nmol / d。

【臨床意義】增高：原發性醛固酮增多症（腎上腺皮質腺瘤或癌）、繼發性醛固酮增多症、肝硬化、特發性水腫、惡性高血壓、腎小管性酸中毒。降低：單純性醛固酮減少症、腎上腺皮質機能減退症、垂體前葉功能減退症。

17－酮皮質類固醇（17-KS）

【參考值】微注法：成人男性：29～48 μmol / d；成人女性：21～35 μmol / d。

【臨床意義】增高：腎上腺皮質功能亢進、睾丸瘤、腺垂體功能男性性早熟、女性多毛症等。降低：慢性腎上腺皮質功能減退、腺垂體功能減退、睾丸功能減退症、無睾症、真兩性畸形、肝硬化、慢性消耗性疾病。

17－羥皮質類固醇（17-HOCS）

【參考值】微注法：成人男性：13～42 μmol / d；成人女性：11～28 μmol / d。

【臨床意義】增高：先天性腎上腺皮質增生、腎上腺皮質功能亢進症，如庫欣綜合徵、腎上腺皮質腫瘤、異源 ACTH 綜合徵、甲亢等；降低：阿狄森病、垂體前葉機能低下、甲狀腺機能低下、全身消耗性疾病。

二、糞便檢測

1. 一般性狀檢測

(1)性狀：正常成人糞便為成形軟便，嬰兒糞便為糊狀便。病理狀態：便秘者糞便呈球狀硬塊；粥狀或水樣稀便見於各種原因引起的腹瀉；米湯樣便見於霍亂及副霍亂患者。

(2)顏色：正常成人糞便為黃褐色，嬰兒糞便為黃色或金黃色。病理狀態：柏油樣便見於上消化道出血；白陶土色便見於阻塞性黃疸；綠色稀便見於乳兒消化不良。

(3)氣味：健康人糞便有臭味。病理狀態：胰腺疾病、腸道吸收不良、消化道大出血、結腸（直腸）癌潰爛時、糞便有腐敗惡臭味；阿米巴腸炎糞便有魚腥臭味。

(4)黏液：少量黏液為生理性。如有大量黏液，則提示腸道炎症或有過敏反應。

(5)血液：上消化道出血時為暗紅色血便或柏油樣便；鮮紅色血便多為小腸下段或結腸上段出血；血液附著於糞便表面為直腸或肛門（肛裂、痔）出血；潰瘍性結腸炎或結腸癌常為黏液血便。出血量少時，僅在顯微鏡下見到紅細胞或隱血試驗陽性。

(6)膿液：腸道下段有炎症時，糞便帶有膿液、或膿液與黏液，膿與血液混和在一起，常見於痢疾、潰瘍性結腸炎、結腸癌或直腸癌等。

(7)寄生蟲體：蛔蟲、蟯蟲、絛蟲感染的患者糞便中可見蟲體，驅絛蟲後應仔細尋找其頭節。

2. 顯微鏡檢測

(1)白細胞：正常時偶見。腸道有炎症時增多，其數量多少與炎症輕重及部位有關。小腸炎症時白細胞數量不多，均勻混和於糞便內；結腸炎症如菌痢時，白細胞大量出現，甚至滿視野，還可見到膿細胞。

(2)紅細胞：正常時無紅細胞。腸道下段黏膜炎症、糜爛或出血時可見，如痢疾、潰瘍性結腸炎、結腸癌等；阿米巴痢疾時糞便中紅細胞多於白細胞，成堆出現，並有破壞現象。

(3)吞噬細胞：直腸炎症時可見到。在細菌性痢疾時，除有多數白細胞及紅細胞外，也可見到較多的吞噬細胞。

(4)上皮細胞：結腸炎症時上皮細胞增多，偽膜性腸炎時糞便的黏膜小塊中見到數量較多的上皮細胞。

(5)脂肪滴：正常時很少見。增多見於腹瀉病人，特別是脂肪消化吸收不良時，脂肪滴大量增多。

(6)腫瘤細胞：取乙狀結腸癌、直腸癌患者的血性糞便及時塗片染色，可發現成堆的癌細胞。

3. 化學檢測

隱血試驗：正常為陰性。陽性見於消化道疾病如消化性潰瘍、藥物對胃黏膜的損傷（如服用阿司匹林、消炎痛、糖皮質激素等）、腸結核、克隆病、潰瘍性結腸炎、鉤蟲病、消化道惡性腫瘤（如胃癌、結腸癌等）等。

三、精液檢測

1. 一般性狀檢測

(1)量：正常人一次排精量為 3～5ml。＜1.5ml 和＞8ml 對生育能力均有一定的影響。

(2)顏色：灰白或乳白色、久未射精可呈淡黃色。鮮紅或暗紅色的血性精液，見於生殖系統的炎症、結核和腫瘤；黃色、棕色膿樣精液，見於精囊炎和前列腺炎。

(3)黏稠度和液化時間：剛排出的精液有高度的黏稠性。液化時間＜30min。如排出的精液黏稠度低，可因精子量減少所致，見於生殖系統炎症。前列腺炎時可使液化延緩或不液化，影響生育。

(4)酸鹼度：正常時 pH 值 7.2～8.0，平均 7.8。小於 7 或大於 8 可影響精子活動力。

2. 顯微鏡檢測

(1)精子活動率：射精 30～60min 內精子活動率為 80%～90%，至少應＞60%。伊紅色染色精子活動率＞75%，減低是不育的重要原因。

(2)精子活動力：射精 60min 內（a+b）＞50%，a 級≥25

%。也常為男性不育症的原因之一。

(3)精子計數：正常為（60～150）$\times 10^9$ / L，一次射精精子總數（4～6）$\times 10^8$ 個。致孕最低限為 20×10^9 /L，一次射精精子總數 1×10^8。連續 3 次精子計數結果均低於 20×10^9 / L 為少精子症，多次未查到精子為無精症，主要見於睾丸生精功能低下、先天性輸精管、精囊缺陷或輸精管阻塞。輸精管結紮 2 個月後精液中應無精子，否則說明手術失敗。

(4)精子形態學檢查：正常時畸形精子＜10%～15%；凝集精子＜10%；未成熟生精細胞＜1%。畸形精子＞20%為不正常，主要見於精索靜脈曲張；睾丸曲細精管生精功能受損時未成熟精細胞增多；凝集精子增多提示生殖系統有炎症或免疫功能異常。

(5)體外精子穿透試驗：陽性（能穿透）。陰性見於宮頸黏液異常，含抗精子抗體，精子穿透力減弱或不能穿透，為不孕症原因之一。

3. 其他檢查

(1)精漿果糖：正常為 17.46±1.11mmol / L。先天性精子缺如時無果糖，精囊炎時含量降低，以致不易受孕。

(2)抗精子抗體（AsAb）：正常為陰性。陽性是導致不孕的重要免疫因素。

四、前列腺液檢測

1. 一般性狀檢測

正常時外觀呈乳白色稀薄液體。炎症時濃稠、色黃、混濁、有絮狀物；前列腺癌時常因出血呈紅色。

2. 顯微鏡檢測

正常時卵磷脂分佈均勻，幾乎占滿整個視野，紅細胞<5個/HP，白細胞<10個/HP。前列腺及附性器官感染者，卵磷脂小體明顯減少、紅細胞及白細胞均有不同程度的增加。在滴蟲性前列腺炎時可檢出滴蟲。前列腺癌患者的標本中可檢出癌細胞。

3. 微生物學檢測

正常時陰性。前列腺炎時可查出葡萄球菌、鏈球菌、結核桿菌、淋球菌、支原體等。

五、腦脊液檢驗

1. 一般性狀檢查

(1)顏色：正常為無色。病理狀態：紅色常由於出血引起；黃色為陳舊性出血、鬱滯、梗阻、黃疸等引起；乳白色常見於化膿性腦膜炎；綠膿桿菌所致的腦膜炎呈微綠色；黑色素瘤時常呈黑色。

(2)透明度：正常為清亮透明。渾濁見於化膿性腦膜炎、結核性腦膜炎。

(3) 凝塊或薄膜形成：正常時無凝塊或薄膜形成。若放置12～24h，有呈倒掛漏斗狀的薄膜形成則為結核性腦膜炎。1～2h有凝塊形成常為化膿性腦膜炎。

2. 化學檢查

潘迪試驗（Pandy test）

【參考值】陰性或弱陽性。

【臨床意義】陽性：化膿性或結核性腦膜炎、蛛網膜下腔出血、梗阻、腦腫瘤等。

蛋白質定量

【參考值】成人：0.20～0.45g / L；兒童：0.20～0.40g / L。

【臨床意義】增高：化膿性或結核性腦膜炎、蛛網膜下腔出血、梗阻、腦腫瘤等；病毒性腦膜炎輕度增加。

葡萄糖定量

【參考值】成人：2.5～4.5mmol / L；兒童：2.8～4.5mmol / L。

【臨床意義】降低：化膿性腦膜炎、結核性腦膜炎、黴菌性腦膜炎、低血糖。增高：糖尿病、血性腦脊液、飽餐或靜脈注射葡萄糖後。

氯化物

【參考值】成人：120～130mmol / L；兒童：111～123mmol / L。

【臨床意義】降低：結核性腦膜炎、化膿性腦膜炎、黴菌性腦膜炎，以結核性腦膜炎明顯；病毒性腦炎、腦腫瘤稍降低或不降低。增高：腎功能不全、尿毒症。

3. 顯微鏡檢查

紅細胞

【參考值】無。

【臨床意義】增多：中樞神經系統出血性疾病，但應排除因穿刺導致的出血。

白細胞計數與細胞分類

【參考值】成人：0～8M / L；兒童：0～15M / L。分類：多為淋巴細胞和單核細胞。

【臨床意義】化膿性腦膜炎：明顯增加（可＞1000M/L），以中性粒細胞為主。結核性腦膜炎：中度增加，一般不超過500M / L，早期以中性粒細胞為主，以後淋巴細胞增加。病毒性感染：輕度增加，以淋巴細胞增加為主。腦寄生蟲病：嗜酸性粒細胞增加。

其他細胞

【參考值】偶見內皮細胞。

【臨床意義】① 腫瘤細胞見於腫瘤；② 白血病患者可見幼稚白細胞；③ 神經梅毒者可見吞噬細胞；④ 痲痹性癡呆、脊髓癆可見漿細胞；⑤ 漿液性腦膜炎可見大量的內皮細胞。

細　菌

【參考值】無。

【臨床意義】有細菌時可引起相應的腦膜炎。

六、漿膜腔穿刺液檢驗

漏出液及滲出液鑒別要點見表 1-2-2。

表 1-2-2 漏出液及滲出液鑒別要點

鑒別要點	漏出液	滲出液
病因	非炎症所致	炎症、腫瘤、化學或物理性刺激
外觀	淡黃、漿液性	不定，可為膿性、血性、乳糜性
透明度	透明或微混	多混濁
比重	<1.018	>1.018
PH	>7.3	<7.3
凝固	不自凝	能自凝
黏蛋白定性（Rivalta 試驗）	陰性	陽性
蛋白定量	<25g／L	>30g／L
葡萄糖定量	與血糖相近	低於血糖水準
細胞計數及分類	$<100\times10^6$／L，以淋巴細胞、間皮細胞為主	常$>500\times10^6$／L，根據不同病因，分別以中性粒細胞或淋巴細胞為主
積液／血清總蛋白	<0.5	>0.5
積液 LDH／血清 LDH	<0.6	>0.6
LDH	<200 U／L	>200 U／L
病原微生物	陰性	可找到致病菌

七、關節腔積液檢查

關節腔積液檢查參考值與臨床意義見表 1–2–3。

表 1-2-3 關節腔積液檢查參考值與臨床意義

項　　目	參考值	臨床意義
黏蛋白定性	+++	++以下見於各種炎症，如膿性、痛風性及類風濕性關節炎
蛋白定量	總蛋白為 10.7～21.3 g/L，球蛋白與白蛋白之比為 1：20	各種炎症時增加
葡萄糖定量	與血糖相同或弱低	炎症明顯降低
白細胞計數	0.2～0.6G/L	各種炎症時增加
細胞分類	主要是單核細胞、淋巴細胞，少量的中性粒細胞（一般以 25% 為正常上限），偶見滑膜細胞	中性粒細胞一般以 25% 為正常上限，炎症活動期往往超過 75%，大於 95% 應考慮化膿菌感染，當分葉核粒細胞比淋巴細胞、單核細胞增多時，還應考慮關節炎伴有病毒或其他感染。病理情況下可見類風濕細胞、紅斑狼瘡細胞、腫瘤細胞、組織細胞等
結晶	無	病理情況下可見尿酸鹽、焦磷酸鈣、磷灰石、膽固醇結晶等
類風濕因子	無	類風濕關節炎時，陽性率可達 80%～90%
微生物	無	可查出細菌

八、陰道分泌物檢查

陰道分泌物清潔度分度見表 1–2–4。

表 1-2-4　陰道分泌物清潔度分度

清潔度	陰道桿菌	球菌	上皮細胞	白細胞或膿細胞
Ⅰ	++++	—	++++	0～5/HP
Ⅱ	++	—	++	5～15/HP
Ⅲ	—	++	—	16～30/HP
Ⅳ	—	++++	—	>30/HP

注：Ⅰ～Ⅱ度爲正常，Ⅲ～Ⅳ度爲異常，大多可能爲陰道炎。

第三節　生物化學檢驗

一、血清蛋白質測定

總蛋白（TP）

【參考值】60～80g/L。

【臨床意義】增高：脫水、慢性肝臟疾病、多發性骨髓瘤、原發性巨球蛋白血症、SLE 等。降低：水鹽瀦留血漿稀釋；攝入不足（營養不良、吸收不良）；消耗性疾病（嚴重結核、惡性腫瘤）；合成障礙（肝功能受損）；丟失增多（嚴重燒傷、失血、腎病綜合徵、蛋白漏出性胃腸炎）。

白蛋白（Alb）

【參考值】40～55g/L。

【臨床意義】增高：脫水或血漿濃縮。降低：攝入不足（營養不良、吸收不良）；合成障礙（肝功能受損）；消耗性疾病或丟失過多（如腎病綜合徵，急、慢性腎炎等；先天性無蛋白血症）。

球蛋白（Glo）

【參考值】20～30g / L。

【臨床意義】增高：慢性肝臟疾病，多發性骨髓瘤、原發性巨球蛋白血症，SLE 等。減低：腎上腺皮質功能亢進；使用免疫抑制劑等。

白蛋白 / 球蛋白（A / G）

【參考值】1.5～2.5：1。

【臨床意義】A / G 倒置：由白蛋白降低和（或）球蛋白增高引起：見於嚴重肝功能損傷及 M 蛋白血症，如慢性中度以上持續性肝炎、肝硬化、原發性肝癌、多發性骨髓瘤、原發性巨球蛋白血症。

前白蛋白（PA）

【參考值】0.28～0.35g / L。

【臨床意義】降低：見於營養不良、慢性感染、晚期惡性腫瘤、肝膽疾患。對早期肝炎、急性重症肝炎有特殊診斷價值。

結合珠蛋白（Hp）

見本書第 29 頁。

胱抑素 C（CyC）又稱 r– 痕跡蛋白或 post–r– 球蛋白

【參考值】女 0.61～1.22mg / L，男 0.7～1.6 mg / L。

【臨床意義】CyC 幾乎完全被腎小球濾過，成為反映腎小球濾過率的靈敏和特異標誌物。在腎小球濾過率為 61～70 ml / min 時就明顯增加。

α_2– 巨球蛋白（α_2–MG）

【參考值】0.15～0.35g / L。

【臨床意義】增高：常見於肝病、糖尿病、腎病綜合徵、雌激素治療等。減低：見於嚴重急性胰腺炎、胃潰瘍、營養不良等。

β_2 – 微球蛋白（β_2–MG）

【參考值】0.91～2.64mg / L。

【臨床意義】增高：腎小球濾過功能下降時，如腎炎、腎盂腎炎、或某些藥物導致的腎功能不全；體內有炎症或腫瘤時。

Ⅳ型膠原 C–Ⅳ

【參考值】＜140 μg / L。

【臨床意義】增高：隨肝纖維化程度而升高，活動性腎病、腎炎，糖尿病及矽肺患者也有不同程度的升高。

Ⅲ型前膠原氨基末端肽（PⅢP）

【參考值】均值為 100ng / L，＞150ng / L 為異常。

【臨床意義】與肝纖維化程度呈密切正相關。

透明質酸（HA）

【參考值】2～110ng / ml。

【臨床意義】預測肝硬化。

銅藍蛋白（CP）

【參考值】150～600mg / L。

【臨床意義】降低見於肝豆狀核變性、營養吸收不良、低蛋白血症、腎病、肝病等。升高見於甲亢、結核病、惡性腫瘤、口服避孕藥等。

運鐵蛋白（TF）

【參考值】0.22～0.40g / L。

【臨床意義】增高：缺鐵性貧血、慢性失血、妊娠後期等。減低：肝病、腎病綜合徵、惡性腫瘤、營養不良等。

鐵蛋白（SF）

【參考值】成年男性：15～200 μg / L；成年女性：17～200 μg / L。

【臨床意義】增高：見於① 體內貯存鐵增加如原發性血色病，繼發性鐵負荷過大（反覆輸血、不恰當的鐵劑治療等）；② 鐵蛋白合成增加：如炎症或感染，惡性疾病（如白血病、淋巴瘤及肝肺胰等實體腫瘤），甲亢；③ 組織內 SF 釋放增加：如慢性肝病、肝壞死、惡性腫瘤等。降低：見於① 缺鐵性貧血、妊娠。② SF 合成減少、VitC 缺乏等。

纖維連接蛋白（Fn）

【參考值】0.321±0.046g / L。

【臨床意義】降低：某些危重疾病持續降低為預後不良徵兆，如急性肝炎、重症肝炎、失代償肝硬化病人、肝癌廣泛轉移。

肌紅蛋白（MB）

【參考值】男：20～50μg/L；女：18～42μg/L。

【臨床意義】AMI 起病 2h 內升高，12h 內達高峰，18～30h 恢復正常。充血性心力衰竭、休克、骨骼肌疾病、急慢性腎衰也可升高。

心肌肌鈣蛋白 T（cTnT）

【參考值】① 0.02～0.13μg/L。② >0.2μg/L為臨界值。>0.5μg/L可診斷 AMI。

【臨床意義】AMI 發病後 3～6h 後升高，11～24h 達高峰，10～14d 降到正常，特異性好。

心肌肌鈣蛋白 I（cTnI）

【參考值】① <0.2μg/L。② >1.5μg/L為臨界值。

【臨床意義】AMI 發病後 3～6h 後升高，11～24h 達高峰，10～14d 降到正常，特異性好。

二、血清非蛋白氮類測定

血氨（BA）

【參考值】11.2～58μmol/L。

【臨床意義】增高：肝臟嚴重病變、肝昏迷等；消化道出血；尿毒症。

血尿素（BU）

【參考值】1.78～8.14mmol/L。

【臨床意義】增高：各種腎病、尿路阻塞、尿路腫瘤等；心衰、休克、酸中毒、燒傷、腹水；上消化道出血。

肌酐（Cr）

【參考值】男：53～106 μmol / L；女：44～97 μmol / L。

【臨床意義】增高：各種腎病、腎衰、尿毒症；重度充血性心衰、心肌炎；肝腎綜合徵等；肌肉損傷等。降低：進行性肌肉萎縮。

內生肌酐清除率（Ccr）

【參考值】80～120ml / min。

【臨床意義】70～51ml / min 為腎小球濾過功能輕度受損，50～31ml / min 為腎小球濾過功能中度受損，＜30ml / min 為腎小球濾過功能重度受損，＜20ml / min 為腎功能不全。

尿酸（UA）

【參考值】男：150～420 μmol / L；女：90～360 μmol / L。

【臨床意義】增高：痛風、急慢性腎炎、子癲、白血病、惡性腫瘤及其化療後等。

纈氨酸（Val）

【參考值】224～276mmol / L。

【臨床意義】嚴重肝病時常出現降低。

亮氨酸（Leu）

【參考值】107～144mmol / L。

【臨床意義】嚴重肝病時常出現降低。

異亮氨酸（Ile）

【參考值】63～88mmol / L。

【臨床意義】嚴重肝病時常出現降低。

同型半胱氨酸（Hcy）

【參考值】5～15 μmol / L。

【臨床意義】13～30 μ mol / L 為輕度升高，30～100 μ mol / L 為中度升高，＞100 μmol / L 為嚴重升高。是動脈粥樣硬化性心腦血管疾病的獨立危險因素。

三、膽紅素測定

總膽紅素（TBil）

【參考值】1.7～17 μ mol / L。

【臨床意義】見於各種黃疸。

結合膽紅素（CB）

【參考值】0～5.9 μmol / L。

【臨床意義】增高：肝細胞性黃疸、阻塞性黃疸。

非結合膽紅素（UCB）

【參考值】3.4～13.7 μmol / L。

【臨床意義】增高：肝細胞性黃疸、溶血性黃疸。

四、血脂、脂蛋白、載脂蛋白及血脂代謝產物測定

總膽固醇（TC）

【參考值】酶法：成人≤5.17mmol / L 為合適水平，5.2～5.66mmol / L 為邊緣水平，≥5.69mmol / L 為升高。

【臨床意義】增高：高血脂症、動脈粥樣硬化、糖尿病腎

損害、腎病綜合徵、甲狀腺功能減退。降低：腸道吸收不良、肝臟疾病、甲亢等。

甘油三酯（TG）

【參考值】酶法：0.56～1.70mmol / L，≤1.7mmol / L 為合適水平，＞1.7mmol / L 為升高。

【臨床意義】增高：高血脂症、動脈粥樣硬化、糖尿病、腎病綜合徵、甲狀腺功能減退、膽道阻塞、急性胰腺炎。降低：甲亢、腎上腺皮質功能減退、肝功能嚴重受損等。

高密度脂蛋白膽固醇（HDL-C）

【參考值】沉澱法：0.94～2.0mmol / L；＞1.04mmol / L 為合適水平、＜0.91mmol / L 為減低。

【臨床意義】增高：慢性肝炎、長期的需氧代謝、遺傳性高 HDL 血症。降低：冠性病、高血脂症、肝硬化、糖尿病、慢性腎功能不全。

高密度脂蛋白亞組分（HDL_2－C、HDL_3－C）

【參考值】HDL_2－C：男：0.16～0.72mmol / L，女：0.19～0.15 mmol / L；HDL_3－C：男：0.42～1.08 mmol / L，女：0.44～1.06 mmol / L。

【臨床意義】增高：慢性肝病和慢性中毒性疾病。降低：冠性病、高血脂症、糖尿病二者均降低、以 HDL_2-C 降低顯著；肝硬化、慢性腎功能不全者 HDL_2-C 降低。

低密度脂蛋白膽固醇（LDL-C）

【參考值】沉澱法：≤3.12mmol / L 為合適水平，3.15～3.61

mmol / L 為邊緣水平，≥3.64mmol / L 為升高。

【臨床意義】增高：家族性Ⅱ型高血脂症、高膽固醇及高脂肪飲食、甲減、腎病綜合徵、肝病、妊娠、卟啉病、糖尿病、某些藥物的使用。降低：遺傳性無β－脂蛋白血症、肝功能異常 ApoB 合成減少導致 LDL–C 降低。

極低密度脂蛋白膽固醇（VLDL–C）

【參考值】0.08～0.41mmol / L。

【臨床意義】增高：家族性Ⅳ型高血脂症、飲酒、肥胖、糖尿病、腎炎、胰腺炎、妊娠、某些藥物（雌激素、孕激素）的使用。降低：肝功能異常。

乳糜微粒（CM）

【參考值】β－脂蛋白（β–LP）50%～60%，前β－脂蛋白（preβ–LP）13%～25%，α－脂蛋白（α–LP）20%～40%。

【臨床意義】乳糜微粒增高：高血脂症Ⅰ、Ⅱ型；β－脂蛋白增高：高血脂症Ⅱ型；前β－脂蛋白增高：高血脂症Ⅰ、Ⅱb、Ⅳ、Ⅴ型；前β－脂蛋白降低：門脈性肝硬化、急性肝炎早期；α－脂蛋白降低：肝炎、動脈粥樣硬化。

載脂蛋白 A–I（ApoA–I）

【參考值】1.0～1.6g / L。

【臨床意義】增高：遺傳性高 HDL 血症。降低：冠心病、高脂蛋白血症、肝實質性病變。

載脂蛋白 B_{100}（Apo B_{100}）

【參考值】0.6～1.12g / L。

【臨床意義】增高：冠心病、高脂蛋白血症。降低：肝實質性病變。

ApoA-I / Apo B_{100} ee 值

【參考值】1～2，隨年齡增長而降低。

【臨床意義】冠心病、高血脂症者比值明顯減低；＜1 者對冠心病的診斷有重要參考價值。

脂蛋白(a) [LP(a)]

【參考值】ELISA 法：＜300mg / L。

【臨床意義】是動脈粥樣硬化疾病（心、腦）的一項獨立危險因素，LP（a）增高提示動脈粥樣硬化風險性增高。妊娠時 LP（a）增高，第 19 週時血中 LP（a）是第 8 週時的 2～3 倍，產後恢復正常。

脂蛋白 X [LP(X)]

【參考值】陰性。

【臨床意義】陽性：阻塞性黃疸。

磷脂 (PL)

【參考值】1.3～3.2mmol / L。

【臨床意義】增高：高血脂症、糖尿病腎損害、腎病綜合徵、甲狀腺功能減退、肝硬化、特發性高血壓。降低：急性感染性發熱、特發性低色素貧血、甲亢。

過氧化脂質 (LPO)

【參考值】1.6～5.2g / L。

【臨床意義】增高：藥物性肝損害、酒精性肝損害、急性肝炎、慢性肝炎活動期、肝硬化代償期、脂肪肝、動脈粥樣硬化急症患者。

總膽汁酸（TBA）

【參考值】0～10 μmol / L。

【臨床意義】增高：見於肝炎、肝硬化、肝癌等。

五、糖及其代謝產物測定

血清（漿）葡萄糖（BS）

【參考值】3.9～6.1mmol / L。

【臨床意義】增高：糖尿病；升高血糖的激素分泌過多（如甲亢、腎上腺皮質功能亢進、嗜鉻細胞瘤、胰島α細胞瘤等）；顱內高壓；脫水。降低：饑餓、運動等，胰島素分泌過多，糖皮質激素分泌減少，垂體前葉分泌減退，甲狀腺功能低下，血糖來源減少（長期營養不良）等。

葡萄糖耐量試驗（GTT）

【參考值】空腹：＜6.0mmol / L，2h：＜7.8mmol / L。

【臨床意義】空腹：6.0～7.0mmol / L 為空腹血糖過高，≥7.0mmol / L 為糖尿病。2h：≥7.8～11.1mmol / L 為耐量降低，≥11.1mmol / L 考慮為糖尿病（需另一天再次證實）。

糖化血紅蛋白（GHb）

【參考值】微柱法：4.1%～6.8%

【臨床意義】GHb 水平反映的是前 1～2 個月內的平均血糖水平，用於評價糖尿病控制程度，控制不佳時 GHb 可高於正常2倍以上。

糖化血清蛋白

【參考值】＜285mmol / L。

【臨床意義】反映患者前1～2週的平均血糖水平，不受臨時血糖波動的干擾。

乳酸（BL）

【參考值】0.5～1.7mmol / L。

【臨床意義】增高：嚴重缺氧，休克，肝功能衰竭，肌肉痙攣及代謝性酸中毒的直接指標。

β－羥丁酸（BHA）

【參考值】0.03～0.3mmol / L。

【臨床意義】增高：嚴重酸中毒的徵象，即缺糖所致脂代謝紊亂，酮體堆積。

六、血無機元素測定

鉀（K）

【參考值】3.5～5.5mmol / L。

【臨床意義】增高：腎功能不全、腎上腺皮質功能減退、燒傷等。降低：嚴重嘔吐、腹瀉；腎上腺皮質功能亢進；長期限禁食而又未適量補鉀；家族性週期性麻痹發作期。

鈉（Na）

【參考值】135～145mmol / L。

【臨床意義】增高：高滲性脫水、腎上腺皮質功能亢進、原發性醛固酮增多症。降低：腎上腺功能減退、嘔吐、腹瀉、膽瘺、長期限制鹽、尿崩症、腎炎等。

氯（Cl）

【參考值】96～106mmol / L。

【臨床意義】增高：見於腎小管酸中毒、腹瀉或使用過多含氯藥物引起的高氯血症性代謝性酸中毒。其他高氯或低氯血症往往與高鈉或低鈉血症並存，意義相同。

鈣（Ca）

【參考值】成人：2.2～2.8mmol / L；兒童：2.5～3.0mmol / L。

【臨床意義】增高：甲狀旁腺功能亢進、骨腫瘤、維生素 D 攝入過多；降低：嬰兒手足抽搐症、甲狀腺功能減退、維生素 D 缺乏、骨軟化症、佝僂病、尿毒症、慢性腎炎。

磷（Phos）

【參考值】成人：0.97～1.61mmol / L；兒童：1.29～1.94 mmol / L。

【臨床意義】增高：甲狀旁腺功能減退、腎功能不全、維生素 D 攝入過多、骨折癒合期。降低：甲狀旁腺功能亢進、佝僂病或軟骨病、脂肪瀉。

鎂（Mg）

【參考值】成人：0.8～1.2mmol / L；兒童：0.56～0.76 mmol / L。

【臨床意義】增高：急、慢性肝功能衰竭，甲狀腺功能減退，多發性骨髓瘤。降低：長期禁食未及時補鎂；腹瀉、嘔吐丟失；甲狀腺功能亢進；腎上腺皮質激素和利尿劑使用過多。

鐵（Fe）

【參考值】成人男性：11～30 μmol / L；成人女性：9～27 μmol / L。

【臨床意義】增高：溶血性貧血、再生障礙性貧血、急性肝炎、鉛中毒等。降低：鐵攝入不足或吸收障礙、慢性失血、惡性腫瘤、慢性感染、肝硬化等。

總鐵結合力（TIBC）

【參考值】成人男性：50～77 μmol / L；成人女性：54～77 μmol / L。

【臨床意義】血清鐵降低而 TIBC 增高提示缺鐵；血清鐵及 TIBC 均增高提示慢性感染、肝硬化、腎臟疾病等；貧血病人若血清鐵升高而 TIBC 降低則為血紅蛋白合成障礙。

銅（Cu）

【參考值】成人男性：11～22 μmol / L；成人女性：13～24 μmol / L。

【臨床意義】增高：感染性疾病，惡性腫瘤，白血病，肝硬化，妊娠期 。降低：肝豆狀核變性；營養吸收不良、低蛋白血症、腎病、肝病 。

鋅（Zn）

【參考值】7.65～22.9 μmol / L。

【臨床意義】增高：鋅中毒及不恰當地使用鋅製劑。降低：

組織破壞（燒傷、外科手術），心肌梗塞，慢性肝病，腎功能不全等。鋅缺乏時兒童可出現生長停滯、發育不良及傷口癒合遲緩。

硒（Se）

【參考值】1.3～2.4 μmol / L。

【臨床意義】增高：吸入硒的職業工人。降低：癌症，肝炎，肝硬化。

鉻（Cr）

【參考值】＜2.7 μmol / L。

【臨床意義】增高：急、慢性鉻中毒、吸入鉻塵的職業工人。

鎘（Cd）

【參考值】0.5～5 μg / L。

【臨床意義】增高：鎘中毒、吸入鎘塵的職業工人。

錳（Mn）

【參考值】5～15 μg / L。

【臨床意義】增高：錳中毒。降低：糖尿病、妊娠。

氟化物（F）

【參考值】0.5～10.5 μmol / L。

【臨床意義】增高：氟中毒。減少：可發生齲齒。

鉛（Pb）

【參考值】成人＜1.93 μmol / L；兒童＜1.45 μ mol / L。

【臨床意義】增高：鉛中毒。

汞（Hg）

【參考值】1.5 μmol / L。

【臨床意義】增高：汞中毒。

砷（As）

【參考值】0.03～0.82 μmol / L。

【臨床意義】增高：砷中毒。

附：主要無機鹽的過剩症和缺乏症見表 1–3–1。

表 1–3–1　主要無機鹽的過剩症和缺乏症

項　目	過　剩　症	缺　乏　症
Zn	貧血、發熱、噁心	成長障礙、味覺喪失、肢端皮膚炎
Mn	缺鐵性貧血、嗜睡、低血壓	成長障礙、皮膚炎、血糖升高、手足抽搐、知覺過敏
Se	皮膚障礙、脫毛、肝硬化、貧血、呼吸障礙	成長障礙、肌肉萎縮、不妊娠、肝臟障礙、免疫力低下
Cr	肝障礙、肺障礙、肺癌	耐量能力低下、高膽固醇血症
I	甲狀腺腫	成長障礙、甲狀腺肥大症
Co	甲狀腺肥大症	$VitB_{12}$ 缺乏症
Mo	成長停止	成長障礙、神經症狀
F	斑狀齒	成長障礙、齲齒

七、血清酶學測定

丙氨酸氨基轉移酶（ALT）或谷－丙轉氨酶（GPT）

【參考值】連續監測法＜40U / L。

【臨床意義】增高：肝膽疾病；心肌梗塞、心肌炎；多發性肌炎、肌營養不良等。

天門冬氨酸氨基轉移酶（AST）或谷－草轉氨酶（GOT）

【參考值】連續監測法：＜45U / L。

【臨床意義】增高：肝膽疾病；心肌炎；急性心肌梗塞發生後 6～12h 開始升高，24～48h 時達高峰，3～6d 後可降至正常；多發性肌炎、肌營養不良；胸膜炎、腎炎及肺炎等輕度升高。

谷草轉氨酶同工酶（iso-AST），胞漿 AST 稱 ASTs，線粒體 AST 稱 ASTm

【參考值】ASTm＜10%。

【臨床意義】輕、中度肝炎以 ASTs 為主，STSm 正常；重症肝炎、暴發性肝炎、酒精性肝病時 ASTm 升高。

鹼性磷酸酶（ALP、AKP）

【參考值】連續監測法：35～135 U / L。

【臨床意義】增高：阻塞性黃疸、伴有黃疸的急性、慢性肝炎，肝硬化、肝壞死、肝癌；骨骼疾病等；妊娠、新生兒、兒童呈生理性增高。

鹼性磷酸酶同工酶（iso-ALP）

【參考值】瓊脂糖電泳法。成人：ALP_1（－）、ALP_2 90% ALP_3 少量、ALP_4（－）、ALP_5 微量、ALP_6（－）。

【臨床意義】① 繼發性肝癌、肝淤血、膽道阻塞、肝膿腫，表現為 ALP_1（+）且 $ALP_1 > ALP_2$，ALP_1（+）還可見於肝外阻塞性黃疸、轉移性肝癌。② ALP_2 增高、ALP_1 少量：急性肝炎、膽內膽汁淤滯、原發性肝癌、肝硬化。③ ALP_3 增高：骨腫瘤、軟骨瘤、甲狀腺機能亢進、青春期。④ ALP_4（+）：重症癌性疾病、妊娠末期。⑤ ALP_6 增高但 ALP_2 減少或消失：潰瘍性結腸炎活動期。

酸性磷酸酶（ACP）

【參考值】連續監測法 0～5U / L。

【臨床意義】增高：前列腺癌、前列腺肥大、前列腺炎；溶血性疾病、骨骼腫瘤、代謝性骨病等。

γ-谷氨酶轉移酶（γ-GT、GGT）

【參考值】連續監測法：5～54U / L。

【臨床意義】增高：原發性或轉移性肝癌，阻塞性黃疸，急、慢性肝炎，肝硬化，酒精性肝炎，脂肪肝等。

γ-谷氨酰轉移酶同工酶（isoγ-GT）

【參考值】聚丙酰胺凝膠電泳法：分 13 條帶（Ⅰ、Ⅰ′、Ⅱ、Ⅱ′、Ⅲ、Ⅳ、Ⅴ、Ⅵ、Ⅶa、Ⅶb、Ⅷa、Ⅷb、Ⅷc）正常人無Ⅰ′、Ⅱ、Ⅱ′帶。

【臨床意義】在原發性及繼發性肝癌中 90%的患者，出現在Ⅱ帶，且Ⅰ′、Ⅱ、Ⅱ′帶稱為肝癌特異新帶，肝癌者出現率為 55%，其他疾患假陽性為 3%。其他區帶的意義尚不明確。

乳酸脫氫酶（LDH）

【參考值】連續監測法：100～240U / L。

【臨床意義】增高：見於心肌炎；急性心肌梗塞發生後 9～20h 開始升高，30～60h 時達高峰，4～10d 後可降至正常。肝炎、肝硬化、肝癌。多發性肌炎、肌營養不良。胸膜炎、肺炎、肺梗塞等輕度升高。白血病、惡性淋巴瘤、貧血等。胰腺炎、腎炎等。

乳酸脫氫酶同工酶（iso-LDH）

【參考值】LDH_1：24%～34%；LDH_2：35%～44%；LDH_3：19%～27%；LDH_4：0～5%；LDH_5：0～2%

【臨床意義】LDH_1 增高：見於心肌梗塞、心肌炎、惡性貧血、溶血性疾病；LDH_2 增高：見於皮肌炎；LDH_3 增高：見於脾、胰、甲狀腺、腎上腺、淋巴組織疾患、惡性腫瘤；LDH_4 增高：見於膽道阻塞；LDH5 增高：見於骨、骨骼肌損傷。

單胺氧化酶（MAO）

【參考值】8～31U / mL。

【臨床意義】增高：肝硬化（陽性率達 80%以上）、急性肝炎伴肝壞死、慢性肝炎活動期。糖尿病、甲亢或甲減、肢端肥大症等。心功不全引起的肝淤血。

單胺氧化酶同工酶（iso-MAO）

【參考值】MAO_1：32.3%±4%；MAO_2：48.8%±4.5%；MAO_3：18.9%±4.5%。

【臨床意義】MAO_1增高：見於慢性肝病、肝硬化；MAO_2增高：見於急性重症肝病；MAO_3增高：見於肝硬化。

亮氨酸氨肽酶（LAP）

【參考值】12～50U / L。

【臨床意義】增高：肝膽疾病、胰頭癌、肝癌等。降低：腎臟疾病、胰腺癌等。

5′－核苷酸酶（5′－NT）

【參考值】2～17U / L。

【臨床意義】增高：肝膽疾病，尤其是阻塞性黃疸。

膽鹼酯酶（ChE）

【參考值】5400～13200U / L。

【臨床意義】降低：有機磷中毒。重症肝炎、慢性活動性肝炎、肝硬化失代償期。營養不良等。增高：神經系統疾病、糖尿病、甲亢、高血壓、支氣管哮喘、高脂蛋白血症。

谷氨酸脫氫酶（GHD）

【參考值】0～4.5U / L。

【臨床意義】增高：各種肝病。

腺苷脫氨酶（ADA）

【參考值】0～30U / L。

【臨床意義】增高：急性淋巴細胞白血病，肝實質病變。

谷胱甘肽-S-轉換酶（GST）

【參考值】0～6U / L。

【臨床意義】增高：肝炎、ALT 不增高的亞臨床肝損害。

鳥嘌呤脫氨酶（GD）

【參考值】0～2.5U / L。

【臨床意義】增高：肝病、腎病。

脯氨酸羥化酶（PH）

【參考值】（39.5±11.87）μg / L。

【臨床意義】增高：肝硬化、慢性活動性肝炎、酒精性肝病。

精氨酰琥珀酸裂解酶（ASAL）

【參考值】0～50U / L。

【臨床意義】增高：急慢性肝炎，比 ALT 更敏感、更特異。膽囊炎、霍奇金病、充血性心力衰竭可輕度升高。

鳥氨酸氨基甲酰轉移酶（OCT）

【參考值】8～20U / L。

【臨床意義】增高：肝膽疾病、心肌梗塞、腦溢血、類風濕性關節炎、消化性潰瘍、廣泛性小腸病變、肺炎、血液病、肺炎球菌性黃疸。

（磷酸）肌酸激酶（CK、CPK）

【參考值】男：25～200U / L；女：25～170U / L。

【臨床意義】增高：心肌炎；急性心肌梗塞發生後 3～4h

開始升高，12～24h 時達高峰，3～5d 後可降至正常。骨骼肌疾病：嚴重創傷、多發性肌炎、肌營養不良。腦血管意外、休克、全身驚厥等。降低：甲亢。

CK 同工酶（iso-CK、iso-CPK）

【參考值】CK-MB：0～17U / L；CK-BB：0U / L；CK-MM 為 CK 的 94%～96%。

【臨床意義】CK-MB 增高：急性心肌梗塞、心肌炎等；CK-BB 增高：腦損傷；CK-MM 增高：骨骼肌損傷。

精氨酸酶（ARG）

【參考值】3.54±1.36U / L。

【臨床意義】增高：急性心肌梗塞、病毒性心肌炎、病毒性肝炎、肝硬化、肝癌等。

澱粉酶（AMS）

【參考值】10～90U / L。

【臨床意義】增高：急性胰腺炎、流行性腮腺炎時明顯增高；腸梗阻、胃潰瘍穿孔、膽道疾病、急性闌尾炎等均可升高，但常低於 500U / L。降低：肝病。

AMY 同工酶（iso-AMY）

【參考值】胰型澱粉酶（P-AMS）：39%～55%；唾液型澱粉酶（S-AMS）：45%～70%。

【臨床意義】胰腺疾病以 P-AMS 升高為主，腮腺疾病以 S-AMS 升高為主。

脂肪酶（LPA）

【參考值】0～110U / L。

【臨床意義】增高：常見於急性胰腺炎及胰腺癌。急性膽道疾病、胰腺病胃穿孔、腸梗阻、十二指腸潰瘍等也可升高。

溶菌酶（LZM）

【參考值】0～20mg / L。

【臨床意義】增高：白血病、腎臟病變、泌尿系感染、細菌性腦膜炎。

超氧化物歧化酶（SOD）

【參考值】血清：242～620U / L，紅細胞：5375～7975 μg / gHb。

【臨床意義】增高：多數腫瘤病人、精神分裂症、高血壓、急性心肌梗塞。降低：貧血、類風濕性關節炎、肝病、蛛網膜下腔出血、心臟移植等。

山梨醇脫氫酶（SDH）

【參考值】0～2.25U / L。

【臨床意義】增高：急性肝炎、肝硬化、慢性遷延型肝炎。

血管緊張素轉換酶（ACE）

【參考值】26.1～56.7kU / L。

【臨床意義】增高：肺 Sarcoidosis、糖尿病、甲狀腺功能不全、矽肺、原發性高血壓。降低：肺癌、慢性阻塞性肺部疾患。

丙酮酸激酶（PK）

【參考值】5～51U / L。

【臨床意義】增高：急性心肌梗塞、肌原性疾病宮頸癌、淋巴肉瘤、髓性白血病、霍奇金病。

醛縮酶（ALD）

【參考值】男：2.6～5.7U / L；女：1.98～5.54U / L。

【臨床意義】增高：進行性肌營養不良急性病毒性肝炎、慢性肝炎、肝硬化。

α–L–岩藻糖苷酶（α–FU）

【參考值】3.5～10.3U / L。

【臨床意義】增高：主要見於肝細胞癌。慢性肝炎、肝硬化等輕度升高。

α–羥丁酸脫氫酶（α–HBDH）

【參考值】72～182U / L。

【臨床意義】增高：急性心肌梗塞、心肌炎和急性肝炎。

卵磷脂–膽固醇脂酰轉移酶（LCAT）

【參考值】共通基質法：262～502 U / L。

【臨床意義】降低：肝臟損害、酒精性肝損害、阻塞性黃疸、惡性腫瘤、魚眼病、Tangier 病。

八、血氣及酸鹼指標測定（動脈血）

血液酸鹼度（pH）

【參考值】pH7.35～7.45。

【臨床意義】正常範圍：正常或代償型酸鹼中毒；pH＞7.45為失代償型鹼中毒；pH＜7.35為失代償型酸中毒。

氧分壓（pO_2）

【參考值】10.6～13.3kPa（80～100mmHg）。

【臨床意義】肺泡通氣不足和／或換氣功能障礙時 pO_2 降低。pO_2 升高主要見於輸 O_2 過度。

二氧化碳分壓（pCO_2）

【參考值】4.66～5.98kPa（35～45mmHg）。

【臨床意義】增高：肺通氣不足，可能為呼吸性酸中毒或代謝性鹼中毒。降低：肺換氣過度，可能為呼吸性鹼中毒或代謝性酸中毒。

實際碳酸氫鹽（AB）和標準碳酸氫鹽（SB）

【參考值】AB 21.4～27.3mmol / L，SB 21.3～24.8mmol / L。

【臨床意義】AB 與 SB 均低於正常，為代謝性酸中毒；AB與 SB 均高於正常，為代謝性鹼中毒；AB＞SB 為呼吸性酸中毒；AB＜SB 為呼吸性鹼中毒。

鹼剩餘或剩餘鹼（BE）

【參考值】–3.0～+3.0mmol / L。

【臨床意義】代謝性酸中毒時，BE 負值增加；代謝性鹼中毒時，BE 正值增加；呼吸性酸中毒的代償期，BE 正值略有增加。

緩衝鹼（BB）

【參考值】46～50mmol / L。

【臨床意義】增高：代謝性鹼中毒。降低：代謝性酸中毒。

血漿總 CO_2（T CO_2）

【參考值】23～27mmol / L。

【臨床意義】增高：可能為呼吸性酸中毒或代謝性鹼中毒。降低：可能為呼吸性鹼中毒或代謝性酸中毒。

氧含量（O_2 Cont）

【參考值】7.6～10.3mol / L。

【臨床意義】為判斷缺氧程度和呼吸功能的重要指標。

氧飽和度（O_2 sat）

【參考值】95%～98%。

【臨床意義】為判斷缺氧程度和呼吸功能的重要指標。

血紅蛋白 50%氧合時的氧分壓（P_{50}）

【參考值】3.19～3.72kPa。

【臨床意義】若 P_{50} 下降，Hb 對氧親合力增高；P_{50} 升高，Hb 對氧親合力降低。

陰離子隙（AG）

【參考值】8～16mmol / L。

【臨床意義】在代謝性酸中毒的表現為三種類型：AG 增高型，由〔H^+〕引起的代謝性酸中毒；AG 正常型，腹瀉和腎小管中毒所致 HCO_3^- 丟失、Cl^- 升高；AG 減少型少見。

組織間液剩餘鹼（BEecf）

【臨床意義】也稱為標準鹼剩餘，是血液 BE 經過校正的資料，臨床意義同 BE。

九、激素測定

三碘甲腺原氨酸（TT_3）

【參考值】MEIA 法：1.2～3.1nmol / L。

【臨床意義】增高：甲狀腺機能亢進，較 T_4 靈敏。降低：甲狀腺機能低下，不如 T_4 靈敏。

甲狀腺素（TT_4）

【參考值】MEIA 法：64～154nmol / L。

【臨床意義】增高：甲狀腺機能亢進，但輕型或早期甲狀腺機能亢進不如 T_3 靈敏。降低：甲狀腺機能低下。

游離三碘甲腺原氨酸（FT_3）

【參考值】MEIA 法：5.2～9.0pmol / L。

【臨床意義】增高：甲狀腺機能亢進，敏感性和特異性超過 TT_3。降低：甲狀腺機能低下。

游離甲狀腺素（FT_4）

【參考值】MEIA 法：10～31pmol / L。

【臨床意義】增高：甲狀腺機能亢進，敏感性和特異性超過 TT_4。降低：甲狀腺機能低下。

血清反 T_3（rT_3）

【參考值】RIA 法：0.54～1.46nmol / L。

【臨床意義】部分甲亢初期或復發早期僅有 rT_3 升高而作為較敏感的指標。在重症營養不良或某些全身疾病狀態時 rT_3 明顯升高而 TT_3 明顯降低。用於抗甲狀腺藥物治療療效觀察時優於 TT_3 。

促甲狀腺素（TSH）

【參考值】RIA 法：2～10mU / L。

【臨床意義】增高：是診斷原發性甲狀腺機能降低最靈敏的指標。也是評估甲減病人甲狀腺製劑替代治療是否得當的參數。地方性缺碘、高碘性甲狀腺腫和單純彌漫性甲狀腺腫血清 TSH 升高。降低：比 T_3、T_4 更早地診斷「亞臨床性甲亢」。

甲狀腺素結合球蛋白（TBG）

【參考值】RIA 法：13.7～26.5mg / L。

【臨床意義】增高：遺傳性 TBG 增多症、妊娠、口服避孕藥、畸胎、甲狀腺機能低下、急性肝炎、肝硬化等。降低：遺傳性 TBG 減少症、甲狀腺機能亢進、肢端肥大症。

降鈣素（CT）

【參考值】RIA 法：＜90ng / L。

【臨床意義】增高：甲狀腺髓樣瘤、肺癌、乳腺癌、胃泌素瘤、惡性貧血、慢性腎功能衰竭。孕婦、兒童因骨骼更新快，CT 升高。

甲狀旁腺素（PTH）

【參考值】免疫化學發光法：1～10 pmol / L。

【臨床意義】增高：原發性或繼發性甲狀旁腺功能亢進、

維生素D代謝障礙氟中毒、閉經後骨質疏鬆症、多發性內分泌腺瘤。降低：特發性術後甲狀旁腺功能降低、惡性腫瘤骨轉移維生素D中毒、低鎂血症。減少：甲狀旁腺功能減退。

胰島素（Insulin）和C肽（C–P）

【參考值】Insulin ：MEIA 法，1.2～25U / L；C–P：RIA 法，1.0～3.5 μg / L。

【臨床意義】① 鑒別Ⅰ型和Ⅱ型糖尿病：Ⅰ型糖尿病患者空腹胰島素水平低於正常或不能測出，口服葡萄糖後無高峰，呈低平坦；Ⅱ型糖尿病患者空腹胰島素水平正常或稍高，刺激後高峰延遲至2～3h出現。

② 查明自發性低血糖的原因。低血糖病人如血清C肽超過正常，則可認為係胰腺分泌過多的胰島素所致，如C肽不高則為外源性胰島素或其他原因所致的低血糖。

③ C肽可用於胰島素瘤手術效果的判定，如術後仍保持在較高水平，說明有殘留腫瘤組織。在追蹤觀察中，血C肽不斷上升，提示腫瘤有復發或轉移。

④ 肝硬化時胰島素增高。

胰高血糖素（Glucagon）

【參考值】RIA 法：（99.2±42.3）ng / L。

【臨床意義】增高：對胰島素不敏感的糖尿病、胰高血糖瘤，急性胰腺炎、急性心肌梗塞伴心源性休克、肝硬化、腎功能不全等。降低：先天性α細胞缺乏症。

皮質醇

【參考值】RIA 法：早8時：170～440nmol / L；下午4時：

56.5～225nmol / L；晚 12 時：56.6～141nmol / L。

【臨床意義】增高：柯興綜合徵、妊娠中毒、甲狀腺機能減退、肝病、高山病早期、男性女性化和糖尿病等；降低：腎上腺皮質功能低下或衰竭、中樞神經系統腫瘤及炎症、肢端肥大症、充血性心衰和垂體功能亢進等。

血管緊張素 I

【參考值】RIA 法：11～88ng / L。

【臨床意義】增高：繼發性醛固酮增多症，如高腎素型原發性高血壓、妊高症等。降低：原發性醛固酮增多症等。

血管緊張素 II

【參考值】RIA 法：動脈血：12～36ng / L，靜脈血為動脈血的 0.5～0.75。

【臨床意義】增高：原發性高血壓、分泌腎素的腎球傍器增生或腫瘤等。降低：原發性醛固酮增多症、無腎患者、晚期腎衰等。

腎上腺素、去甲腎上腺素、多巴胺

【參考值】RIA 法：腎上腺素＜480pmol / L；去甲腎上腺素 615～3 240pmol / L；多巴胺＜888pmol / L。

【臨床意義】上述三者意義相同。增高：嗜鉻細胞瘤、交感神經母細胞瘤、心肌梗塞、原發性高血壓、慢性腎功能不全、甲狀腺功能低下、神經節細胞瘤、糖尿病酮症酸中毒等。降低：甲亢、帕金森氏症、自主神經病變等。

睪酮（T）

【參考值】RIA 法：男性成人（15 歲以上）：300～1000ng / dl；女性成人：20～80ng / dl。男性青春前期：10～20ng / dl；女性青春前期：10～20ng / dl，停經後：8～35ng / dl。

【臨床意義】男性增高：睪丸間質細胞瘤。女性增高：多囊性卵巢綜合徵、男性化卵巢腫瘤、柯興綜合徵、男性化腎上腺腫瘤。

男性降低：睪丸間質細胞缺乏症、睪丸炎、低肌張力、低智慧、性發育低下、肥胖綜合徵、西蒙綜合徵、肝硬化、慢性腎功能不全、阿狄森病。

孕酮

【參考值】MEIA 法：卵泡期：0.1～0.5ng / L；黃體期：2.5～28ng / L；停經後：0.1～0.3ng / L。

【臨床意義】一次隨機的黃體期水平＞3ng / L 是支持排卵的有力證據。≥25ng / L 可排除異位妊娠。不管胎位如何，單次血清孕酮≤5ng / L，可除外活胎提示為死胎。

雌二醇（E_2）

【參考值】MEIA 法。成人男性：10～40ng / L；卵泡期：30～90ng / L；排卵期：160～350ng / L；黃體期：80～230ng / L；妊娠前期：400～3000ng / L；妊娠中期：3000～15000ng / L；妊娠後期：12000～23000ng / L。

【臨床意義】增高：卵巢腫瘤、睪丸腫瘤、乳腺癌、腎上腺皮質瘤、女性化、腎上腺皮質增生、肝硬化。降低：無月經、無排卵。可用於監測性發育及妊娠過程，鑒別不育症。

雌三醇（E_3）

【參考值】MEIA 法：成人男性：＜30ng / L；卵泡期：＜30ng / L；排卵期：＜30ng / L；黃體期：＜30ng / L；妊娠前期：0～300ng / L；妊娠中期：1000～8000＜ng / L；妊娠後期：5000～27000ng / L。

【臨床意義】衡量胎兒和胎盤機能的指標，是監測妊娠指標。E3 急劇下降是胎兒胎盤損害的先兆。

生長激素（GH）

【參考值】RIA 法：成人＜5ng / ml ；兒童＜10ng / ml。

【臨床意義】增高：巨人症、肢端肥大症、應激狀態等。減低：全垂體功能低下、垂體性侏儒等。

促腎上腺皮質激素（ACTH）

【參考值】RIA 法：上午 8 時：25～100ng / L；下午 6 時：10～80ng / L。

【臨床意義】增高：應急狀態、原發性腎上腺機能不全、柯興綜合徵、Nelson 綜合徵、先天性腎上腺增生、垂體 ACTH 細胞瘤等。降低：垂體機能減退、腎上腺皮質腫瘤、垂體病、垂體前葉受損。

黃體生成素（LH）

【參考值】RIA 法。成人：4～20U / L；女孩：＜6U / L；濾泡期：5～20U / L；排卵期：12～30U / L；卵泡期：7～25U / L；黃體期：2～17U / L；月經期：38～104U / L；停經期：47.6±20.3U / L 。

【臨床意義】預期排卵：月經中期 LH 頂峰後大約 16h 排

卵。在卵巢功能衰竭和停經期婦女中 LH 和 FSH 均長期升高。多次 LH 測定值在 15～40U / L 之間而 FSH 正常或降低高度支持多囊卵巢的診斷。原發性性腺機能低下、真性性早熟、垂體促性腺激素細胞瘤 LH 增高。繼發性性腺機能低下、垂體前葉機能減退、假性性早熟、口服避孕藥時 LH 降低。

卵泡刺激素（FSH）

【參考值】RIA 法：男：2.5～15U / L；育齡女：黃體期：6～15U / L；絕經期後＞40～200U / L。

【臨床意義】婦女：預期排卵：月經中期 FSH 與 LH 同時達峰，預示排卵即將發生。卵巢功能衰竭和停經期婦女中 FSH 長期升高。

男性：增高：睾丸精細胞瘤、原發性生殖機能低下、垂體機能亢進前期、促性腺激素樣物質的異位分泌、兒童真性性早熟、垂體促性腺激素細胞腺瘤；降低：繼發性生殖機能低下、垂體機能亢進晚期、假性性早熟。

人絨毛膜促性腺激素（β-HCG）

【參考值】MEIA 法：正常未妊娠女性：＜5.3nmol / L。

【臨床意義】增高：正常妊娠、早孕、絨毛膜癌、葡萄胎、宮外孕、子宮頸癌、卵巢癌、睾丸腫瘤、胃癌、肝癌、胰腺癌、乳腺癌等。如果懷孕最初 6～8 週血 β-HCG 不能持續以每天 66%的速度遞增，不管妊娠部位如何，都說明妊娠失敗。異位妊娠時若測定不到 β-HCG，一般說明異位妊娠已消失。

催乳素（PRL）

【參考值】MEIA 法。男：5～20 μg / L；女：10～50 μg / L；

孕、哺乳期：20～200ng / L。

【臨床意義】增高：垂體腫瘤等。

胃泌素（gastrin）

【參考值】RIA 法：20～160ng / L。

【臨床意義】增高：胃泌素瘤（Z–E 綜合徵Ⅱ型）、胃竇 G 細胞增生（Z–E 綜合徵Ⅰ型）、腎功能衰竭、胃出口阻塞、胃手術後、胃癌、胃潰瘍、嗜鉻細胞瘤。

心鈉素（ANP）

【參考值】RIA 法：0.145～0.905 μg / L。

【臨床意義】增高：原發性高血壓、冠心病、心功能不全、醛固酮增多症、腎臟疾病等。減低：甲亢、心房纖維顫動等。

血漿內皮素 $-_1$（ET$-_1$）

參見本書第 34 頁。

B 型鈉尿肽（BNP）和 N 末端 B 型鈉尿肽（NT–proBNP）

【參考值】BNPmg / L（國外）：1.5～9pmol / L。NT–proBNP（潘柏申等報導國人臨床臨界值）：＜65 歲取 100ng / L、≥65 歲取 300ng / L。

【臨床意義】無症狀心衰的早期診斷，監測病程，療效觀察；左心室超負荷標誌物。

十、維生素測定

維生素 B_{12}（Vit B_{12}）

【參考值】RIA 法：＞100ng / L。

【臨床意義】維生素 B_{12} 缺乏可引起巨幼細胞貧血。引起維生素 B_{12} 缺乏因素為胃酸過少症、腸功能紊亂吸收障礙、甲狀腺疾病、營養不良等。慢性腎病、充血性心衰、慢性粒細胞性白血病患者其水平升高。

葉　酸

【參考值】RIA 法：血清＜3.5μg / L，紅細胞＜100μg / L 時為缺乏。

【臨床意義】葉酸減少主要由於攝取不足、吸收障礙、需求量增加、利用障礙等引起，如妊娠期、肝硬化、各類白血病、慢性溶血等。紅細胞葉酸更能代表葉酸實際情況。

25－OH－Vit D_3

【參考值】HPLC 法：35～200nmol / L。

【臨床意義】Vit D 缺乏常見於小兒佝僂病和軟骨病、骨質疏鬆綜合徵，也見於炎性腸道疾病、腸切除或膽汁性肝硬化等脂類吸收不良性疾病。

1, 25-（OH）$_2$－Vit D_3

【參考值】RIA 法：62～156pmol / L。

【臨床意義】VitD 缺乏常見於小兒佝僂病和軟骨病、骨質疏鬆綜合徵，也見於炎性腸道疾病、腸切除或膽汁性肝硬化等脂類吸收不良性疾病。

十一、治療藥物監測（TDM）

常用 TDM 參考數據見表 1-3-2。

表 1-3-2 常用 TDM 參考數據

藥　物	參考值	臨床意義
苯妥英鈉 (Phenytoin)	HPLC 法： 有效血藥濃度範圍： 39～79μmol / L	抗癲癇藥物，副作用為對中樞神經具有毒性作用
苯巴比妥 (Phenobartal)	HPLC 法： 有效血藥濃度範圍： 15～30μg / L	抗癲癇藥物，副作用為對中樞神經抑制症狀
卡可馬西平 (Carbamazepine)	HPLC 法： 有效血藥濃度範圍： 34～51μmol / L 中毒水平： ＞51～60μmol / L	抗癲癇藥物，副作用為對中樞神經具有毒性作用
利多卡因 (Lidocaine)	HPLC 法： 有效血藥濃度範圍： 1.5～4.0μg / ml	抗心律失常藥物，副作用為中樞神經毒性作用
普魯卡因酰胺 (Prcainamide)	HPLC 法： 有效血藥濃度範圍： 4～10μg / ml	抗心律失常藥物，副作用為心臟中毒等
地高辛 (Digoxin) 給藥 8～18h 後採血	RIA 法： 治療充血性心衰血藥濃度範圍：0.8～2.0ng / ml 治療心律失常血藥濃度範圍：1.5～2.0ng / ml	
三環類抗抑鬱藥 ★阿米替林與替林之和；丙咪嗪與去甲丙咪嗪之和	HPLC 法： 有效血藥濃度範圍： 阿米替林(Amitriptylline) 120～250 ng / ml★ 去甲替林(Nortriptylline) 50～150ng / ml 丙咪嗪(Lmipramine) 150～250ng / ml★ 去甲丙咪嗪(Desipramine) 150～250ng / ml	治療原發性抑鬱性精神病，副作用為心律加快、口乾、多汗、尿瀦留等

續表

藥　物	參考值	臨床意義
鋰（Lithium）	有效血藥濃度範圍： 0.6～1.2mmol / L 輕度中毒水平： 1.5～2.5mmol / L 嚴重中毒水平： 2.5～3.5mmol / L 危及生命量： ＞3.5mmol / L	治療狂躁症，抑制甲狀腺機能。可引起腎臟中毒，對智力、神經、腎臟等有永久性損害
慶大黴素（Gentamycin）	HPLC 法： 有效血藥濃度範圍： 峰濃度：5～10μg / ml 槽濃度：＜2μg / ml	副作用為損害聽力和腎臟
氯黴素（Chloromycetin）	HPLC 法： 有效血藥濃度範圍： 4～10μg / ml	毒性作用有血小板減少，再生障礙性貧血及灰嬰綜合徵等
茶鹼（Theophylline）	HPLC 法： 有效血藥濃度範圍： 治療哮喘： 55～110μmol / L 治療嬰兒支氣管肺臟發育不全：28～55μmol / L	毒性作用有心律加快，心動過速伴心律不整

第四節　免疫學檢驗

一、血清免疫球蛋白測定

免疫球蛋白 G（IgG）

【參考值】7.23～16.85g / L。

【臨床意義】增高：IgG 型多發性骨髓瘤，系統性紅斑狼瘡，類風濕性關節炎，慢性活動性肝炎。降低：非 IgG 型多發性骨髓瘤，重輕鏈病，腎病綜合徵，某些腫瘤，白血病，原發性無丙種球蛋白血症，繼發性免疫缺陷病。

免疫球蛋白 A（IgA）

【參考值】0.69～3.82g / L。

【臨床意義】增高：IgA 型多發性骨髓瘤，系統性紅斑狼瘡，類風濕性關節炎，肝硬化，濕疹，血小板減少，重複感冒，三聯綜合徵，某些感染性疾病。降低：非 IgA 型多發性骨髓瘤，重輕鏈病，吸收不良綜合徵，原發性無丙種球蛋白血症，繼發免疫缺陷病，反覆呼吸道感染，輸血反應，自身免疫性疾病。

免疫球蛋白 M（IgM）

【參考值】0.63～2.77g / L。

【臨床意義】增高：巨球蛋白血症，系統性紅斑狼瘡，類風濕性關節炎，肝炎 。降低：原發性無丙種球蛋白血症。

免疫球蛋白 D（IgD）

【參考值】1～2mg / L。

【臨床意義】增高：IgD 型多發性骨髓瘤，單核細胞性白血病。降低：原發性無丙種球蛋白血症。

免疫球蛋白 E（IgE）

【參考值】0.1～0.9mg / L。

【臨床意義】增高：IgE 型多發性骨髓瘤，支氣管哮喘，蕁痲疹，過敏性濕疹，腎病綜合徵，急性腎炎。

M 蛋白

【參考值】陰性。

【臨床意義】測定到 M 蛋白提示單克隆 Ig 增殖病，主要見於多發性骨髓瘤、巨球蛋白血症、重鏈病、輕鏈病等。

二、血清補體測定

總補體活性（CH_{50}）

【參考值】50～100U / L。

【臨床意義】增高：急性炎症、組織損傷和某些腫瘤。降低：急性腎小球腎炎，急性血清性腎炎，自身免疫性疾病（如 SLE）、感染性心內膜炎、病毒性肝炎和慢性肝病。

補體旁路溶血活性（$AP\text{-}H_{50}$）

【參考值】21.7 ± 5.4U / ml。

【臨床意義】增高：自身免疫病、風濕熱、皮肌炎、腎病綜合徵、慢性腎炎和惡性腫瘤。降低：肝硬化、慢性活動性肝炎和急性腎炎。

補體 1q（C1q）

【參考值】0.16～0.237g / L。

【臨床意義】增高：骨髓炎、痛風、RA、SLE 和過敏性紫癜活動期。降低：紅斑狼瘡綜合徵，嚴重的聯合免疫缺陷，低補體腎炎，無丙種蛋白血症。

補體 3（C_3）

【參考值】0.85～1.93g / L。

【臨床意義】增高：某些急性炎症或傳染病早期，腫瘤病，補體量增高（特別是肝癌），排斥反應。降低：活動性紅斑狼瘡，冷球蛋白血症，類風濕性關節炎，急性腎小球腎炎，基底膜增殖型腎小球腎炎，肝臟疾病。

補體 4（C_4）

【參考值】0.12～0.36g / L。

【臨床意義】增高：傳染病及組織損傷和急性炎症，腫瘤，肝癌。降低：紅斑狼瘡，胰腺癌晚期，隱性淋巴細胞白血病，肝炎，急性腎小球腎炎。

補體 5（C_5）

【參考值】0.07～0.09g / L。

【臨床意義】降低：紅斑狼瘡，反覆感冒，革蘭陰性細菌感染，反覆腸道感染。

補體 6（C_6）

【參考值】0.04～0.06g / L。

【臨床意義】降低：腦膜炎雙球菌及淋病雙球菌感染，雷諾現象。

補體 7（C_7）

【參考值】0.048～0.055g / L。

【臨床意義】降低：腎臟疾病，強直性脊柱炎，慢性腎盂腎炎。

補體 8（C_8）

【參考值】0.042～0.06g / L。

【臨床意義】降低：擴散性淋球菌感染，著色性牛皮病，紅斑狼瘡。

補體9（C_9）

【參考值】0.05～0.062g / L。

【臨床意義】降低：肝臟疾病，腎病。

血清B因子

【參考值】0.15～0.23g / L。

【臨床意義】降低：鐮狀細胞貧血異常，多見於補體旁路途徑障礙。

三、細胞免疫測定

E- 玫瑰花結形成試驗（E-RFT）

【參考值】55%～75%。

【臨床意義】增高：急性淋巴細胞性白血病，傳染性單核細胞增多症，再生障礙性貧血，淋巴細胞甲狀腺炎，甲亢，用過免疫增強劑。降低：免疫缺陷性疾病，慢性白血病，紅斑狼瘡活動期，癌症經放射、化學治療及用過其他免疫抑制劑，B肝患者。

淋巴細胞轉化試驗（LTT）

【參考值】50%～70%。

【臨床意義】增高：Doun 綜合徵。降低：細胞免疫缺陷病，霍奇金病，淋巴細胞性白血病，Siogren 綜合徵，淋巴肉芽腫。

T 細胞分化抗原測定

【參考值】流式細胞術 CD_3 為 61%～85%；CD_4 為 28%～58%；CD_8 為 19%～48%；CD_4 / CD_8 為 0.9～2.0 / 1。

【臨床意義】CD_3 降低：見於自身免疫性疾病，如 SLE、類風濕關節炎等。CD_4 降低見於惡性腫瘤、遺傳性免疫缺陷症、愛滋病、免疫抑制劑治療者。CD_8 降低：見於自身免疫性疾病或變態反應性疾病。CD_4 / CD_8 增高見於惡性腫瘤、自身免疫性疾病、變態反應性疾病、病毒感染，對器官移植者預示可能發生排斥反應等。

B 細胞分化抗原測定

【參考值】流式細胞術 CD_{19} 為 11.74%±3.37%。

【臨床意義】升高：見於急性淋巴細胞性白血病（B 細胞型，且有 SmIg、HLA-D 表達）、慢性淋巴細胞性白血病和 Burkitt 淋巴瘤等；降低：見於無丙種球蛋白血症、使用化療或免疫抑制劑後。

NK 細胞活性測定（NK）

【參考值】^{51}Cr 自然釋放率＜10%～15%；^{51}CR 自然殺傷率：47.6%～76.8%；^{51}CR 利用率為 6.5%～47.8%。流式細胞術法為 13.8%±5.9%。

【臨床意義】增高：病毒感染，干擾素治療後，宿主抗移植反應。降低：血液系統腫瘤、實體瘤、慢性活動性肝炎、免疫缺陷症、愛滋病。

抗體依賴性細胞介導的細胞毒測定（ADCC）

【參考值】^{51}Cr 釋放法：^{51}Cr 釋放率＜10%為陰性，10%～

20%為可疑陽性，≥20%為陽性。溶血空斑法<5.6%為陰性。

【臨床意義】增高：見於自身免疫性疾病、甲亢、移植排斥反應等；降低：惡性腫瘤、免疫缺陷症、愛滋病、慢性肝炎等。

四、細胞因子測定

白細胞介素 2（IL-2）活性和白細胞介素 2 受體（IL-2R）測定

【臨床意義】增高：見於自身免疫性疾病（SLE、類風濕關節炎等）、再生障礙性貧血、多發性骨髓瘤、排斥反應等。降低見於惡性腫瘤、免疫缺陷病、免疫抑制劑治療者。IL-2R：對急性排斥反應和免疫性疾病有診斷意義，可作為病情觀察和藥效監測的一項指標。

腫瘤壞死因子測定（tumor necrosis factor, TNF）

【參考值】ELISA 法：4.3±2.8 μl / L。

【臨床意義】TNF 有炎症介質作用，能阻止內毒素休克、DIC 的發生；有抗感染效應，抑制病毒複製和殺傷病毒感染細胞；有抗腫瘤作用，殺傷和破壞腫瘤細胞。血中 TNF 水平增高特別對某些感染性疾病（如腦膜炎球菌感染）的病情觀察有價值。

干擾素測定（interferon, INF）

【參考值】ELISA 法：（1～4）kU / L。

【臨床意義】① 增高：見於 SLE、非活動性類風濕關節炎、惡性腫瘤早期、急性病毒感染、再生障礙性貧血；② 減低：見於 B 肝及帶原者、哮喘、活動性類風濕關節炎等。

五、病毒性肝炎血清標誌物測定

A 型肝炎病毒抗體 IgM（HAV-gM）

【參考值】陰性。

【臨床意義】陽性：A 型肝炎感染早期。

B 肝標誌物

常見模式及臨床意義見表 1-4-1。

表 1-4-1　B 肝標誌物的常見模式及臨床意義

Hbs-Ag	HBs-Ab	HBe-Ag	HBe-Ab	Hbc-Ab	HbcAb-IgM	臨床意義
−	−	−	−	−	−	過去和現在未感染 HBV
−	+	−	−	−	−	注射 B 肝疫苗或 HBV 感染後已康復
+	−	+	−	−	−	早期 HBV 感染者或慢性帶源者，傳染性強
+	−	+	−	+	−	急、慢性 B 肝、傳染性強
+	−	+	+	+	−	急性 HBV 感染、趨向恢復；慢性 B 肝
+	−	−	+	+	−	急性 B 肝病毒複製減弱，慢性 B 肝傳染性
+	−	−	−	+	−	急、慢性 B 肝，傳染性弱
−	+	−	+	−	−	HBV 感染恢復，有一定免疫力
−	+	−	+	+	−	HBV 感染後恢復，近期感染過 HBV，有一定免疫力

續表

Hbs-Ag	HBs-Ab	HBe-Ag	HBe-Ab	Hbc-Ab	HbcAb-IgM	臨床意義
−	+	−	−	+	−	HBV 感染恢復期、有一定免疫力
−	−	−	+	+	−	近期既往感染、急性 HBV 感染恢復期
+	−	−	−	−	−	急性 HBV 感染早期、慢性 HBsAg 帶源者
+	−	−	+	−	−	HBV 感染趨向恢復、慢性 HBsAg 帶源者
+	+	−	−	−	−	亞臨床 HBV 感染、不同亞型感染
+	+	−	−	+	−	亞臨床 HBV 感染、不同亞型感染
+	+	−	+	−	−	亞臨床 HBV 感染，非典型肝炎
+	+	−	+	+	−	亞臨床 HBV 感染，非典型肝炎
+	+	+	−	+	−	亞臨床感染，非典型感染早期
−	−	+	−	+	−	非典型急性感染
−	+	+	−	−	−	非典型和亞臨床感染
−	−	+	+	−	−	急性 HBV 感染中期
−	+	+	−	+	−	非典型和亞臨床感染
−	−	−	+	−	−	急、慢性 HBV 感染，趨向恢復

註：+表示陽性；−表示陰性。

B 肝肝炎病毒核心抗原測定（HBcAg）

【參考值】陰性。

【臨床意義】HBcAg 陽性：提示病人血清中有感染性從 HBV 存在，其含量較多，表示複製活躍，傳染性強，預後較差。

B 型肝炎病毒核心抗體測定（抗 –HBc）

抗 –HBc 總抗體

【參考值】陰性。

【臨床意義】抗 –HBc 總抗體主要反映的是抗 –HBc IgG，其檢出率比 HBsAg 更敏感，可作為 HBsAg 陰性的 HBV 感染的敏感指標；也可用作 B 型肝炎疫苗和血液製品的安全性鑒定和獻血員的篩選。抗 –HBc IgG 對機體無保護作用，其陽性可持續 10 年甚至終身。

抗 –HBc IgM 測定

【參考值】陰性。

【臨床意義】IgM 既是 B型肝炎近期感染指標，也是 HBV 在體內持續複製的指標，並提示病人血液有傳染性；IgM 轉陰，預示 B 型肝炎逐漸恢復，抗 –HBc IgM 轉陽，預示 B 型肝炎復發。

抗 –HBc IgG 測定

【參考值】陰性。

【臨床意義】IgG 是在發病後 1 個月左右升高，可持續終身。它是 HBV 既往感染的指標，不是早期診斷指標，常用於 B 型肝炎流行病學調查。

B型肝炎病毒表面抗原蛋白前S2（Pre-S2）和前S2抗體測定（抗Pre-S2）

【參考值】陰性。

【臨床意義】Pre-S2陽性提示HBV複製異常活躍，有傳染性；抗Pre-S2陽性見於B肝急性期及恢復期，提示HBV已被清除，預後較好。

C型肝炎病毒抗體（HCV-Ab）

【參考值】陰性。

【臨床意義】陽性：已感染C型肝炎病毒。

D型肝炎病毒抗原（HDVAg）、D型肝炎病毒抗體IgM（HDVAb-Igm）、D型肝炎病毒抗體IgG（HDVAb-IgG）

【參考值】陰性。

【臨床意義】HDVAg陽性：D肝感染，急性期呈一過性陽性，慢性期持續時間較長；HDVAb-IgM陽性：急性期或新近感染，有助於早期診斷：HDVAb-IgG陽性：D肝感染的臨床診斷和流行病學調查。

E型肝炎病毒抗體IgG、IgM（HEVAb-IgG、IgM）

【參考值】陰性。

【臨床意義】95%的急性期病人HEVAb-IgM呈陽性反應，在恢復期HEVAb-IgG效價≥急性期4倍者，提示HEV感染。

F型肝炎病毒抗體IgG（HGV-Ab）

【參考值】陰性。

【臨床意義】陽性：提示曾感染過HGV。

六、感染免疫檢測

1. 細菌感染免疫檢測

抗鏈球菌溶血素「O」試驗（ASO）

【參考值】散射比濁法：≤200U。

【臨床意義】增高：溶血性鏈球菌感染，扁桃體炎，猩紅熱，風濕性心肌炎、心包炎、關節炎，急性腎炎。

結核抗體（TB-Ab）

【參考值】陰性。

【臨床意義】陽性：結核病或感染過結核。

肥達試驗（Widal test）

【參考值】O<1：80；H<1：160；甲<1：80；乙<1：80；丙<1：80。

【臨床意義】對傷寒、副傷寒診斷陽性率達80%左右、假陽性率13%左右。O和H凝集效價均增高者，多見於傷寒病；H凝集效價增高而O凝集效價低於正常，可能是非特異性回憶反應；O凝集效價高而H凝集效價低於正常，可能是早期感染或其他沙門菌感染的交叉反應；若O凝集效價低而H凝集效價高可能是微莢膜抗原對O抗原的遮蔽作用。

傷寒和副傷寒沙門菌可溶性抗原測定

【參考值】陰性。

【臨床意義】對確診傷寒沙門菌感染有重要意義。

傷寒和副傷寒沙門菌可抗體 IgM 測定

【參考值】陰性。

【臨床意義】抗體 IgM 於發病後 1 週即出現升高，可作出早期診斷。

布桿菌凝集試驗（BAT）

【參考值】凝聚效價<1：40。

【臨床意義】陽性：布魯病。

軍團菌間接螢光抗體試驗（IFAbT）

【參考值】陰性。

【臨床意義】陽性，表示有軍團菌感染。

腦膜炎奈瑟菌血清學測定

【參考值】抗原：陰性；IgG、IgM、IgA：陰性。

【臨床意義】感染後抗原陽性率為 80%以上，1 週後抗體逐漸增高，2 個月後逐漸下降；接種疫苗者高抗體效價可持續 1 年以上。

幽門螺桿菌抗體（Hp-Ab）

【參考值】陰性。

【臨床意義】陽性見於胃、十二指腸幽門螺桿菌感染，如胃炎、胃潰瘍和十二指腸潰瘍。

2. 病毒感染免疫測定

常見病毒感染免疫測定的臨床意義見表 1-4-2。

表 1-4-2　常見病毒感染免疫測定的臨床意義

項　　目	參考值	臨床意義
輪狀病毒抗體	陰性	陽性：輪狀病毒性胃腸炎，是新生兒、嬰兒的常見病
腮腺炎病毒抗體（MV−Ab）	陰性	陽性：感染腮腺炎病毒，急性期 IgM 上升，IgG 長時間保持
流行性 B 型腦炎病毒抗體 IgM	陰性	發病後第 4 天可出現，2 週後陽性率為 70%～90%。
單純疱疹病毒抗體 HSV1−IgM HSV1−IgG HSV2−IgM HSV2−IgG	 陰性 陰性 陰性 陰性	 陽性：早期感染，感染部位為腰部以上 陽性：產生抗體，具有免疫力 陽性：早期感染，感染部位為腰部以下，孕婦感染可致使胎兒死亡或畸形 陽性：具有免疫力
水疱帶狀疱疹病毒抗體 VZV−IgM VZV−IgG	 陰性 陰性	 陽性：早期感染 陽性：慢性感染或恢復期
風疹病毒抗體 RV−IgM RV−IgG	 陰性 陰性	 陽性：風疹病毒感染，可致胎兒流產，死亡，畸形 陽性：感染過風疹病毒，有免疫力
巨細胞病毒抗體 CMV−IgM CMV−IgG	 陰性 陰性	 陽性：風疹病毒感染，可致胎兒流產，死亡，畸形，黃疸 陽性：感染過巨細胞病毒，有免疫力
嗜異性凝集試驗	陰性或效價≤1：7	傳染性單核細胞增多症時效價常達 1：28 以上，3～8 個月後消失
SARSCoV 抗體	陰性	抗體陽性表明曾感染過 SARSCoV，由陰性到陽性的血清轉化或急性期到恢復期效價增高 4 倍以上，表明有近期感染

3. 寄生蟲感染免疫測定

弓形蟲抗體（TOX-Ab）

TOX-IgM

【參考值】陰性。

【臨床意義】陽性：弓形蟲感染可誘發流產，死胎，畸形。

TOX-IgG

【參考值】陰性。

【臨床意義】陽性：感染過弓形蟲，產生免疫力。

日本血吸蟲抗體

【參考值】環卵沉澱反應：陰性；IgE 0～150U / L；IgM、IgG：陰性。

【臨床意義】IgE、IgM 陽性提示病程處於早期，是早期診斷的指標。IgG 陽性提示病程已是恢復期，曾有過日本血吸蟲感染，可持續數年。

旋毛蟲抗原

【參考值】陰性。

【臨床意義】陽性：旋毛蟲病。

斯氏狸殖吸蟲檢測

【參考值】皮試陰性。

【臨床意義】陽性：斯氏狸殖吸蟲感染。

4. 性傳播疾病免疫測定

沙眼衣原體抗體

【參考值】IgM≤1：32，IgG≤1：512。

【臨床意義】IgM 陽性：提示近期有衣原體感染，持續約 1 個月。IgG 陽性：提示曾有衣原體感染。

未加熱血清反應素試驗（USR）

【參考值】陰性。

【臨床意義】陽性：梅毒，I 期梅毒敏感性不高。

快速血漿反應素試驗（RPR）

【參考值】陰性。

【臨床意義】陽性：梅毒，I 期梅毒敏感性不高。

梅毒螺旋體抗體（TPPA 或 TPHA）

【參考值】凝集法：陰性。

【臨床意義】陽性：梅毒，可用於梅毒的早期診斷，特異性強。

螢光梅毒螺旋體抗體吸收試驗（FTA）

【參考值】陰性。

【臨床意義】陽性：梅毒。

抗 HIV-1 和抗 HIV-2 測定

【參考值】陰性。

【臨床意義】ELISA 法為篩選試驗，陽性者須用確認試驗

（蛋白印跡法）確認。

七、自身免疫抗體測定

類風濕因子（RF）

【參考值】散射比濁法：<30U / ML。

【臨床意義】陽性：類風濕性關節炎活動期，系統性紅斑狼瘡，高丙種球蛋白血症，傳染性單核細胞增多症，冷球蛋白血症，白血病，慢性肝炎，結核病，亞急性心內膜炎。

抗雙鏈脫氧核糖核酸抗體（ds-DNA）

【參考值】陰性。

【臨床意義】陽性：系統性紅斑狼瘡活動期及各種免疫性疾病。

抗單鏈脫氧核糖核酸抗體（ss-DNA）

【參考值】陰性。

【臨床意義】陽性：系統性紅斑狼瘡活動期及各種免疫性疾病。

抗核抗體（ANA）

【參考值】IFA 法為陰性，血清滴度>1：40 為陽性。

【臨床意義】ANA 陽性　最多見於未治療的 SLE，陽性率達 80%～100%；活動期 SLE 幾乎 100%陽性。經皮質激素治療後，陽性率可降低。也可見於藥物性 狼瘡混合性結締組織病（100%）、全身性硬皮病（85%～95%）、多發性肌炎（30%～90%）、狼瘡性肝炎（95%～100%）、原發性膽汁性肝硬化（95%～100%）。其他還見於乾燥綜合徵、類風濕關節炎、橋本甲狀腺炎等。

可提取的核抗原（ENA）

【參考值】免疫印跡試驗（INT）：陰性。

【臨床意義】識別以下多種肽抗體的臨床意義見表 1-4-3。

抗精子抗體（AS-Ab）

【參考值】陰性。

【臨床意義】陽性：不孕症和習慣性流產者。

抗子宮內膜抗體（EMAb）

【參考值】陰性。

【臨床意義】陽性：不孕症、子宮內膜異位症和習慣性流產，偶見於健康生育期婦女。

抗卵子透明帶抗體（AZP）

【參考值】陰性。

【臨床意義】陽性：可致女性不孕。

心肌脂抗體（CMLA）

【參考值】陰性。

【臨床意義】陽性：多種自身免疫性病及某些惡性腫瘤。

抗甲狀腺球蛋白抗體（TG）

【參考值】陰性。

【臨床意義】陽性：見於自身免疫性甲狀腺疾病，如橋本甲狀腺炎，亦見於甲狀腺功能亢進；偶見於正常人，特別是婦

表 1-4-3 抗核抗體譜在風濕病中的陽性率（%）

	SLE	DIL	MCTD	RA	PSS	PM	SjS
抗核抗體	>95	>95	99	20～50	30	20～30	20～60
抗雙鏈 DNA 抗體	50～80	少見	少見	3～5	少見	少見	0～29
抗 DNP 抗體	70	–	8	少見	少見	少見	5～30
抗組蛋白抗體	25～66	90	–	20	0～27	0～10	0～30
抗 Sm 抗體	25～40	少見	少見	–	少見	少見	少見
抗 RNP 抗體	26～45	–	100	10	10～22	0～20	0～14
抗 SSA (Ro) 抗體	30～40	–	少見	5～20	0～10	少見	60～75
抗 SSB (La) 抗體	0～15	–	0～20	0～5	0～5	少見	50～60
抗 Scl-70 抗體	–	–	–	–	30～60	–	–
抗著絲粒抗體	–	–	–	–	40～9	–	–
抗 PM-1 抗體		–	–	–	–	30～50	–
抗 JO-1 抗體	–	–	–	–	–	20～35	–
抗核仁抗體	6	–	–	15	39	–	9

註：SLE，系統性紅斑狼瘡；DIL，藥物性狼瘡；MCTD，混合性結締組織病；RA，類風濕性關節炎；PSS，進行性系統性英華症；PM，多發性肌炎；SjS，乾燥綜合徵。

女。

抗甲狀腺微粒體抗體測定（抗 TM）

【臨床意義】抗 TM 陽性檢出率：橋本甲狀腺炎為 50%～100%；甲狀腺功能減低症為 88.9%；甲狀腺腫瘤為 13.1%；單純性甲狀腺腫為 8.6%；亞急性甲狀腺炎為 17.2%；SLE 為 15.4%～44.7%；其他風濕病為 30%。正常人也有 8.4%的陽性率。著重指出，抗甲狀腺球蛋白（TG）與抗 TM 應同時測定，以提高檢出的陽性率。

抗平滑肌抗體測定（ASMA）

【參考值】間接銀光抗體法為陰性，滴度>1：10 為陽性。

【臨床意義】狼瘡性肝炎患者的陽性率高達 80%；急性肝炎患者的陽性率為 70%，但在發病 1 週時出現，3 個月後消失。

抗線粒體抗體（AMA）

【參考值】陰性。

【臨床意義】陽性：原發性膽汁性肝硬化患者，慢性活動性肝炎。

抗胃壁細胞抗體（PCA）

【參考值】陰性。

【臨床意義】陽性：惡性貧血、萎縮性胃炎、胃癌等。

抗腎小球基底膜抗體（AGBM）

【參考值】陰性。

【臨床意義】陽性：主要見於腎小球基底膜抗體腎炎和肺

出血腎炎綜合徵。

抗肝細胞膜特異性脂蛋白抗體（ALSP）

【參考值】陰性。

【臨床意義】陽性：見於重症肝炎、急性肝炎慢性活動性肝炎和肝硬化。

抗肝細胞膜抗體（ALMA）

【參考值】陰性。

【臨床意義】陽性：主要見於自身免疫性慢性活動性肝炎。

抗骨骼肌抗體（ASA）

【參考值】陰性。

【臨床意義】陽性：主要見於重症肌無力。

胰島素抗體

【參考值】陰性。

【臨床意義】陽性：用胰島素治療的糖尿病人。

特異性 IgE 抗體

【參考值】陰性。

【臨床意義】陽性：特異性 IgE 與其相對應的過敏原感染。

抗心肌磷脂抗體（ACP-AbIgG）

【參考值】陰性。

【臨床意義】陽性：心肌梗塞，血栓形成，習慣性流產，神經系統症狀，偏頭痛，肺動脈高壓，硬皮症，血小板功能不全，皮膚病等。

谷氨酸脫羧酶抗體（GAD-Ab）

【參考值】陰性。

【臨床意義】陽性：對中年發病的糖尿病病人，可診斷為IDDM；對妊娠糖尿病病人，表明對胰島素依賴程度增加。

抗乙酰膽鹼受體抗體（AchRA）

【臨床意義】① AchRA 對診斷重症肌無力有意義，敏感性和特異性高，大約 90%的患者陽性，其他眼肌障礙患者全部陰性。② 可作為重症肌無力療效觀察的指標。③ 肌萎縮側索硬化症患者用蛇毒治療後可出現假陽性。

八、其他免疫測定

C 反應蛋白（CRP）

【參考值】≤10 μg / L。

【臨床意義】增高：急性化膿性感染，菌血症，組織壞死，惡性腫瘤，重症肺結核，發熱，急性風濕熱，類風濕性關節炎，紅斑狼瘡，創傷及手術後，心肌梗塞。

冷球蛋白（CG）

【參考值】＜80mg / L。

【臨床意義】增高：骨髓瘤，淋巴瘤，原發性球蛋白血症，慢性淋巴性白血病，類風濕性關節炎，乾燥綜合徵，混合特發性 CG 血症，淋巴增殖性疾病，血管炎，風濕性關節炎，SLE，傳染性單核細胞增多症。

循環免疫複合物（CIC）

【參考值】＜28.4mg / L。

【臨床意義】增高：見於自身免疫病、感染、腫瘤、器官移植、變態反應等；診斷免疫複合物病，如血清病、類風濕性關節炎、SLE、慢性活動性肝炎、血管炎、惡性腫瘤、腎小球腎炎、白血病等。

淋巴細胞毒試驗

【參考值】陰性≦20%。

【臨床意義】陽性：20%～40%+；40%～70%++；＞70%+++。陰性：表示供體與受體之間無淋巴細胞毒反應可進行移植。

九、腫瘤標誌物測定

1. 蛋白質類腫瘤標誌物測定

甲胎蛋白（AFP或αFP）

【參考值】＜25 μg / L。

【臨床意義】增高：原發性肝癌、生殖腺胚胎瘤、孕婦、病毒性肝炎、肝硬化；胃癌、胰腺癌時也可升高。

胎兒鹼性蛋白（BFP）

【參考值】＜75 μg / L。

【臨床意義】增高：肝癌、膠原病、有肝功能損害的SLE病人。

癌胚抗原（CEA）

【參考值】＜20μg/L。

【臨床意義】增高：主要見於結腸癌、肺癌、乳癌、肝腫瘤、甲狀腺髓樣癌。

癌抗原 125（CA125）

【參考值】＜30kU/L。

【臨床意義】卵巢癌時陽性率達 97%、宮頸癌、乳腺癌、胰腺癌、膽道癌、肝癌、胃腸道癌、肺癌時也可升高。

癌抗原 15-3（CA15-3）

【參考值】＜25kU/L。

【臨床意義】30%～50%的乳腺癌可增高。

前列腺特異抗原（PSA）

【參考值】＜4μg/L。

【臨床意義】增高：前列腺癌時，90%～97%的患者明顯升高；前列腺其他疾病時約有 14%的患者也可升高。

組織多肽抗原（TPA）

【參考值】＜130U/L。

【臨床意義】惡性腫瘤患者可顯著升高、檢出率達 70%以上。

鱗狀細胞癌抗原（SCC）

【參考值】＜1.5μg/L。

【臨床意義】增高：宮頸鱗癌、肺鱗狀細胞癌、食道癌及其他鱗狀細胞癌。

鐵蛋白（FT）

【參考值】成人男性：20～200 μg / L；成人女性：20～200 μg / L。

【臨床意義】增高：肝胰肺乳癌、白血病、霍奇金病、多發性骨髓瘤等。

2. 糖脂類腫瘤標誌物測定

癌抗原 50（CA50）

【參考值】＜30kU / L。

【臨床意義】增高：見於 87%的胰腺癌、80%的膽（道）囊癌、73%的原發性肝癌、20%的結腸癌、乳腺癌、子宮癌。此外，CA50 對惡性胸、腹水有較高的檢出率。慢性肝病時也可升高。

癌抗原 72－4（CA72－4）

【參考值】＜6.7 μg / L。

【臨床意義】增高：見於 67%的卵巢癌、47%的大腸癌、45%的胃癌、40%的乳腺癌、42%的胰腺癌。CA72－4 與 CA125 聯合檢測對診斷原發性和復發性卵巢癌的特異性可達 100%。

癌抗原 19–9（CA19－9）

【參考值】＜37kU / L。

【臨床意義】胰腺癌、肝膽和胃腸道癌時可明顯增高，其陽性率胰腺癌為 85%～95%，膽管癌和膽囊癌為 85%左右，胃癌、結腸癌為 40%。

癌抗原 242（CA242）

【參考值】<20kU / L。

【臨床意義】增高：見於 68%～79%的胰腺癌、55%～85%的結腸癌、44%的胃癌、5%～33%的非惡性腫瘤。

3. 酶類腫瘤標誌物測定

前列腺酸性磷酸酶（PAP）

【參考值】<2.7 μg / L。

【臨床意義】增高：前列腺癌、前列腺梗塞、前列腺手術損傷。

神經元特異性烯醇化酶（NSE）

【參考值】≤12.5 μg / L。

【臨床意義】神經母細胞瘤時，靈敏度達 90%以上；小細胞肺癌發病時，NSE 水平高出其他類型 5～10 倍，靈敏度達 80%，特異性達 80%～90%。

異常凝血酶原（APT）

【參考值】<20 μg / L。

【臨床意義】AFP 較低的肝細胞癌、APT 往往升高。慢性肝炎、VitK 缺乏時輕度升高。

α-L-岩藻糖苷酶（α-FU）參見第 88 頁。

與腫瘤相關的酶見表 1-4-4。

與腫瘤相關的激素見表 1-4-5。

表 1-4-4　腫瘤標誌酶與相關腫瘤

腫瘤標誌酶	相關腫瘤
澱粉酶	胰腺癌
肌酸激酶BB 同工酶	前列腺癌、胰腺癌、結腸及卵巢癌
乳酸脫氫酶	肝腫瘤
γ- 谷氨酰轉肽酶	肝腫瘤
谷胱甘肽轉換酶	肝、胃及結腸腫瘤
神經元特異烯醇化酶	神經細胞瘤、小細胞肺癌
5′L- 核苷酶	前列腺癌
α -L- 岩藻糖苷酶	肝癌、胃癌
丙酮酸激酶	宮頸癌、淋巴肉瘤
核糖核酸酶	髓性白血病、胰腺癌、肝癌
胰蛋白酶	胰腺癌、胰腺炎
α_1- 抗胰蛋白酶	膀胱癌

表 1-4-5　激素與相關腫瘤

激　　素	腫　　瘤
雌激素 E1、2、3	卵巢顆粒細胞瘤
ACTH	腎上腺皮質腫瘤
降鈣素	甲狀腺髓樣瘤
糖皮質激素	急性淋巴細胞白血病
促甲狀腺素	甲狀腺癌
HCG	絨毛膜癌、滋養細胞惡性腫瘤

異生激素與相關腫瘤見表 1-4-6。

腫瘤標誌物聯合測定的臨床應用見表 1-4-7。

表 1-4-6　異生激素與相關腫瘤

異生激素	相關腫瘤
促腎上腺皮質激素	肺小細胞癌、胰腺癌、胸腺癌
甲狀旁腺激素	甲狀腺腫瘤
絨毛膜膜促性腺激素	絨毛膜癌、滋養細胞惡性腫瘤
降鈣素	甲狀腺髓樣瘤
生長激素	肺癌

表 1-4-7　標誌物聯合測定的臨床應用

肺癌	CEA + NSE + TPA + SCC
肝癌	CEA + AFP + AFU + FT
乳腺癌	CEA + CA_{15-3} + TPA
胃癌	CEA + CA_{19-9}
結直腸癌	CEA + CA_{19-9} + CA_{50}
胰腺癌	CEA + CA_{19-9} + CA_{50}
前列腺癌	PSA + PAP
卵巢癌	CA_{125} + FT
睪丸癌	AFP + HCG
良惡性腹水	CEA + AFP + CA_{50}　　CEA + AFP + CA_{19-9}

第五節　臨床微生物學檢查

一、標本採集方法及注意事項

血液（骨髓）培養（Blood / bone marrow culture）

① 採集時間應在病人發熱初期或發熱高峰時，並且要在抗

生素之前。若已用藥應注明，則在下次用藥前採集。

② 無菌抽血 5ml（小兒抽血 2～3ml）或骨髓 1～2ml 注入血培養瓶內，立即送檢；注意皮膚消毒，勿抽拉空針管，以避免空氣污染。

③ 亞急性心內膜炎及布桿菌病，要多次採血和增加採血量。

膿及分泌物培養（Pus or secrection culture）

① 對已破潰的化膿灶及其他開放性創傷的化膿性標本，用棉拭子採集，放入無菌試管中立即送檢。

② 對於閉鎖性膿腫標本，用注射器抽取後直接送檢，注意排盡空氣，針頭上插一橡皮塞以隔絕空氣。

痰液培養（Sputum culture）

洗漱後，取第一口晨痰於無菌容器內，及時送檢，避免唾液及上呼吸道污染。

咽拭培養（Throat swab culture）

用無菌拭子塗抹患者紅腫的扁桃體或喉部分泌物，置無菌試管內立即送檢。避免接觸口腔和舌黏膜。

腦脊液培養（Cerebro spinal fluid culture, CSF culture）

無菌採 3～5ml CSF 放無菌管內送檢，因腦膜炎奈瑟菌，肺炎鏈球菌及流感嗜血桿菌易死亡，故須立即送檢並注意保溫。

尿液培養（Urine culture）

用肥皂水及 1：1000 高錳酸鉀或 1：1000 新潔爾滅清洗外陰部後，收集中段尿 10～20ml 於帶蓋的無菌容器內，立即送檢。特殊情況可採用導尿法。厭氧菌培養用膀胱穿刺法。

注意：① 清晨首次尿為好。② 在用藥前採集。③ 嚴格無菌操作，留尿後立即送檢。

結果判斷：尿中活菌計數達 10^5 CFU / ml 以上時，結合尿液分析，可診斷泌尿系感染；葡萄球菌感染達 10^4 CFU / ml 有意義；服藥後計數下降；若反覆培養，出現相同細菌，也有診斷意義。（CFU：菌落形成單位）。

穿刺液培養 (Body fluid culture)

無菌抽取胸腹水 5～10ml（心包液及關節液 2～5ml），於無菌管內立即送檢。

胃液、膽汁培養 (Gastric juic bile culture)

無菌抽取空腹胃液或作十二指腸引流採集膽汁、放無菌管內立即送檢。

糞便培養 (Stool culture)

取糞便膿血、黏液部分，或直腸拭子送檢。

眼、耳拭子培養 (Canal external auditory seab culture)

無菌棉拭子塗抹眼、耳的分泌物，放入無菌管內送檢。

泌尿生殖道分泌物培養 (Vaginal swab culture)

用無菌棉拭子採集泌尿生殖道膿性分泌物、前列腺液等，立即送檢。

厭氧菌培養(Anaerobe culture)

必須避免正常厭氧菌群的污染，且儘量保存於無氧條件：

① 膿胸、未破潰的膿腫、竇道、深部膿汁等，用無菌注射器抽取，並立即排盡空氣，將針頭插入無菌橡皮塞內送檢。

② 尿液應以無菌注射器從恥骨上緣行膀胱穿刺術抽取，按上法送檢。

③ 血液用無菌注射器抽取 5ml 直接注入厭氧瓶內，立即送檢。

④ 採集大量的腹水可直接將標本充滿無菌試管，加塞後立即送檢。

⑤ 痰、鼻咽拭子、齒齦拭子、直腸、陰道和宮頸拭子、腸內容物一般不適於作厭氧培養。

結核分枝桿菌培養(Tuberculosis culture, TB culture)

標本留取同普通培養，收集 12h 尿液沉渣。

淋病奈瑟菌培養(N. gonorrhoeae culture)

中段尿或泌尿生殖道膿性分泌物，置無菌試管內立即送檢並注意保溫。

L 型細菌培養

標本留取同其他細菌培養。血液和無污染的穿刺液以 1：10 比例直接加入到高滲增菌培養液培養。

支原體培養(Mycoplasma culture)

無菌採集咽分泌物、痰、胸水、中段尿、泌尿生殖道分泌物，置無菌管內立即送檢。

腦脊液檢查新型隱球菌

（CSF smear for Cryprococcus neoformans）

標本留取同 CSF 培養。

塗片查抗酸桿菌

標本留取同結核分枝桿菌培養。

深部眞菌檢查

① 送檢標本包括痰液、氣管沖洗物、尿液、糞便、血液、體液、骨髓、腦脊液、滲出液及活體組織材料等；

② 嚴格無菌操作；

③ 標本新鮮，一般室溫不超過 2h，4℃不超過 8h；

④ 標本量要充足，液體應大於 5ml；

⑤ 詳細記錄標本取材來源及日期。

二、藥敏試驗與抗菌藥物使用原則

臨床醫生在看到細菌學檢驗報告單時經常會問：為什麼我們常用的藥沒有做藥敏試驗？而報告的藥敏試驗結果大部分藥都是傳統藥物或已很少用的藥物？實驗室是如何選擇藥敏試驗藥物？針對這些問題，根據美國食品與藥物管理局（FDA）通過的臨床微生物藥敏試驗選擇藥物方案作如下說明。

細菌學檢驗報告單包括兩個部分：細菌培養鑒定結果和細菌藥敏試驗結果。二者密不可分，該結果對感染性疾病進行準確而快速的診斷，及時提出有效的治療方案，防止細菌產生耐藥性和醫院內交叉感染有重要意義。細菌培養鑒定一般鑒定到種。根據細菌耐藥特點將細菌分為這樣幾類：腸桿菌科、假單胞菌和其他非腸桿菌科細菌、葡萄球菌、腸球菌、肺炎鏈球菌、淋病奈瑟菌、嗜血桿菌、其他鏈球菌。每一類的細菌選擇藥物的原則不同。

1. 藥敏試驗的選藥原則

(1)藥敏試驗的作用

藥敏試驗的作用是避免醫生根據以往的經驗誤選細菌已經耐藥的抗生素進行治療。因此，藥敏試驗應該是告訴醫生不可使用某種抗生素，而不是向醫生推薦使用某種藥物。

(2)細菌室做藥敏試驗的前提

對細菌做藥敏試驗首先應考慮藥物的抗菌譜，因為一種抗生素在開發研究階段就確認了其抗菌範圍，因此，在做藥敏之前，必須瞭解每種藥物的抗菌譜。

(3)選擇藥物的基本原則

如果細菌的耐藥性沒有變化，就不必使用新的抗生素。因此，做藥敏試驗時首先選傳統藥，只要其仍有效，臨床應作為治療首選藥，這一點美國臨床實驗室標準化委員會（CLSI）有明確規定。另外，應有針對性地首選窄譜抗生素，只殺滅病原菌，同時保留正常菌群。

2. 細菌藥敏試驗的選藥方案

根據 CLSI 對細菌藥敏試驗的規定：可分為 A 組一級試驗，並常規報告的抗菌藥，B 組一級試驗，有選擇報告的抗菌藥，C 組補充試驗有選擇報告的抗菌藥和 U 組僅用於泌尿道的補充試驗的抗菌藥。其中 A 組為首選藥、B 組為次選藥、C 組為選擇性報告藥、U 組僅用於泌尿道的補充試驗的抗菌藥。

用藥原則：如果 A 組藥敏感則其他藥均不報告；當 A 組藥均耐藥時選擇報告 B 組藥；當 A、B 組藥都耐藥時才選擇性報告 C 組藥；如果標本為尿標本，而且 A、B 組均耐藥則選擇性報告 U 組藥。臨床醫生應結合實際選擇用藥。

美國 FDA 批准的臨床微生物實驗室在常規試驗和報告中的抗菌藥物推薦分組見表 1–5–1。

臨床常見細菌天然耐藥見表 1–5–2。

表 1–5–1　抗菌藥推薦分組

	A 組 一級試驗，並常規報告的抗菌藥物	B 組 一級試驗，有選擇報告的抗菌藥物	C 組 補充試驗，有選擇報告的抗菌藥物	U 組 僅用於泌尿道的補充試驗的抗菌藥物
腸桿菌科細菌	氨苄西林	阿米卡星	氨曲南及頭孢他定（ESBL 指示藥）	西諾沙星或洛美沙星或諾氟沙星或氧氟沙星或格帕沙星
	頭孢唑啉或頭孢噻吩	阿莫西林、克拉維酸或氨苄西林、舒巴坦或哌拉西林、三唑巴坦或替卡西林、克拉維酸	氯黴素	加替沙星
	慶大黴素		卡那黴素	
			奈替米星	
		頭孢呋新或頭孢孟多或頭孢尼西	四環素	羧苄西林
			妥布黴素	
		頭孢吡肟		
		頭孢美唑、頭孢哌酮、頭孢替坦、頭孢西丁		磺胺異惡唑
		頭孢噻肟或頭孢唑肟或頭孢曲松		呋喃妥因
				甲氧芐啶
		環丙沙星或左氧氟沙星		氯碳頭孢
		亞胺培南、美羅培南或厄他培南		
		美洛西林、哌拉西林、替卡西林		
		複方新諾明		

續表

<table>
<tr><th></th><th>A組
一級試驗，並常規報告的抗菌藥物</th><th>B組
一級試驗，有選擇報告的抗菌藥物</th><th>C組
補充試驗，有選擇報告的抗菌藥物</th><th>U組
僅用於泌尿道的補充試驗的抗菌藥物</th></tr>
<tr><td rowspan="6">綠假單胞菌</td><td>頭孢他定</td><td>阿米卡星</td><td rowspan="2">奈替米星</td><td rowspan="4">左氧氟沙星或洛美沙星或氧氟沙星</td></tr>
<tr><td>慶大黴素</td><td>氨曲南
頭孢哌酮</td></tr>
<tr><td></td><td>環丙沙星、左氧氟沙星</td><td></td></tr>
<tr><td rowspan="3">美洛西林或哌拉西林
替卡西林</td><td>妥布黴素</td><td></td></tr>
<tr><td>頭孢吡肟</td><td rowspan="2"></td><td>氯碳頭孢</td></tr>
<tr><td>亞胺培南、美羅培南</td><td></td></tr>
<tr><td rowspan="8">不動桿菌屬細菌</td><td>頭孢他定</td><td>阿米卡星、慶大黴素、妥布黴素</td><td rowspan="8"></td><td rowspan="8"></td></tr>
<tr><td rowspan="7">亞胺培南、美羅培南</td><td>氨苄西林／舒巴坦、哌拉西林／三唑巴坦、替卡西林／克拉維酸</td></tr>
<tr><td>頭孢吡肟</td></tr>
<tr><td>頭孢噻肟、頭孢曲松</td></tr>
<tr><td>環丙沙星、加替沙星、左氧氟沙星</td></tr>
<tr><td>強力黴素、米諾環素、四環素</td></tr>
<tr><td>派拉西林、替卡西林、美洛西林</td></tr>
<tr><td>複方新諾明</td></tr>
</table>

續表

	A組 一級試驗，並常規報告的抗菌藥物	B組 一級試驗，有選擇報告的抗菌藥物	C組 補充試驗，有選擇報告的抗菌藥物	U組 僅用於泌尿道的補充試驗的抗菌藥物
洋蔥假單胞菌	複方新諾明	頭孢他定 美羅培南 米諾環素		
嗜麥芽窄食單胞菌	複方新諾明	左氧氟沙星 米諾環素		
葡萄球菌	青黴素 苯唑西林（用頭孢西丁紙片測試）	阿奇黴素或克拉黴素或紅黴素 克林黴素 複方新諾明 替考拉寧 萬古黴素	氯黴素 環丙沙星或左氧氟沙星或氧氟沙星或加替沙星 慶大黴素 利福平 四環素	洛美沙星或諾氟沙星 呋喃妥因 磺胺異惡唑 甲氧芐啶
腸球菌屬	青黴素或氨芐西林	萬古黴素	慶大黴素（只用篩選高水平耐藥株） 鏈黴素（同上） 氯黴素、紅黴素、利福平、四環素 VRE可以測這些藥	環丙沙星、左氧氟沙星、諾氟沙星 四環素 呋喃妥因

續表

	A組 一級試驗，並常規報告的抗菌藥物	B組 一級試驗，有選擇報告的抗菌藥物	C組 補充試驗，有選擇報告的抗菌藥物	U組 僅用於泌尿道的補充試驗的抗菌藥物
嗜血桿菌屬	氨芐西林	頭孢噻肟、或頭孢他啶、或頭孢唑肟、或頭孢曲松	阿齊黴素或克拉黴素	
			氨曲南	
			頭孢克洛或頭孢丙烯或氯碳頭孢、頭孢克肟或頭孢泊肟	
			頭孢尼西	
	複方新諾明	頭孢呋辛	頭孢呋辛酯	
			環丙沙星或加替沙星或洛美沙星或氧氟沙星或司氟沙星或左氧氟沙星	
		氯黴素	亞胺培南、厄他培南	
		美羅培南	利福平	
			四環素	
			替考拉寧	
淋病奈瑟球菌			頭孢克肟或頭孢噻肟或頭孢泊肟或頭孢唑肟或頭孢曲松	
			頭孢美唑、頭孢替坦、頭孢西丁、頭孢呋辛	

續表

	A組 一級試驗，並常規報告的抗菌藥物	B組 一級試驗，有選擇報告的抗菌藥物	C組 補充試驗，有選擇報告的抗菌藥物	U組 僅用於泌尿道的補充試驗的抗菌藥物
淋病奈瑟球菌			環丙沙星或加替沙星或氧氟沙星	
			青黴素	
			大觀黴素	
			四環素	
肺炎鏈球菌	紅黴素	加替沙星	氯黴素	
	複方新諾明	左氧氟沙星或司氟沙星		
	青黴素（用苯唑西林紙片）	氧氟沙星		
		萬古黴素	利福平	
		克林黴素		
		四環素		
除肺炎鏈球菌外其他鏈球菌	紅黴素	氯黴素	頭孢噻肟或頭孢曲松	
	青黴素	克林黴素	左氨氟沙星	
	氨苄西林	萬古黴素	氧氟沙星	

表 1-5-2　臨床常見細菌天然耐藥表

菌屬和菌種	天然耐藥
全部腸桿菌科細菌	糖肽類、大環內酯類、克林黴素、利萘唑胺、喹奴普丁、莫匹羅星
鮑曼不動桿菌	氨苄西林、阿莫西林、一代孢菌素
銅綠假單胞菌	氨苄西林、阿莫西林、阿莫西林／克拉維酸、一代、二代頭孢菌素、頭孢噻肟、頭孢曲松、萘啶酸、甲氧嘧啶

續表

菌屬和菌種	天然耐藥
洋蔥伯克霍爾德菌	氨苄西林、阿莫西林、一代頭孢菌素、可立斯丁、氨基糖苷類抗生素
嗜麥芽窄食單胞菌	全部單劑內酰胺類抗生素、氨基糖苷類抗生素
黃桿菌屬	氨苄西林、阿莫西林、一代頭孢菌素
克雷伯菌屬、變異枸櫞酸菌	氨苄西林、阿莫西林、羧苄西林、替卡西林
腸桿菌屬、弗勞地枸櫞酸菌	氨苄西林、阿莫西林、阿莫西林／克拉維酸、一代頭孢菌素、頭孢西林
摩根摩根菌	氨苄西林、阿莫西林、阿莫西林／克拉維酸、一代頭孢菌素、頭孢呋新、可立斯丁、呋喃妥因
普羅維登斯菌屬	氨苄西林、阿莫西林、阿莫西林／克拉維酸、一代頭孢菌素、頭孢呋新、慶大黴素、萘替米星、妥布黴素、可立斯丁、呋喃妥因
希異變形桿菌	可立斯丁、呋喃妥因
普通變形桿菌	氨苄西林、阿莫西林、頭孢呋新、可立斯丁、呋喃妥因
沙雷菌屬	氨苄西林、阿莫西林、阿莫西林／克拉維酸、一代頭孢菌素、頭孢呋新、可立斯丁
小腸結腸炎耶爾森菌	氨苄西林、阿莫西林、羧苄西林、替卡西林、一代頭孢菌素
流感嗜血桿菌	青黴素、紅黴素、克林黴素
卡他莫拉菌	甲氧嘧啶
全部革蘭陽性菌	氨苗南、可立斯丁、萘啶酸
肺炎鏈球菌	甲氧嘧啶、氨基糖苷類抗生素
腸球菌	除青黴素和氨苄西林外的青黴素類和頭孢菌素類、低濃度氨基糖苷類
李斯特菌	三代頭孢菌素、氟喹諾酮類

三、細菌藥敏試驗及抗菌藥物應用中常見的問題

1. 腸桿菌科

沙門菌屬、志賀菌屬分離株只需常規測試並報告氨苄西林、一種喹諾酮及複方新諾明；腸道外分離的沙門菌屬應測試並報告氯黴素及一種第三代頭孢菌素。

沙門菌屬、志賀菌屬對第一、二代頭孢菌素、氨基甙類、體外試驗可能呈現敏感、但臨床上並不是有效的。

腸桿菌科細菌由於產超廣譜 β－內酰胺酶（Extended Spectrum β－Lactamase, ESBL）、對頭孢菌素及氨曲南無論體外藥敏試驗結果如何，臨床治療都是無效的。其治療首選亞胺培南或美羅培南，或阿米卡星與亞胺培南聯用。

腸桿菌屬細菌、枸櫞酸桿菌和沙雷菌感染患者長期使用第三代頭孢菌素治療時，耐藥性可能發生變化，敏感株可能在治療 3～4d 內變為耐藥株，主要是有可能產生誘導酶。因此在用藥 3～4d 後有必要重新送檢並進行藥敏試驗。其治療首先為四代頭孢菌素或亞胺培南或美羅培南。

2. 非腸桿菌科

銅綠假單胞菌用抗菌藥物治療時可能產生耐藥性，敏感株可能在治療 3～4d 內變為耐藥，主要是由於可能產生誘導酶。因此在用藥 3～4d 後有必要重新送檢並進行藥敏試驗。

粒細胞減少患者和其他銅綠假單胞嚴重感染患者應選擇大劑量抗假單胞青黴素或頭孢他定聯合治療。

除銅綠假單胞菌不動桿菌、嗜麥芽窄食單胞菌、洋蔥假單

胞菌外，其他非腸桿菌科細菌用紙片擴散法測試藥敏結果並不可靠，應用稀釋法進行測試。

3. 葡萄球菌

青黴素敏感的葡萄球菌對其他β－內酰胺類抗生素均敏感，其治療可用青黴素。

對青黴素耐藥、苯唑青黴素（用頭胞酊紙片測試）敏感的葡萄球菌，可用對β－內酰胺酶穩定的青黴素、β－內酰胺酶抑制劑複合製劑，相應的頭孢菌素類及卡巴配能類抗菌藥物。不耐β－內酰胺酶的青黴素不可用。

對苯唑青黴素耐藥的葡萄球菌（MRS）對現存所有β－內酰胺類抗生素均耐藥。

因此，對於葡萄球菌只需測試青黴素及苯唑青黴素的敏感性，即可推斷一系列β－內酰胺類抗生素的敏感性。其他青黴素、β－內酰胺酶抑制劑複合製劑、頭孢菌素類及卡巴配能類抗菌藥物亦不需常規測試。

對從尿標本中分離的腐生葡萄球菌不主張做藥敏試驗，因為感染對常用於治療急性的、不複雜的尿道感染，並在尿中能達到治療濃度的抗菌藥物有效（如呋喃妥因、複方磺胺和一種氟奎諾酮藥物）。

葡萄球菌用喹諾酮類抗生素治療3～4d後敏感株可變為耐藥株，因此在用藥3～4d後有必要重新送檢並進行藥敏試驗。

4. 腸球菌

特別注意：腸球菌屬對頭孢菌素、氨基甙類（除高水準耐藥篩選）、克林黴素及複方新諾明，無論體外藥敏試驗結果如何，臨床治療是無效的。因此一般不做上述藥物的藥敏試驗。

對於嚴重的腸球菌感染，如心內膜炎，需要青黴素或氨苄青黴素加一種氨基糖苷類抗生素聯合治療；如果用萬古黴素治療時常常需要與一種氨基糖苷類抗生素聯用。

對於耐萬古黴素腸球菌（VRE）感染治療困難，建議選擇氯黴素、紅黴素、四環素及利福平。

5. 嗜血桿菌

若患者患有危及生命的感染（如：腦膜炎、菌血症、會厭炎和面部蜂窩組織炎）則對其血液和腦脊液的所有嗜血桿菌分離株，常規是只報告氨苄西林、一種三代頭孢菌素、氯黴素和美羅培南的測試結果。

對嗜血桿菌引起的呼吸道感染，可用阿莫西林／克拉維酸、阿奇黴素、克拉黴素、頭孢克洛、頭孢丙烯、氯碳頭孢、頭孢地尼、頭孢克肟、頭孢泊肟和頭孢呋辛酯等口服藥作經驗治療。

大多數情況下，對嗜血桿菌可用β－內酰胺酶試驗測定氨苄西林和阿莫西林耐藥性：β－內酰胺酶陰性則氨苄西林和阿莫西林敏感；β－內酰胺酶陽性則氨苄西林和阿莫西林耐藥。也可據氨苄西林的耐藥性預告阿莫西林的活性。另外，少見的β－內酰胺酶陰性而氨苄西林耐藥的流感嗜血桿菌（BLNAR株）應認為阿莫西林／克拉維酸、氨苄西林／舒巴坦、頭孢克洛、頭孢尼西、頭孢他美、頭孢丙烯、頭孢呋辛酯和氯碳頭孢耐藥，即使一些BLNAR株體外試驗顯示敏感，也應視為耐藥。

如分離到氟喹諾酮類抗生素耐藥的流感嗜血桿菌則應送參考試驗室。

6. 淋病奈瑟菌

β－內酰胺酶試驗可測定淋病奈瑟菌對青黴素的一種耐藥

機制並可提供流行病學訊息。如果菌株的耐藥性由染色體介導，其測定就需要進一步的藥敏試驗。β－內酰胺酶試驗陽性則預示著青黴素、氨苄西林和阿莫西林的耐藥。

7. 肺炎鏈球菌

肺炎鏈球菌對青黴素敏感（即苯唑西林抑菌圈≥20mm）的菌株經臨床證實認為對氨苄西林、阿莫西林、阿莫西林／克拉維酸、氨苄西林／舒巴坦、頭孢克洛、頭孢地尼、頭孢吡肟、頭孢他美、頭孢克肟、頭孢噻肟、頭孢丙烯、頭孢曲松、頭孢呋辛、頭孢泊肟、亞胺培南、氯碳頭孢、和美羅培南等敏感。

用紙片法測試青黴素耐藥的菌株，應測試青黴素的 MIC，仍為仲介或耐藥，則測試頭孢噻肟或頭孢曲松、美羅培南的 MIC。如果從患有威脅生命的感染（如腦膜炎、菌血症）的患者的血和腦脊液分離的肺炎鏈球菌應常規報告 MIC。這些菌株也應當使用 MIC 或紙片法來測定萬古黴素的敏感性。

當青黴素和氨苄青黴素為仲介的肺炎鏈球菌株，可使用大劑量的青黴素和氨苄青黴素。

用紅黴素可預告阿奇黴素、克拉黴素和地紅黴素的敏感和耐藥。對氧氟沙星敏感的肺炎鏈球菌也對左氧氟沙星敏感。

8. 除肺炎鏈球菌外其他鏈球菌

對臨床來講，青黴素類抗生素對β－溶血鏈球菌不必進行藥敏試驗，因為至今還未發現β－溶血鏈球菌對青黴素和氨苄青黴素耐藥的菌株，一旦發現，將菌株送往參考實驗室。對青黴素和氨苄青黴素仲介度的草綠色鏈球菌菌株，治療時需與一種氨基糖苷類藥物聯合使用。

四、對萬古黴素的使用

在臨床上很少用萬古黴素，但實驗室為什麼還要做藥敏試驗？這主要是因為近年來世界上出現了對萬古黴素耐藥的葡萄球菌和腸球菌，這兩種細菌引起的嚴重感染目前還沒有有效的治療方法。特別是耐萬古黴素的金黃色葡萄球菌（VRSA）被稱為「超級細菌」，一旦發現應立即上報有關部門進一步鑒定，確認後所有與病人相關的物品都要就地焚燒，以免該菌株擴散。

對耐苯唑青黴素的葡萄球菌（MRS）引起的嚴重感染萬古黴素是首選藥物。

第六節　基因檢測

一、　遺傳性疾病基因檢測

α^-地中海貧血：簡稱α^-地貧。α^-珠蛋白基因有α_1和α_2基因，如果鏈鎖的兩個α^-基因都發生突變，α^-鏈合成完全抑制，稱為α^0；鏈鎖的兩個α^-基因中、一個發生突變，另一個正常，α^-鏈合成部分受抑制，稱為α^+；不同組合可產生α^-地貧的類型見表 1-6-1。

表 1-6-1　α^-地中海貧血基因測定

類　　型	基因變異
靜止型α^-地貧	1 個α基因正常、α^+地貧基因
標準型α^-地貧	1 個α^0地貧基因；或 2 個α^+地貧基因
HbH 病	α^0和α^+地貧基因雜合子
Bart's 水腫胎兒綜合症	α^0地貧基因純合子

二、腫瘤基因檢測

癌基因與相關腫瘤　見表 1-6-2。

抑癌基因與相關腫瘤　見表 1-6-3。

表 1-6-2　癌基因與相關腫瘤

類	型	相關腫瘤
sre	src	結腸癌
	ab1	慢性隨性白血病
	−ros	甲狀細胞癌
ras	K−ras	結腸癌、黑色素癌、肺癌
	K−ras	急性髓性白血病、黑色素癌、淋巴母細胞白血病、甲狀腺癌
	N−ras	甲狀腺癌、泌尿生殖道癌、黑色素癌
myc	C−myc	Burkitt 氏淋巴瘤、肺癌、乳腺癌
	L−myc	N− 肺癌
	N−myc	神經纖維瘤、小細胞性肺癌
erb	erb−A	鱗狀細胞癌、星狀細胞癌
	erb−B	乳腺癌、卵巢癌、胃癌
sis	sis	星狀細胞癌

表 1-6-3　抑癌基因與相關腫瘤

抑癌基因	相關腫瘤
P53	星狀細胞癌、乳腺癌、肺癌、肝癌、膀胱癌、結腸癌、卵巢癌等
Rb	視網膜母細胞瘤、骨肉瘤、乳腺癌、肺癌、膀胱癌等
FAP	結腸癌
NF1	神經纖維瘤
WT1	急性 T 淋巴母細胞性白血病、腎胚細胞瘤
MEN1	甲狀旁腺癌、胰癌、垂體癌、腎上腺髓質癌

三、微生物基因檢測

腺病毒 DNA（Adenovirus DNA, ADV-DNA）

【標本採集】鼻咽分泌物、咽喉拭子、尿、糞、活檢肝、肺、脾、腎、胃、組織。

【參考值】PCR 法：陰性。

【臨床意義】陽性：呼吸道炎症、流行性角膜、結膜炎、腸系膜淋巴結炎、病毒性非典型性肺炎、百日咳、腹瀉。

呼吸道全胞病毒 RNA
（Respiratory syncytial virus RNA, RSV-RNA）

【標本採集】用病毒轉種培養液沖洗鼻咽或非支氣管肺泡灌洗液。

【參考值】RT-PCR 法：陰性。

【臨床意義】陽性：嬰幼兒的喘息性支氣管炎、感冒（成人）。

柯薩奇病毒 RNA（Coxsackie B virus RNA, CV-RNA）

【標本採集】糞、腦脊液、尿咽拭子、血液（肝素抗凝）、心肌活檢標本（低溫保存或甲醛固定）。

【參考值】RT-PCR 法：陰性。

【臨床意義】陽性：無菌腦膜炎、疱疹性咽炎、心肌炎、心包炎。

B 型肝炎病毒 DNA（Hepatitis B virus DNA, HBV-DNA）

【標本採集】靜脈血 1ml。

【參考值】PCR 法或斑點雜交法：陰性。

【臨床意義】陽性：B 型肝炎病毒肝炎。

C 型肝炎病毒 RNA（Hepatitis C virus RNA, HCV-RNA）

【標本採集】靜脈血 1ml。

【參考值】RT-PCR 法或斑點雜交法：陰性。

【臨床意義】陽性：C 型肝炎病毒肝炎。

E 型肝炎病毒 RNA（Hepatitis E virus RNA, HEV-RNA）

【標本採集】靜脈血 1ml。

【參考值】RT-PCR 法或斑點雜交法：陰性。

【臨床意義】陽性：E 型肝炎病毒肝炎。

單純疱疹病毒 DNA
（Herpes simplex Vrius DNA, HSV-DNA）

【標本採集】分泌物、血液。

【參考值】PCR 法：陰性。

【臨床意義】陽性：熱性疱疹、急性腦膜炎、齦炎性口炎、疱疹性濕疹、急性三叉神經痛、急性角膜炎、先天性感染可致胎兒畸形。

EB 病毒 DNA（Epstein Barr virus DNA, EBV-DNA）

【標本採集】唾液、鼻腔分泌物、血液。

【參考值】PCR 法：陰性。

【臨床意義】陽性：傳染性單核細胞增多症、Burtitis 淋巴瘤、鼻咽癌免疫缺陷病。

巨細胞病毒 DNA（Cytomegalo virus DNA, CMV-DNA）

【標本採集】尿液、唾液、陰道及宮頸分泌物。

【參考值】PCR 法：陰性。

【臨床意義】陽性：CMV 先天性感染易導致胎兒早產、流產及畸形，健康成人（60%～90%）可檢出 CMV 抗體。

人類免疫缺陷病毒 RNA
（Human immunodeficiency RNA, HIV-RNA）

【標本採集】末梢血、精液。

【參考值】RT-PCR 法：陰性。

【臨床意義】陽性：愛滋病（AIDS）。

人乳頭瘤病毒 DNA
（Human papilloma virus DNA, HPV-DNA）

【標本採集】宮頸病損組織活檢、宮頸刮刨物、病理切片、外生殖系贅生物。

【參考值】PCR 法：陰性。

【臨床意義】陽性：HPV6、11 型為宮頸、陰道口、或龜頭尖銳濕疣，HPV16、18、31、33、35 型與宮頸癌有關。

腮腺炎病毒 RNA（Mumps virus RNA, MV-RNA）

【標本採集】腮腺液。

【參考值】Southern 印跡法或 RT-PCR 法：陰性。

【臨床意義】陽性：流行性腮腺炎。

淋病奈瑟菌 DNA（Neisseria gonorrhoeae DNA, NG-DNA）

【標本採集】外生殖器分泌物。

【參考值】PCR 法或連接酶鏈反應（LCR）法：陰性。

【臨床意義】陽性：淋病。

腦膜炎雙球菌 DNA（Neissria meningitides DNA, NM-DNA）

【標本採集】腦脊液、血液、血瘀斑滲出液、鼻咽拭子。

【參考值】PCR 法：陰性。

【臨床意義】陽性：流行性腦脊髓膜炎。

結核桿菌 DNA（Turbeculosis DNA, TB-DNA）

【標本採集】痰、胸水、腹水、腦脊液、尿、血液（抗凝、取白細胞）等。

【參考值】PCR 法並結合其他技術：陰性。

【臨床意義】陽性：結核。

解脲脲（支）原體 DNA（Ureaplasma urealyticum DNA, UU-DNA）

【標本採集】尿液、外生殖口分泌物。

【參考值】PCR 法：陰性。

【臨床意義】陽性：非淋病性尿道炎、大部分孕婦因感染該菌而早產、死胎或新生兒呼吸道感染。

肺炎支原體 DNA（Mycoplasma pneumoniae DNA, MP-DNA）

【標本採集】痰、咽拭子。

【參考值】PCR 法：陰性。

【臨床意義】陽性：原發性非典型肺炎。

沙眼衣原體 DNA(Chlamydia trachomatis DNA, CT-DNA)

【標本採集】陰道宮頸刮取物、宮頸內膜拭子、尿液。

【參考值】PCR 法：陰性。

【臨床意義】陽性：沙眼、非典型性尿道炎、附睪炎、直腸炎、尿道綜合徵、宮頸炎、宮內膜炎、盆腔炎、結膜炎、尿道炎、輸卵管炎、不育、異位妊娠。

四、寄生蟲基因檢測

卡氏肺孢子蟲 DNA(pneumocystis DNA, PC-DNA)

【標本採集】痰、支氣管肺泡灌洗液。

【參考值】PCR 法：陰性。

【臨床意義】陽性：卡氏肺孢子蟲肺炎。

第二章 影像醫學

第一節 X 光檢查

一、 常用造影劑種類、用法及用量

名稱		造影劑	用法及用量
支氣管造影		40%碘化油	10ml×4(雙側)
口服膽囊造影		碘番酸	3g
靜脈膽道造影推注法		20%膽影鈉或 30%膽影葡胺	20ml
靜脈膽道造影滴注法		50%膽影葡胺 40ml+5%葡萄糖 80ml，30min 滴完	
「T」型管膽道造影		12.5%碘化鈉或膽影葡胺	30～40ml
靜脈尿路造影	普通劑量	50%泛影鈉 76%泛影葡胺	成人 40ml 小兒 1～3ml / kg
	大劑量	50%泛影鈉 2ml / kg 體重 + 等量 5%葡萄糖 10 min 內滴完	
逆行腎盂造影		25%泛影葡胺或 2.5%碘化鈉	10～20ml(雙側)
膀胱造影		5%～6%碘化鈉	150～200ml
子宮輸卵管造影		40%碘化油	6～8ml

註：① 各種靜脈造影前應做過敏試驗，碘過敏者禁用；
② 有嚴重肝腎功損害者不能做靜脈造影。

二、支氣管造影

【適應證】① 支氣管擴張，支氣管腫瘤，術前須明確病變部位及範圍者。② 反覆咯血原因不明，疑為支氣管擴張者。③ 胸部術後的檢查。

【禁忌證】① 急性呼吸道感染、高熱者。② 大咯血兩週以內者。③ 活動性肺結核。④ 肺功能不佳及嚴重心腎功能不全者。⑤ 對碘及普魯卡因過敏者。

【檢查前準備】① 近期胸部平片，痰量多者先行體位引流，控制痰量後再做檢查。② 檢查前一日做碘及普魯卡因皮試。③ 檢查當日清晨禁食禁水。

【其他】術後禁食 3～4h。

三、消化系統檢查

(1)食道吞鋇檢查(照片檢查)

【適應證】① 吞咽困難，疑為食管腫瘤、賁門痙攣者。② 門脈高壓症需瞭解有無食管靜脈曲張者。③ 食管異物或先天性食管畸形。④ 有食管氣管瘻者可用碘油檢查或有機碘水。

【術前準備】病變在食管下端，需同時觀察胃底者需禁食，其他無特殊準備。

(2)胃十二指腸雙重造影（簡稱鋇餐、觀察胃、十二指腸）

【適應證】① 不明原因腹痛；上消化道出血、疑為潰瘍病或腫瘤者。② 腹部腫塊需瞭解其來源及性質者。

【禁忌證】臨床有胃腸道穿孔或梗阻者。

【檢查前準備】① 檢查前 24h 內禁用影響胃腸功能及 X 線顯影藥物，如瀉劑、收斂劑、重金屬製劑等。② 檢查當日清晨禁食禁水。③ 胃內有豬留者應將胃內容物抽出。

(3) 小腸雙重造影（觀察空回腸、回盲部）

【適應證】不明原因的臍周疼痛、腹瀉、消瘦及吸收不良症狀，疑小腸炎症（克隆病、結核）腫瘤等疾病者。

【禁忌證】急性大出血、穿孔、低位梗阻。

【檢查前準備】吃流汁或半流汁飲食 3d，檢查前晚服 50% 硫酸鎂 50ml，並飲水 1000～2000ml。

(4) 大腸雙重造影（簡稱鋇灌腸、觀察大腸、回腸末段、闌尾）

【適應證】主要用於大腸管腔具有形態改變的病變，如腫瘤、先天畸形、克隆病、潰瘍性結腸炎等、也可用於腹腔或盆腔腫塊定位。

【禁忌證】急性炎症，疑有腸壞死或腸穿孔者。

【檢查前準備】同小腸雙重造影，檢查當日應洗腸。

(5) 口服膽囊造影

【適應證】膽囊疾病。

【禁忌證】① 嚴重肝腎功損害。② 胃腸道梗阻或腹瀉，造影劑不能吸收者。

【檢查前準備】① 檢查前一日 17 點半進晚餐，約 19 點開始服碘番酸 3g（每隔 5min 服 0.5g，30min 內服完），服完造影劑後禁食。② 服造影劑後 14h 攝片。③ 膽囊顯影後進食脂肪餐（油煎蛋兩個）、脂肪餐後 1h 再攝片觀察膽囊收縮情況。④ 若膽囊顯影不滿意，可重複檢查一次（複劑膽囊造影）。

(6) 靜脈膽道造影

【適應證】① 膽囊切除後仍有膽道系統疾病者。② 臨床診斷膽囊疾病但口服膽囊造影不能滿足診斷要求者。

【禁忌證】① 碘過敏。② 嚴重肝腎功損害。

【檢查前準備】① 檢查前一日做碘過敏試驗。② 膽囊顯影後檢查同口服法。

(7)「T」型管膽道造影

【檢查前準備】① 碘過敏試驗。② 沖洗「T」型管。

四、泌尿系統檢查

(1)腹部平片

【適應證】① 泌尿系統不透 X 光結石及鈣化。② 急腹症指徵。

【檢查前準備】照片前 2h 清潔洗腸 2 次，考慮急性闌尾炎而不排除輸尿管結石者，可免洗腸。

【其他】鋇餐、鋇灌腸後 3d 內不能做此項檢查。

(2)成人靜脈腎盂造影

【適應證】① 腎、輸尿管疾病，如先天畸形、結核、腫瘤、結石等。② 原因不明的血尿。③ 腹內腫塊需瞭解與泌尿器官關係者。

【禁忌證】① 碘過敏。② 嚴重心、肝、腎功能不全者。

【檢查前準備】① 需有近日腹部平片。② 檢查前 1d 做碘過敏試驗。③ 檢查前 2d 吃流汁或少渣飲食，檢查前晚服 50% 硫酸鎂 50ml、並飲水 1000～2000ml。檢查當日清晨起禁食水。

(3)小兒靜脈腎盂造影

【檢查前準備】① 7～14 歲兒童檢查前 2d 吃少渣飲食，檢查前晚服緩瀉劑、造影前禁食水 3～6h。② 嬰兒可不做任何準備。

【劑量】一般為 1～3ml / kg；新生兒：每次 8～10ml；1～6 個月嬰兒：每次 10～12ml；6 月～2 歲：每次 12～15ml；2～7 歲：每次 15～20ml。

(4)逆行腎盂造影

【適應證】腎、輸尿管疾病，腎功能不全，靜脈造影達不到診斷要求者。

【禁忌證】嚴重尿道、膀胱疾患，不能行膀胱鏡檢查者。

【檢查前準備】① 靜脈腎盂造影。② 行膀胱鏡檢，並將所見補充於照片會診單上。

【劑量】每側 8～10ml，感到腹痛即停止。

五、子宮輸卵管造影

【適應證】① 原發性不孕，先天畸形，輸卵管阻塞等。② 子宮卵巢或鄰近器官的腫瘤，臨床診斷有困難者。

【禁忌證】① 子宮輸卵管急性炎症期。② 妊娠期。③ 子宮嚴重出血期。④ 碘過敏。

【檢查前準備】① 作陰道及子宮頸塗片檢查，排除滴蟲、黴菌、結核等特異性感染。② 於月經後 7～10d 進行。③ 做碘過敏試驗。

六、CT 檢查

【適應證】

(1)腦部疾病

① 腫瘤；② 顱內出血；③ 腦梗塞，發病一週內 CT 掃描可為陰性，2～4 週則有陽性發現，陽性率可達 80%；④ 其他疾病，如腦膿腫、腦動脈瘤、腦萎縮、蛛網膜下腔出血、腦炎、發育異常與畸型等。

(2) 胸部疾病

① CT 掃描可發現胸部平片不能發現的腫瘤或較為隱蔽的腫瘤，如心臟後或脊柱旁的腫瘤、胸骨後的腫瘤、肺邊緣和胸

膜的腫瘤等；② 可發現少量的胸腔積液，幫助進行穿刺抽液或穿刺活檢。③ 縱隔腫瘤：有助於診斷腫瘤的性質，可診斷胸腺瘤，可鑒別縱隔腫瘤和動脈瘤，可對淋巴結的轉移或淋巴瘤的範圍作出判斷，觀察療效。④ 對肺癌診斷可作腫瘤的分期，指導臨床治療。

(3)乳腺疾病

能分辨乳腺結節性病灶及乳腺腫瘤的大小形態，幫助明確診斷。

(4)腹部疾病

肝膽系統：腫瘤、膿腫、囊腫、血管瘤、肝硬化、膽道結石等。

胰腺：胰腺癌、胰腺炎、胰腺囊腫。

泌尿系統：腎臟的腫瘤、囊腫、多囊腎、腎積水等，腎移植時 CT 掃描可動態觀察，及時發現排斥反應，若移植腎突然增大說明出現了急性排斥反應，若逐漸縮小，則提示有慢性排斥反應；腎上腺增大或腫瘤；泌尿系統的結石等。

後腹膜腔：淋巴結腫大及腫瘤等。

盆腔：前列腺增大或腫瘤；膀胱腫瘤；子宮及卵巢疾病等。

(5)五官疾病

眼眶內及球後的病變：炎性病變及腫瘤；眼球異物定位等。

副鼻竇與上下頜骨的病變：CT 掃描可確定病變範圍、大小、有無骨質破壞、增生與臨近組織受累等情況。

頸部軟組織的病變：CT 掃描可確定病變範圍、大小、臨近組織受累及淋巴結增大等情況。

(6)脊椎疾病

椎管內疾病；椎管狹窄症；椎間盤突出等。

(7)四肢及關節疾病

炎症與腫瘤；膝關節半月板損傷等。

【注意事項】① 腹部 CT 檢查前勿服含金屬和碘的藥物，勿做胃腸道鋇餐檢查。② 有嚴重肝腎功能不全的病人應儘量不做增強掃描。③ 頭顱 CT 應去除頭上的金屬飾物。④ 增強掃描前應作碘過敏試驗。

第二節　磁共振成像（MRI）

【優點】① 對軟組織具有良好的分辨率，能進行任意方位的成像，因此適用於全身任何組織及器官的檢查，對顱腦、脊髓及關節的疾病檢查更具有優越性。② 不用造影劑也能進行血管成像（MRA）。③ 對人體無放射性損傷。

【適應證】

（1）中樞神經系統

對腦先天發育畸型、各種血管畸型、腦白質病、早期腦梗塞的發現，血腫的分期、腫瘤的發現及定位均較 CT 敏感和優越。其他適應證與 CT 檢查基本相同。

（2）脊柱與脊髓

正常變異與先天畸型、創傷、變性病變（頸椎病、椎間盤變性及突出、椎管狹窄、多發性硬化）、炎症、椎管內各種原發及繼發腫瘤。

（3）頭頸部

咽喉部、唾液腺、甲狀腺及甲狀旁腺、鼻及副鼻竇、頸部軟組織及淋巴結各種良、惡性腫瘤的發現及定位；眼球內及球後血管畸形或占位病變的診斷。

（4）胸　部

適應證與 CT 相同。對肺門及縱隔內小腫塊及淋巴結與血管的鑒別非常有效。還適用於各種先天及後天性心臟病、心肌病變及心包病變的檢查。

（5）腹　部

用於各種占位病變的檢出。對肝癌與血管瘤的鑒別較具特徵。適於胃腸道腫瘤對管壁及管外侵犯的評價。

（6）盆　腔

膀胱、前列腺、子宮、卵巢及其他盆腔腫塊的檢出與惡性腫瘤的分期。

（7）肌肉骨骼系統

各種腫塊的檢出與惡性腫瘤侵犯範圍的評價。各種關節疾病、半月板及骨缺血壞死的早期診斷。

【禁忌證與注意事項】

① 裝有心臟起搏器者、鐵磁性夾用於動脈瘤夾閉術後的患者、體內檢查部位有鐵磁性金屬植入物者、早孕者均不宜行 MRI 檢查。

② 特別危重需要監護的病人不宜行 MRI 檢查，因為心電監護儀、人工呼吸機和氧氣瓶等急救設備不能進入 MRI 室。

第三節　介入放射學的臨床應用

1. 超選擇性血管造影

經皮或股動脈穿刺將導管插入二級以上的血管分支進行的血管造影，一般是插入器官的直接供血血管或是插入與造影導管直徑相近的血管分支，準確地顯示病變。主要用於下列疾病的診斷：

① 血管性病變：出血、血管狹窄、血栓形成、動脈瘤、動—靜脈瘻、動—靜脈畸形、血管閉塞；② 軟組織或器官病變與血管性病變進行鑒別；③ 腫瘤術前瞭解血供情況或與重要血管的關係；④ 血管病變術後的隨訪觀察；⑤ 觀察重要臟器的血流動力學變化。

2. 經導管動脈內藥物灌注術（TAI）

是經過導管在目的血管或病變供血動脈分支局部注入藥物進行治療的介入治療方法。其優點是局部藥物濃度高、療效高、見效快；總體用藥量少、全身毒副作用小，費用降低。應用範圍如下：

① 全身各部位各臟器原發性或轉移性腫瘤的綜合治療或姑息性治療；② 外周動脈及大動脈血栓形成、血栓栓塞；③ 股骨頭或其他組織的缺血性壞死；④ 藥物不能控制的內臟出血；⑤ 動脈痙攣類疾病如：雷諾病、腸系膜上動脈缺血、脈管炎；⑥ 局部臟器或組織的頑固性感染。

3. 經導管動脈栓塞術（TAE）

將導管插入靶器官的供血動脈分支並根據病情注入不同的栓塞劑以達到封閉血供、治療疾病的目的。主要應用於下列疾病：

① 各種實體性富血管性腫瘤的術前治療；② 各部位各種惡性腫瘤的姑息性治療；③ 栓塞非重要臟器的動脈以達到血流重新分佈，改善重要臟器的血液供應；④ 內科性內臟切除，如脾亢、腎性高血壓等；⑤ 各部位各種不同類型的動靜脈畸形和動靜脈瘻；⑥ 外傷性較小的血管破裂；⑦ 藥物及動脈灌注難於控

制的動脈性出血。

4. 經皮腔內血管或其他腔道成形術（PTA或PTP）

指經皮穿刺或經自然腔道插管將球囊導管等器材送入體內，對狹窄血管或狹窄的其他生理腔道進行擴張，以緩解狹窄，開通梗阻的手術方法。

(1)PTA的主要適應證

① 發育畸形引起的血管狹窄；② 血管肌纖維結構不良性血管狹窄；③ 動脈粥樣硬化性大血管狹窄；④ 手術、放療、外傷後血管狹窄；⑤ 多發性大動脈炎引起的大血管狹窄；⑥ 上述疾病因血管狹窄梗阻影響器官功能者。

(2)PTP的適應證

① 因手術、外傷、癌腫、發育異常引起的上消化道狹窄；② 各種因素引起的氣管狹窄；③ 因腫瘤、炎症或手術而致的膽道狹窄；④ 多種形式的尿道狹窄；⑤ 其他自然腔道的狹窄及梗阻。

5. 內支架植入術(SP)

是在影像學引導下將內支架置放於管道狹窄處，使管腔擴張成形、重建管道通暢以維持其正常功能。按應用範圍及目的不同可分為血管內支架植入與非血管內支架植入兩大類。適應證如下：

① 各種原因引起的血管狹窄和閉塞；② 各種原因引起的膽道狹窄及梗阻性黃疸；③ 嚴重的氣管、支氣管狹窄；④ 中度及重度上消化道狹窄；⑤ 各種原因導致的氣管－食管瘻；⑥ 外傷性動靜脈瘻或假性動脈瘤；⑦ 泌尿道狹窄；⑧ 鼻淚管狹窄。

6. 經皮血管內導管藥盒系統植入術（藥泵植入）

經皮穿刺插管，將導管選擇性送入靶血管，並與埋植於皮下的特殊藥盒連接，從而在動脈或靜脈內建立通道進行長期規律性化療灌注或碘油栓塞。藥泵植入主要用於：

① 欲長期規律性灌注化療的實體性腫瘤；② 長期規律性碘油栓塞的實體性腫瘤；③ 少血性轉移性肝癌經門脈化療者；④ 原發性肝癌經肝動脈及門脈聯合化療；⑤ 經血管長期輸入非化療性輔助藥物。

7. 經皮穿刺活檢及注藥術

【適應證】① 臟器的實體性腫瘤；② 骨與關節的病變；③ 軟組織病變；④ 神經節阻滯治療；⑤ 惡性腫瘤的直接注射治療。

8. 經皮穿刺切割術

在影像監視下，定向穿刺達到病變部位，通過負壓或機械切割病變組織，達到清除病變、治療疾病的目的。

【適應證】① 腰椎間盤突出症，嚴重的腰椎間盤膨出；② 頸椎間盤突出症；③ 骨刺；④ 小型的良性腫瘤。

9. 心導管檢查與治療

【應用範圍】① 安裝心臟起搏器。② 二尖瓣球囊成形術。③ 經皮冠狀動脈血管成形術。④ 心導管及選擇性心導管造影。⑤ 冠狀動脈造影。⑥ 數字減影（D.S.A）檢查。⑦ 漂浮導管心功能測定。⑧ 心內膜心肌活檢。

【術前準備】① 作血液分析、HbsAg 檢查。② 碘過敏試驗。③ 皮膚準備。④ 禁早餐。

第四節　超聲檢查

【注意事項】① 檢查肝、膽、胰、腹部腫塊者，檢查前須禁食 12h，最好在上午檢查、以減少腸氣干擾。② 檢查膀胱、前列腺、隱睾、盆腔（包括子宮及附件）、下腹部腫塊等部位者，檢查前 2h 飲水 500～1000ml，且不能排尿，待膀胱充盈後才能檢查。③ 3 歲以下的小兒檢查眼部、心臟時、在檢查前 1～2h 適當用藥物鎮靜後再檢查（以 10%水合氯醛為宜）。④ 做食道超聲心動圖，患者須無嚴重的心律失常與心功能不全，禁食 12h 後再檢查。⑤ 做直腸超聲檢查，檢查前須灌腸或用開塞露排盡大便，再多喝水不排尿，待膀胱充盈。

【正常值】

肝　臟

右葉最大斜徑 120～140mm；左葉上下徑 50～90 mm；右葉前後徑 80～100mm；左葉前後徑 50～60mm。

門靜脈內徑

門靜脈主幹內徑（11.7±1.3）mm；右幹（9±1.2）mm；右前支（6.6±1.9）mm；右後支（6.4±1.4）mm；左幹橫段（9.38±1.9）mm。

膽　囊

長度<90mm 以內；壁厚 2～3mm；前後徑 30 mm 以內。

膽總管

上段 4～6mm。

脾　臟

長 80～100mm；寬 50～70mm；厚：男<40mm，女<36mm。

胰　腺

胰頭厚<20mm；胰體、尾厚<15mm；主胰管內徑<2mm。

腎　臟

長 80～120mm；寬 40～60mm；厚 30～60mm。

前列腺

橫徑 40mm；長徑 30mm；前後徑 20mm。

子宮（成年女性）

橫徑 45～55mm；長徑 55～75mm；前後徑 3～4mm。

卵　巢

橫徑 30mm；長徑 40mm；前後徑 10mm。

心臟腔室內徑、室壁厚度

右室流出道：男 10～20mm，女 10～20mm。

室間隔厚度：男 9.3～10.4mm（<12mm），女 6.9～11.7 mm（<12mm）。

左室後壁厚度：男 8～12mm（<12mm），女 7～11mm（<12mm）左室內徑：男 45～55mm，女 35～50mm。

右室內徑：男 21～33mm，女 23～32mm。

主動脈根部內徑：男 23～36mm（<30mm），女 21～29 mm（<30mm）。

左房內徑：男 19～33mm（<30mm），女 21～30mm。

右房內徑：男 6.8～28.3mm，女 5.5～21.2mm。

右室後壁厚度：男 4～5.5mm，女 3～5.5mm。

心功能正常值

射血分數（EF）：55%～75%。

左室短軸縮短率（FS）：>25%。

每分鐘心輸出量（CO）：3.5～6L / min。

射血前期／左室射血時間（PEP / LVET）：0.31±0.04。

二尖瓣運動曲線 E-F 斜率：11.0±2.5cm / s。
二尖瓣 E 點至室間隔垂直距離（EPSS）：2～7mm。
E 峰、A 峰速度比值（E / A）：>1（<60 歲）。

第五節　ECT 檢查

1. 腦血流灌注顯像

【適應證】缺血性腦血管疾病的診斷；腦梗塞；痴呆；癲癇；腦瘤；Parkinson's 病。

2. 甲狀腺顯像

【適應證】甲狀腺位置、形態、大小、功能狀態；甲狀腺結節定性、定位的診斷；異位甲狀腺的診斷；甲狀腺癌轉移灶的尋找；甲狀腺體積估算。

3. 甲狀旁腺掃瞄

【適應證】甲狀旁腺腺瘤；甲狀旁腺增生；甲狀旁腺癌。

4. 腎圖或 GFR

【適應證】腎動脈狹窄；分腎功能（或 GFR）測定；尿路梗阻；腎移植監測；腎內占位病變定性。

【檢查前準備】查前停用血管活性藥物；檢查前 1 小時飲水 500～100ml；記錄患者身高、體重。

5. 淋巴掃瞄

【適應證】淋巴結炎；原發或繼發性淋巴結水腫；腫瘤淋

巴結轉移。

【注意事項】注射顯像劑後應活動肢體，促進吸收。

6. 靜息／運動心肌灌注顯像

【適應證】冠心病；室壁瘤；心肌存活的測定；治療後的監測，預後判斷。

7. 肺灌注顯像

【適應證】肺動脈栓塞；肺氣腫；肺心病；支氣管擴張；肺腫瘤；肺動脈高壓。

8. 肺通氣顯像

【適應證】配合肺灌注顯像診斷肺動脈栓塞；慢性阻塞性肺疾病；肺上皮通透性改變；支氣管黏膜上皮廓清功能。

9. 肝血池顯像

【適應證】肝內占位病變的鑒別診斷；肝血管瘤診斷。

10. 肝膽顯像

【適應證】膽管閉鎖／新生兒肝炎鑒別；膽管術後引流及梗阻部位的定位；黃疸的鑒別診斷；急、慢性膽囊炎；胃腸返流；肝移植監測。

【檢查前準備】空腹 4h 以上。

11. 胃腸出血定位

【適應證】Meckel's 憩室；胃腸出血。

【檢查前準備】臨床允許時停用抗出血治療 24h。

12. 唾液腺掃瞄

【適應證】唾液腺腫瘤；唾液腺炎；乾燥綜合徵；發育不全。

【檢查前準備】空腹，近期未服用過氯酸鹽；Vit C 咀嚼片備用。

13. 全身骨掃瞄

【適應證】惡性腫瘤骨轉移；原發良性及惡性骨腫瘤；骨關節疾病；代謝性骨病。

【檢查前準備】注射顯像劑後飲水 500～1000ml；檢查前排尿。

第三章 內鏡檢查與治療

一、食道、胃、十二指腸內鏡檢查

【適應證】

① 凡有上消化道症狀經一般檢查未能發現病變者。

② X 光鋇餐檢查發現潰瘍、息肉、新生物、十二指腸球部變形和降部以上的新生物都應作內鏡證實。

③ 某些上消化道癌前病變或可疑惡變的定期復查及藥物治療的復查。

④ 疑上消化道出血原因不明者，在出血 12～24h 內急診檢查確定出血部位。

⑤ 食道、胃、十二指腸內異物。

⑥ 外科術前檢查、確定腫瘤部位、性質、類型、浸潤範圍、協助制定治療方案及術後定期復查。

⑦ 身體其他部位發現轉移性癌懷疑來源於胃腸道者。

【禁忌證】① 嚴重的心臟病及心律失常、嚴重的高血壓未糾正者。② 嚴重的呼吸衰竭或全身衰竭。③ 嚴重的休克未糾正者。④ 有精神異常不能配合者。

【注意事項】① 檢查前一天晚上 8 點以後禁食、禁水、禁藥、檢查當日禁早餐。② 有下列情況之一者，檢查前必須告訴內鏡室工作人員：青光眼，高血壓病，心臟病，肝硬化、食道靜脈曲張，藥物過敏。

二、超聲胃鏡檢查

【適應證】

① 判斷消化系腫瘤的侵犯深度及外科手術切除的可能性，判斷有無淋巴結轉移。

② 顯示縱隔病變。

③ 確定消化道黏膜下腫瘤的起源與性質。

④ 判斷食管靜脈曲張程度與栓塞治療的效果。

⑤ 判斷消化性潰瘍的癒合與復發。

⑥ 診斷十二指腸壺腹腫瘤。膽囊及膽總管中下段良、惡性病變的診斷。

⑦ 胰腺良、惡性病變的診斷。

【禁忌證】絕對禁忌證：① 嚴重心肺疾患不能耐受內鏡檢查者。② 處於休克等危重狀態者。③ 疑有胃穿孔者。④ 不合作的精神病患者或嚴重智力障礙者。⑤ 口腔、咽喉、食管及胃部的急性炎症，尤其是腐蝕性炎症。⑥ 其他：明顯的胸主動脈瘤、腦溢血等。

相對禁忌證：① 巨大食管憩室、明顯的食管靜脈曲張或高位食管癌、高度脊柱彎曲畸形者。② 有心臟等重要臟器功能不全者。③ 高血壓病未獲控制者。

【術前準備】同胃鏡檢查。

三、膠囊內鏡

【適應證】① 經胃鏡、結腸鏡檢查等檢查原因不明消化道出血。② 炎症性腸病。③ 缺鐵性貧血。④ 腸營養吸收不良。

⑤ 腸道易激綜合徵。⑥ 小腸腫瘤（良性、惡性、類癌瘤），腸息肉。⑦ 無法解釋的懷疑為腸源性腹痛、腹瀉。⑧血管畸形。

【禁忌證】① 懷疑有腸道梗阻、狹窄、穿孔，腸瘻及消化道大憩室的病人。② 孕婦及幼兒。③ 有嚴重的吞嚥困難者。④ 糖尿病胃輕癱病人。⑤ 心臟起搏器植入病人。

【術前準備】電池充電 12h 以上，病人禁食 12h 以上，清晨 5 時口服腸道清洗劑，並填寫特殊檢查及治療知情同意書。術前 30min 口服利多卡因膠漿（無過敏史者）。

四、結腸鏡檢查

【適應證】

① 原因不明的腹瀉、便血或糞便隱血持續陽性者而未發現上消化道病變者。

② 疑為結腸腫瘤者。

③ 區分息肉病理類型、分佈範圍及電切等。

④ X 線發現有結腸病變但性質不明者。

⑤ 結腸癌及結腸息肉切除後隨訪。

【禁忌證】① 嚴重的心臟病及心律失常、嚴重的高血壓未糾正者。② 嚴重的呼吸衰竭或全身衰竭。③ 嚴重的休克未糾正者。④ 有精神異常不能配合者。⑤ 疑有腸穿孔、急性腹膜炎或腹腔廣泛粘連者。⑥ 有嚴重的急性結腸炎、潰瘍性結腸炎、暴發型克隆氏病者。⑦ 急性菌痢、阿米巴痢疾及腸道傳染性疾病、性病等。

【注意事項】

（1）全結腸鏡檢查前 3d 吃半流質少渣飲食、檢查當天上午空腹；乙狀結腸及左半結腸檢查前無需禁食。

（2）腸道準備（下列幾項按需要選擇其一）：① 口服蓖麻油法：檢查前一天晚上口服蓖麻油 30ml，檢查當日凌晨 4 時服蓖麻油 20ml，每次同時飲水 1500ml 半小時內服完；② 口服甘露醇法：檢查前 3～6h 口服 20%甘露醇 200ml、同時飲水 1000ml。③ 清潔洗腸法：檢查前清潔洗腸（不用肥皂水）。④ 開塞露法：檢查前 1h，將一支開塞露擠入肛門，保留 10min 再排空大便，排盡大便後再重複一次。⑤ 電解質溶液口服法。

五、腹腔鏡檢查

【適應證】① 原因不明的肝、脾腫大；② 可疑肝癌；③ 確定腹腔內其他臟器腫瘤的大小範圍及有無肝或腹膜轉移；④ 某些原因不明的上腹腫塊腹痛或中少量原因不明的腹水；⑤ 黃疸的鑒別或可疑肝病，先天性黃疸。

【禁忌證】① 嚴重的心肺循環衰竭及全身衰竭。② 有精神異常不能配合者。③ 腹部手術後的嚴重粘連者。④ 急性腹腔內臟器炎症者。

【注意事項】① 術前空腹 12h，以免嘔吐引起吸入性肺炎。術前檢查 PT、PLT、Hb、BG。② 檢查時排空膀胱。

六、逆行胰膽管造影（ERCP）檢查術

【適應證】① 持續或反覆梗阻性黃疸；② 疑膽道系統疾病（結石、腫瘤、先天性異常等）或膽囊切除術後仍有症狀者。③ 疑慢性胰腺炎、胰腺囊腫或腫瘤（癌、胰島細胞瘤或胃泌素瘤等。④ 上腹部腫塊疑來自胰腺、膽道系統或肝癌、不能確診者。⑤原因不明的劇烈腹痛疑為胰腺、膽道疾病需作急診治療者。

【禁忌證】① 急性傳染性肝炎；② 急性胰腺炎或慢性胰腺炎急性發作在四週之內者；③ 急性膽道感染未完全控制前，除非已決定進行膽管減壓或乳頭切開總膽管引流術前。④ 有重度食道靜脈曲張、食管或胃內腐蝕性病變或幽門梗阻者。⑤ 嚴重的心肺或腎功能不全或全身情況極差不能耐受檢查或有精神異常不能配合者。⑥ 對碘造影劑過敏者。

【注意事項】① 檢查前作碘過敏試驗、WBC、血清澱粉酶；② 檢查前至少保持 6h 以上空腹，檢查完畢後 1h 方能進無油脂飲食。③ 術後留觀 2～4d，有急腹症、發熱者及時診治。

七、食道靜脈曲張五環套紮或硬化劑治療

【適應證】①內鏡診斷為食道或胃底靜脈曲張破裂出血而其他保守治療方法無效或反覆出血者。② 食道或胃底靜脈曲張破裂出血而不能進行急診手術或拒絕手術者。③ 食道或胃底靜脈重度曲張，暫無出血但有必要且病人自願作預防性五環套紮術或硬化劑治療者。五環套紮術硬化劑治療更安全、更簡單、且療效相近。

【禁忌證】① 同胃、十二指腸鏡檢查。② 大出血後血壓尚未恢復正常或不穩定者。

【注意事項】① 治療前須禁食 6h 以上。② 術前查 Hb、PLT、凝血功能。③ 治療後禁食 24h。

八、內鏡下息肉電凝、電切治療術

【適應證】凡內鏡下發現的 0.5～3cm 的帶蒂或＜2cm 的無蒂息肉。

【禁忌證】① 嚴重的心肺循環衰竭及全身衰竭。② 有精神異常不能配合者。③ 有出血傾向的疾病。④ 結腸息肉伴有急性

腹腔炎症者，息肉直徑＞3cm。

【注意事項】① 胃、十二指腸、結腸息肉電凝、電切者與其內鏡檢查方法相同（不用甘露醇及硫酸鎂清潔腸道）。② 結腸息肉電凝、電切者術前查 PLT、凝血功能。③ 術後 2d 內進少渣溫涼半流質飲食。④ 術後注意觀察一週，有急性腹痛疑有穿孔、消化道出血應立即就診。

九、內鏡下乳頭切開術

【適應證】

① 膽囊切除術後膽總管殘餘結石或復發結石。

② 外科手術危險性很大或手術有困難的膽總管結石者。

③ 乳頭狹窄，經 ERCP 證實的膽汁淤積膽總管擴張，膽汁引流延緩和膽總管與括約肌壓力增高者。

④ 乏特壺腹瘤所致的膽管與胰管梗阻姑息性治療。

⑤ 乳頭狹窄所致反覆膽源性胰腺炎者。

⑥ 膽石嵌頓乳頭。

【禁忌證】① 同 ERCP 前 5 項。② 膽總管下段狹窄過長。③ 無法肯定乳頭切開的合適位置。④ 有出血性疾病者。

【注意事項】① 治療前須禁食 6h 以上。② 術前查 Hb、PLT、凝血功能。③ 術後 8h 方能進溫涼流質飲食。④ 術後留觀 2～8d，有出血、急腹症、發熱者及時診治。

十、內鏡下總膽總管內、外引流術

【適應證】

① 急性化膿性膽管炎而因高齡體弱手術危險性大或不願手術者。

② 手術前降低梗阻膽管的壓力。

③ 防止乳頭切開後結石嵌頓。

④ 治療膽瘻。

⑤ 溶解膽總管內結石。

⑥ 引流出膽汁做化學、細菌及細胞學檢查。

⑦ 膽管惡性狹窄的引流。

【禁忌證】同 ERCP。

【注意事項】① 治療前須禁食 6h 以上。② 術後 8h 方能進溫涼流質飲食。③ 注意保持引流管通暢，防止引流管拔出。

十一、其他上消化道內鏡治療

【適應證】

① 食道、胃、十二指腸異物摘取。

② 賁門、幽門狹窄擴張術。

③ 各種難治性潰瘍、上消化道出血的噴藥、注射藥物治療或電凝止血。

④ 各種內支架置入法。

【禁忌證】同胃、十二指腸檢查。

【注意事項】① 治療前須禁食 6h 以上。② 術前查 Hb、PLT、凝血功能。③ 術後 8h 方能進食。④ 術後留觀 2～7d，有出血、急腹症、發熱者及時診治。

十二、支氣管鏡檢查與治療

【適應證】

① 對不明原因的咯血；不明原因的慢性咳嗽；侷限性哮鳴音；聲音嘶啞；痰中發現癌細胞或可疑癌細胞；X 線胸片和 CT 檢查異常者；肺不張；肺部塊影；阻塞性肺炎；肺炎不吸收；肺部彌漫性病變；肺門和縱隔淋巴結腫大；氣管和支氣管狹窄

以及原因未明的胸腔積液等明確病因。

② 經支氣管鏡對氣道良性腫瘤或惡性腫瘤進行雷射、微波、冷凍、高頻電刀治療等。

③ 清除氣道內異常分泌物、肺泡灌洗等。

④ 胸部外傷、懷疑有氣管支氣管裂傷或斷裂。

⑤ 疑有食管氣管瘻的確診。

⑥ 支氣管鏡引導下選擇性支氣管造影。

⑦ 鉗取異物。

⑧ 已確診肺癌，決定行手術治療前檢查。

⑨ 局部止血。

⑩ 引道氣管插管。

【禁忌證】① 活動性大咯血。② 嚴重心、肺功能障礙。③ 嚴重心律失常。④ 全身情況極度衰竭。⑤ 不能糾正的出血傾向，如凝血功能嚴重障礙。⑥ 嚴重的上腔靜脈阻塞綜合徵。⑦ 新近發生的心肌梗塞，或有不穩定心絞痛。⑧ 疑有主動脈瘤。⑨ 尿毒症，活檢時可能發生嚴重的出血。⑩ 嚴重的肺動脈高壓，活檢時可能發生嚴重的出血。

【注意事項】① 術前詳細詢問患者病史，閱讀病人近期胸部影像學檢查，測量血壓及進行心肺體檢，作心電圖、測血壓；須活檢、有出血傾向者要查血小板計數和凝血功能，以評價該項檢查的可行性。② 術前 4～6h 患者禁食水、禁菸。③ 術前注意有無假牙和鬆動的牙齒，術前取下口腔義齒。④ 術後囑病人 2～3h 內禁食水，以免發生誤吸。檢查後讓病人少講話，適當休息，使聲帶盡快恢復。⑤ 術後觀察 30min，並向病人說明術後可能發生的反應。門診病人需由親屬陪伴，以免發生意外。⑥ 術後病人若發熱或咳嗽加重、咳痰多，可酌情給予抗生素及對症治療，防止發生肺部感染。對病情重者安排住院或留院觀察。

十三、胸腔鏡檢查

【適應證】

① 不明原因胸腔積液的病因診斷。

② 胸膜腫塊或近臟層胸膜的侷限性肺病灶。

③ 彌漫性肺病變病因診斷，如結節病、特發性肺纖維化、肺肉芽腫病、組織細胞病、卡氏肺囊蟲病等。

④ 慢性膿胸。

⑤ 膈肌病變性質不明者。

⑥ 縱隔或胸骨旁內淋巴結活檢。

⑦ 支氣管胸膜瘻的檢查。

⑧ 粘連鬆解術治療包裹性胸腔積液。

⑨ 胸膜固定術治療持續性或復發性氣胸；慢性或復發性胸腔積液；惡性胸腔積液等。

【禁忌證】① 臟層和壁層胸膜融合者，使得任何類型的胸腔鏡無法插入胸膜腔。② 廣泛的胸膜粘連，胸膜腔消失者。③ 血液凝固障礙伴血小板少於 40×10^9 / L 或凝血酶原時間＞16s 以上者。④ 嚴重的器質性心臟病，無法糾正的心律失常和心功能不全，6 個月內的心肌梗塞者。⑤ 嚴重的肺功能不全伴呼吸困難，不能平臥者。⑥ 嚴重的肺動脈高壓（平均 肺動脈壓＞35mmHg），肺動靜脈或其他血管腫瘤。⑦ 肺包囊蟲病。⑧ 劇烈咳嗽或極度衰弱不能承受手術者。⑨ 急性胸膜腔感染者為相對禁忌證，在感染控制後仍可行胸腔鏡檢查。

【適應證】

① 術前胸部影像學檢查、血常規、凝血功能、肝腎功能、心電圖、血氣分析等檢查。

② 術前 15～30min，口服咳必清 25～50mg，肌肉注射安定 5～10mg，度冷丁 50～100mg。

③ 術中及術後吸氧、心電血壓及血氧飽和度監測。

④ 術後 2 天內按時給予止痛治療。

十四、膀胱鏡檢查

【應用範圍】①檢查膀胱內病變。②進行腎功能測定及逆行腎盂造影。③取結石、切除小腫瘤等。

【注意事項】①檢查前應做直腸檢查或婦科檢查，判斷尿道和膀胱的解剖位置有無變異，以便掌握插入膀胱鏡的方向。②病人清洗外生殖器、會陰部，臨檢時排空大小便。③精神緊張者可給予鎮靜劑。④檢查後多飲水，服鎮痛劑及抗感染藥。⑤如有持續肉眼血尿或不能排尿時，應及時報告醫師處理。

十五、喉鏡檢查

【適應證】

①鼻腔、鼻咽部、下咽部、喉部檢查及活檢取材。

②間接喉鏡檢查不成功者。

③頸短粗、有畸型、張口困難、頸椎疾患或年老體弱不宜作直接喉鏡檢查者。

十六、鼻內鏡手術

【適應證】①慢性鼻炎用保守療法治療無效或屢次復發者。②鼻息肉、鼻腔黏液囊腫摘除術。③其他經鼻腔的手術。

【禁忌證】①血液病有出血傾向。②篩竇炎已併發眶內感染。③額竇炎有眶內或顱內併發症。

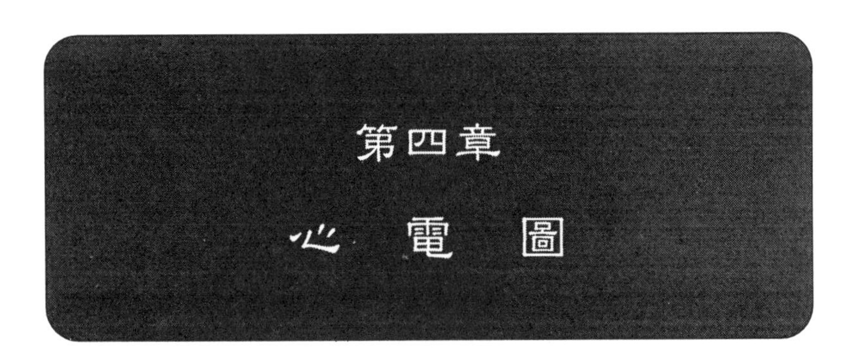

第一節　常規心電圖

一、心電圖正常值

1. 小兒正常心率範圍（次／分）

7天～1歲：110～150；1～3歲：90～133；3～5歲：80～120；5～10歲：70～110；＞10歲：60～100。

2. 成人正常值

P 波	電壓＜0.25mV ；時間≤0.11s
P-R 間期	0.12～ 0.20s
QRS 波群	時間≤0.10s；Q 波＜0.04s 電壓：R_{aVF}＜2mV；Ra_{VL}＜1.2mV；R_{aVR}＜0.5mV；R_{V1}＜1.0mV；R_{V5}＜2.5mV；V_1 R/S ＜1；V_5 R/S ＞1；R_{V1}+S_{V5}＜1.2mV；R_{V5}+S_{V1}＜4.0mV（男）；R_{V5}+S_{V1}＜3.5mV（女） Q 波＜1/4R

續表

P 波	電壓＜0.25mV ；時間≦0.11s
ST 段	上移：V_1～ V_3＜3mm，其他導聯＜1mm；下移＜0.5mm
T 波	高度應＞1/10R
Q-T 間期	0.32～0.44s

二、常見心律失常的特點

1. 早　搏

房性早搏：① 提前出現形態與竇性 P 波不同的 P′波。② P′R 間期 ＞0.11s 。③ P′波後的 QRS 波通常形態正常，亦可伴室內差傳。④ 代償間歇不完全。

交界性早搏：①提前出現的 QRS 波，形態多與竇性下傳者相同。② 如逆 P′在 QRS 波前，則 P′R＜0.12s，在其後則 RP′＜0.20s，也可僅見 P′波或 QRS 波。③ 多數代償間歇完全。

室性早搏：① 提前出現寬大畸形的 QRS 波。② 其前無相關 P 波。③ T 波與 QRS 波主波方向相反。④ 代償間歇完全。

2. 陣發性心動過速

陣發性室上性心動過速：① 快速規則出現的 QRS 波，RR 間期規則。② QRS 波時限正常（少數伴有室內差傳、束支阻滯者例外）。③ 室率 160～250 次／分。④ 根據 P′波方向及 P′R、R P′間期可對心動過速進行定性診斷。

陣發性室性心動過速：① 快速規則出現寬大畸形之 QRS 波。② QRS 波時限＞0.12s。③ 室率：140～220 次／分。④ 常伴房室分離，竇性奪獲，室性融合波。

3. 撲動與顫動

房撲：① P 波消失，代以形態、大小及方向勻齊呈鋸齒狀之「F」波。② 頻率 250～350 次／分。③ FF 之間無明確的等電位線。④ 房室傳導多呈偶數次下傳，如 2：1，4：1，也可不規則下傳。

房顫：① P 波消失，代以形態、大小及方向各異呈波浪樣「f」波。② 房率 350～600 次／分。③ RR 間期絕對不等。

室撲：① QRS-ST-T 消失，代以連續勻齊呈正弦形的撲動波。② 室率約 180～250 次／分。

室顫：① QRS-ST-T 消失，代以一系列快速不規則出現的顫動波。② 室率約 250～500 次／分。

4. 房室傳導阻滯（AVB）

Ⅰ度AVB：① PR 間期＞0.20s。② 每個 P 波後均有 QRS 波。

Ⅱ度Ⅰ型AVB：① PR 間期逐漸延長，但增加的幅度逐漸減少，直至 P 波不能下傳心室，發生 QRS 波脫落。② RR 間期逐漸縮短，直至最後出現長間歇。③ 長 RR＜2 倍短 RR，長間歇之後的第一個 RR 間期最長。④ 上述週期規律性重複出現。

Ⅱ度Ⅱ型 AVB：① PR 間期固定不變。② 週期性 P 波不能下傳心室，形成長 RR 間期，長 RR 間期＝2 倍短 RR 間期。

Ⅲ度AVB：① PP 間期和 RR 間期各自規則，兩者無關，即完全性房室分離。② 房率＞室率，且房率＜135 次／分。③ 心室為逸搏心律所控制，可為交界性或室性。

5. 室內傳導阻滯

左束支阻滯：① $V_{1、2}$ 導聯呈 QS（rS）型，$V_{5、6}$ 呈 R 型。② $R_{I、aVL、V5、6}$、$S_{V1、2}$ 頓挫。③ ST–T 與 QRS 波主波方向相反，即呈繼發性 ST–T 改變。④ 根據 QRS 波時限＞0.12s，為完全性，否則為不完全性。

右束支阻滯：①V_1 導聯呈 rSR′型，R′＞r，Ⅰ、$V_{5、6}$ 呈 RS 型。②$R_{V1、aVR}$、$S_{V5、6}$ 頓挫。③ST–T 呈繼發性改變。④根據 QRS 波時限是否＞0.12s，分為完全性或不完全性右束支阻滯。

左前分支阻滯：① Ⅰ、aVL 呈 qR 型，Ⅱ、Ⅲ、aVF 呈 rS 型。②額面 QRS 電軸＜–30°。③排除其他導致電軸左偏的因素。

左後分支阻滯：① Ⅰ、aVL 呈 rS 型，Ⅱ、Ⅲ、aVF 呈 qR 型。② 額面電軸右偏＞110°。③ 排除其他導致電軸右偏的因素。

左中隔支阻滯：① Ⅰ、aVL，V5、6 無 q 波，或 q 波＜0.01s。② $V_{1、2}$ 導聯 QRS 波呈 RS 型，尤其 V_2 的 R／S 必須＞1。③ R_{V2}＞R_{V6}。④ 排除其他因素。

6. 預激綜合症

① PR 間期＜0.12s。② QRS 波起始部頓挫，呈 delta 波。③ PJ 時限＜0.26s。④ ST–T 呈繼發性改變。

三、心絞痛心電圖特點

典型心絞痛：① 結合臨床情況，發作時患者多有胸悶，胸痛等症狀。② ST 段呈缺血性壓低，T 波倒置。③ 動態觀察心電圖，症狀好轉，心電圖恢復。

變異性心絞痛：① 出現胸悶胸痛的同時出現 ST 段上抬，T 波直立，增高。② 動態觀察心電圖，症狀緩解時 ST–T 恢復。

四、急性心肌梗塞心電圖特點

1. 基本改變

缺血性改變：早期缺血局限於心內膜、T 波高大而寬；缺血擴大到心外膜時，T 波倒置，呈冠狀 T 波。

損傷性改變：ST 段呈弓背向上或單向曲線向上，一般起病後 2～3h 可出現，持續數小時至數天後逐步回落到等電位線或以下。是心肌梗塞急性期最典型的改變。

壞死性改變：出現病理性 Q 波。Q 波出現粗鈍與切跡。異常 Q 波多在起病 10h 後出現，以後持續存在。陳舊性心肌梗塞以病理 Q 波為主要表現。

2. 定位診斷

前間壁梗塞：V_1～V_3；局限前壁梗塞：V_3～V_5；前側壁梗塞：V_5～V_7；廣泛前壁梗塞：V_1～V_6；高側壁梗塞：Ⅰ、aVL、（V_6）；間側壁梗塞：V_1～V_3、Ⅰ、aVL；下壁梗塞：Ⅱ、Ⅲ、aVF；右室梗塞 V3R～7R；後壁梗塞 $V_{7\sim9}$。

第二節　經食管心房起搏（TEAP）

經鼻腔植入食管電極於左房後部，行低壓電刺激，衝動經食管壁、結締組織傳入左心房並使之激動。可行多種程式刺激進行診斷和治療。

【**適應證**】① 誘發和終止陣發性室上性心動過速、陣發性室性心動過速。② 病態竇房結綜合徵的檢查。③ 檢查房室傳導功能。

第三節　平板運動試驗

是心臟負荷試驗的一種。受檢者在活動性平板上跑動，心率達到亞極量時停機，觀察心電圖 ST–T 的變化，用於冠心病的診斷。

第四節　Holter 監測

即 24h 動態心電圖，用於冠心病，心肌缺血，心律失常的捕獲。

第五節　傾斜試驗

受檢者平臥於傾斜床上，觀察心律、心率及血壓。然後突然傾斜 80°～90°，觀察心電圖、血壓及臨床症狀的變化。主要用於血管迷走性昏厥的診斷。

第五章
藥 物

第一節 抗微生物藥物與抗寄生蟲藥物

一、抗生素及其他抗菌藥物

1. β－內醯胺類

β－內醯胺類抗生素係指化學結構式中含有β－內醯胺環的一大類抗生素，包括青黴素類、頭孢菌素類、頭黴素類及其他非典型β－內醯胺類（包括β－內醯胺酶抑制劑及其複方製劑）

(1)青黴素類

青黴素類分子結構中含有β－內醯胺環，為快速型殺菌性抗生素，可抑制細胞壁合成，具有抗菌作用強、療效高、毒性低等優點，為治療敏感細菌所致感染的首選藥物。主要不良反應有：① 過敏反應，② 胃腸道症狀，③ 二重感染，④ 大劑量給藥可有肌肉顫搐或驚厥，⑤ 靜脈炎或血栓性靜脈炎，⑥ 血清

ALT、AST 增高。用本類藥均需皮試。

●青黴素 G　Penicillin G, PG

【作用與用途】對 G^+球桿菌、G^- 球菌均敏感，適用於對本品敏感菌株所致的感染。

【製劑、用法】注射劑：20 萬 U，40 萬 U，80 萬 U，160 萬 U。用法：im80 萬～160 萬 U，bid；兒童每天 2.5 萬～5 萬 U / kg。ivdrip 240 萬～2000 萬 U / d；兒童每天 5 萬 U～20 萬 U / kg，分 3～4 次。

●普魯卡因青黴素 Procaine
（普青，青黴素混懸劑 Benzylpenicillin）

【作用與用途】適用於對青黴素敏感菌株所致的輕度感染。

【製劑、用法】注射劑：40 萬 U，80 萬 U。用法：im40 萬～160 萬 U，qd～bid；兒童 40 萬～80 萬 U/d，分 1～2 次。

●苄星青黴素 Benzathine Benzylpenicillin
（長效西林，比西林，長效青黴素，苄星青）

【作用與用途】適用於對青黴素敏感菌株所致的輕度或中度感染或須長期使用作預防措施的病人。

【製劑、用法】注射劑：30 萬 U，60 萬 U，120 萬 U。用法：im60 萬～120 萬 U/次，2～4 週 1 次；兒童 30 萬～60 萬 U/次，2～4 週 1 次。

●苯氧甲基青黴素 Penicillin V（青黴素 V）

【作用與用途】適應證同青黴素。

【製劑、用法】片劑：125mg，250mg，500mg。用法：op

250 ～500mg，tid～qid；12 歲以下兒童每天 15～50mg / kg，分 3～4 次。

●**苯唑西林 Oxacillin（苯唑青黴素）**

【作用與用途】抗菌譜及作用同青黴素 G，主要用於耐藥金葡菌感染。

【製劑、用法】膠囊：0.25g；注射劑：0.5g, 1g。用法：op 0.5～1.0g，tid～qid；兒童每天 50～100mg / kg，分 3～4 次。im 0.5～1.0g，q6h。iv 0.5～1.0g，q6h。

●**氯唑西林 Cloxacillin（鄰氯青黴素）**

【作用與用途】抗菌譜同苯唑青黴素，對金葡菌、鏈球菌及肺炎球菌有高效，也用於耐藥金葡菌感染。

【製劑、用法】注射劑：0.25g，0.5g。膠囊：0.25g，0.5g。用法：op / im 0.5～1.0g，tid～qid。iv / ivdrip 4～8g / d，兒童每天 50～100mg / kg，分 2～4 次。

●**氨苄西林 Ampicillin（氨苄青黴素）**

【作用與用途】為廣譜殺菌藥，對 G^+、G^- 菌均有效，對綠膿桿菌及耐青黴素 G 的金葡菌無效。臨床用於尿路感染、腸道感染、膽道感染、腦膜炎等。

【製劑、用法】注射劑：0.25g，0.5g，1.0g；膠囊：0.25g，0.5g。乾糖漿：125mg / 5ml，60ml / 瓶。用法：op 0.5g，tid。im 1.0 ～1.5g，qid。ivdrip2.0 ～6.0g，tid ～qid；兒童每天 50 ～150mg / kg，分 4 次。

●阿莫西林 Amoxicillin（羥氨苄青黴素，益薩林，Amoxil）

【作用與用途】抗菌譜同氨苄青黴素，對 G^+菌作用同青黴素相似，對 G^- 菌如幽門螺桿菌較敏感，抗菌活性高於氨苄青黴素。

【製劑、用法】注射劑：0.5g；膠囊：0.125g，0.25g；乾糖漿：125mg / 5ml。用法：op 0.5～0.75g，bid。im / iv 0.5～1.0g，tid～qid；兒童每天 50～150mg / kg，分 4 次。

羧苄西林 Carbenicillin（羧苄青黴素，卡比西林，Pyopen）

【作用與用途】對 G^+菌的抗菌作用與氨苄青黴素相似，但對綠膿桿菌及變形桿菌的作用較強。

【製劑、用法】注射劑：0.5g，1.0g。用法：im 1.0g，qid。ivdrip 5～20g / d，分 2～3 次；兒童每天 50～200mg / kg。

●哌拉西林 Piperacillin（氧哌嗪青黴素）

【作用與用途】廣譜抗生素，對綠膿桿菌、變形桿菌、肺炎球菌比其他青黴素強。

【製劑、用法】注射劑：1g，2g。用法：im / iv 1.0g，qid。ivdrip 4～12g / d，分 2～4 次；兒童每天 80～200mg / kg。

阿洛西林 Azlocillin（唑酮氨苄青黴素，阿樂欣，Alocin）

【作用與用途】為半合成青黴素類廣譜殺菌藥，對大多數 G^+、G^-菌、綠膿桿菌及厭氧菌均有良好的抗菌作用。

【製劑、用法】注射劑：2g，3g，4g。用法：ivdrip 2～4g，q12h～q6h，嚴重感染可用到 10～16g / d；兒童每天 75mg / kg，嚴重感染可用到 250mg / kg，分 2～4 次。

美洛西林 Mezlocillin（天林）

【作用與用途】為半合成青黴素類廣譜殺菌藥，抗菌譜、抗菌作用與哌拉西林或阿洛西林相似，唯其對腸球菌作用較強。

【製劑、用法】注射劑：1g，2g，3g，4g。用法：im / iv / ivdrip 4～6g / d，分 2～3 次，嚴重感染可用到 8～12g / d；兒童每天常用量 100～200mg / kg，嚴重感染可用到 300mg / kg，分 3 次。

(2)頭孢菌素類

其特點是：抗菌譜廣、具有殺菌作用，不良反應較少，過敏反應比青黴素為低，對酸及 β－內酰胺酶較穩定。分類及特點：

第一代頭孢菌素：對革蘭氏陽性菌較第二、三代為強，對革蘭氏陰性菌作用較差，對腎臟有一定毒性。

第二代頭孢菌素：抗菌譜較第一代廣，對革蘭氏陽性菌的抗菌效能與第一代相似或較低而對革蘭氏陰性菌作用較強，對各種 β－內酰胺酶較穩定，對綠膿桿菌無效。腎毒性較第一代小。

第三代頭孢菌素：抗菌譜、抗菌活性較第二代更廣、更強。對 β－內酰胺酶高度穩定，對革蘭陰性菌較第二代更強，特別是對綠膿桿菌有效。腎毒性極小。

第四代頭孢菌素：對各種 β－內酰胺酶高度穩定，對多數耐藥菌株活性超過第三代頭孢菌素及氨基甙類。

頭孢菌素類抗生素與 β－內酰胺類抗生素有交叉過敏反應，對頭孢菌素類過敏者禁用，對青黴素過敏者應進行頭孢菌素皮試方可應用，但仍有發生過敏的可能，須密切觀察。主要不良反應有皮疹、胃腸道反應、腎毒性及蛋白尿、轉氨酶升高、嗜酸性粒細胞升高、Coomb's 試驗陽性等。

第一代頭孢菌素：

●頭孢氨苄 Cefalexin

（先鋒Ⅳ，頭孢力新，Cephalexin, Keflex）

【作用與用途】為廣譜強效的頭孢菌素新劑型。對金葡菌、各種鏈球菌（腸球菌除外）、表球菌、厭氧菌等敏感，對β－內酰胺酶高度穩定。

【製劑、用法】片劑、膠囊：0.125g，0.25g，0.5g；乾糖漿：50mg, 125mg。用法：op 1～2g，分 3～4 次；兒童每天 25～50mg / kg，分 3～4 次。

●頭孢唑啉Cefazolin（先鋒Ⅴ, Cephazolin）

【作用與用途】抗菌譜與頭孢氨苄相似，對 G^- 菌在第一代頭孢菌素中最強，對葡萄球菌的β－內酰胺酶耐抗性較弱。對綠膿桿菌無效。

【製劑、用法】注射劑：0.25g，0.5g，1.0g。用法：im / iv / ivdrip 0.5～1.0g，tid～qid，嚴重感染 4.0g，tid～qid；兒童每天 50～100mg / kg，分 3～4 次。

●頭孢拉定 Cefradine

（先鋒Ⅵ，頭孢環乙烯，Cephradine, Velosef）☆

【作用與用途】抗菌譜與頭孢氨苄相似，對 G^- 菌較弱，可耐β－內酰胺酶，對耐藥金葡菌及其他多種對廣譜抗生素耐藥的桿菌等有可靠的殺菌作用，效力比氨苄青黴素強 4 倍。

【製劑、用法】注射劑：0.5g，1.0g；膠囊：0.25g，0.5g。用法：op 0.25～0.5g，tid～qid；兒童每天 25～50mg / kg。im / iv 0.25～0.5g，tid～qid，嚴重感染 4.0g / d；兒童每天 50～100mg / kg。

頭孢羥氨苄 Cefadroxil

（羥氨苄頭孢菌素，Duaicef，Ultracef）

【作用與用途】抗菌活性與頭孢氨苄和頭孢唑啉相似。

【製劑、用法】膠囊：0.125g，0.25g。用法：op 1.0～2.0g/d，分 2～3 次，嚴重感染 1.0g，tid～qid；兒童每天 50mg/kg，分 2 次。

頭孢硫脒 Cefathiamidine

【作用與用途】對 G^+ 菌作用優於 G^- 菌，對腸球菌具有強大活性作用。

【製劑、用法】注射劑：0.5g，1.0g。用法：im / ivdrip 2.0～8.0g / d，分 2～4 次；兒童每天 50～150mg / kg，分2～4 次。

第二代頭孢菌素：

●頭孢呋辛 Cefuroxime（西力欣，優樂新，頭孢呋新，新菌靈，達力欣，Zinacef）

【作用與用途】高效、廣譜，對 G 菌產生的 β－內酰胺酶具有很強作用，對金葡菌的抗菌作用較頭孢唑啉差，對綠膿桿菌無效。

【製劑、用法】注射劑：0.75g，1.5g；片劑：125mg，250 mg。用法：op 250～1000mg bid。im / iv 0.75～1.5g，tid。ivdrip 1.5～6.0g / d；兒童每天 30～100mg / kg，分 3～4 次。

●頭孢克洛 Cefaclor

（希刻勞，可福樂，Cefadole，Ceclor）

【作用與用途】對金葡菌產生的 β－內酰胺酶穩定，對 G^+ 菌具有很強的抗菌作用，對 G^- 菌作用較弱，對綠膿桿菌及厭氧菌無效。

【製劑、用法】膠囊：0.25g，0.5g。用法：op 0.25g，tid；兒童每天 20mg / kg，分 3 次。

頭孢西丁 Cefoxitin（頭孢甲氧噻吩，美福仙，Mefoxin）

【作用與用途】對 G^+菌弱，對 G^- 菌和厭氧菌均有殺菌作用。綠膿桿菌和腸球菌對本品不敏感。

【製劑、用法】注射劑：0.5g，1.0g，2.0g。用法：im / iv / ivdrip 1.0～2.0g，tid～qid，重症 12.0g / d；兒童每天 80～100mg / kg，分 3～4 次。

頭孢孟多 Cefamandole（頭孢羥唑，猛多力，Mandole）

【作用與用途】對 G^+菌的抗菌作用與頭孢唑啉近似，對流感桿菌、大腸桿菌、肺炎桿菌等有較好的抗菌活性，厭氧球菌和梭狀芽孢桿菌對本品均敏感。

【製劑、用法】注射劑：0.5g，1.0g。用法：im / ivdrip 0.5～2.0g，tid～qid，重症 12.0g / d。

●頭孢美唑 Cefmetazole（頭孢美他唑，頭孢氰唑）

【作用與用途】對革蘭陰性菌及厭氧菌的抗菌譜比第一代頭孢菌素廣，對葡萄球菌及其他革蘭陽性菌也有較強的抗菌作用，對大腸桿菌、肺炎桿菌作用強。本品耐 β－內酰胺酶，對綠膿桿菌無效。

【製劑、用法】注射劑：0.5g，1.0g。用法：im / iv / ivdrip 1.0～2.0g，qd～bid；兒童每天 25～100mg / kg，分 2～3 次。

第三代頭孢菌素：

●頭孢哌酮 Cefoperazone（先鋒必，Cefobid）

【作用與用途】高效、廣譜，對 G^- 菌和 G^+ 菌均有效，特別對綠膿桿菌抗菌作用強。腎功能不全感染患者首選藥物。

【製劑、用法】注射劑：0.5g，1.0g，2.0g。用法：im / iv / ivdrip 1.0～2.0g，bid，重症 6.0～8.0g / d；兒童每天 50～150mg /kg。

●頭孢噻肟 Cefotaxime（頭孢氨噻肟，凱福隆，Claforan）

【作用與用途】高效、廣譜，主要用於呼吸道、泌尿道、腹腔、皮膚及軟組織感染，敗血症等。

【製劑、用法】注射劑：0.5g，1.0g，2.0g。用法：im / iv / ivdrip 2.0～4.0g，bid，重症 12.0g / d；兒童每天 50～100mg / kg，分 2～3 次。

●頭孢他定 Ceftazidine

（頭孢噻甲羧肟，復達欣，Fortum）☆

【作用與用途】抗菌性能與頭孢氨噻肟鈉相似，尤其對綠膿桿菌抗菌作用最強。

【製劑、用法】注射劑：0.5g，1.0g，2.0g。用法：im / iv / ivdrip 0.5～2.0g，bid～tid；兒童每天 30～100mg / kg，分 3 次。

頭孢曲松 Ceftriaxone

（頭孢三嗪，羅氏芬，菌必治，Rocephin）

【作用與用途】對 G^- 菌抗菌作用強，尤其對腦膜炎雙球菌、淋球菌和流感桿菌有極強的抗菌作用，對 G^+ 菌抗菌作用中等，對 β－內酰胺酶穩定，對綠膿桿菌也有效。

【製劑、用法】注射劑：0.25g，0.5g，1.0g。用法：im / iv /

ivdrip 1.0～2.0g，qd；重症 4.0g/d；兒童 20～80mg/kg，qd。

頭孢唑肟 Ceftizoxime

（頭孢去甲噻肟，益保世靈，Epocilin）

【作用與用途】對 G^-菌抗菌作用強，對 G^+菌抗菌作用中等，對 β－內酰胺酶穩定，用於各種感染。

【製劑、用法】注射劑：0.5g，1.0g。用法：im/iv/ivdrip 0.5～1.0g，bid～qid，重症 10.0g/d；兒童每天 40～120mg/kg，分2～4 次。

頭孢地嗪Cefodizime（莫敵，Modivid）

【作用與用途】具有抗菌和免疫增強功能的抗菌素。

【製劑、用法】注射劑：0.25g，0.5g，1.0g，2.0g。用法：im / iv / ivdrip 0.5～1.0g，bid，重症 4.0g / d；兒童每天 60～80 mg / kg，分 3 次。

第四代頭孢菌素：

頭孢唑喃 Cefuzonam，Cosmosin

【作用與用途】抗菌譜廣，對葡萄球菌、鏈球菌、耐甲氧西林的金葡菌有很強的抗菌活性，大腸桿菌、克雷伯菌屬、變形桿菌屬對本品很敏感，對腸桿菌屬也有較好的抗菌活性。對 β－內酰胺酶穩定。

【製劑、用法】注射劑：0.25g，0.5g，1.0g。用法：iv / ivdrip 0.5～1.0g，bid；重症 4.0g / d；兒童每天 40～80mg / kg，分 3 次。

頭孢吡肟 Cefepime（頭孢伯姆，頭孢匹美，Mazipine）

【作用與用途】在抗菌譜和β－內醯胺酶穩定方面優於第三代頭孢菌素，對多數腸桿菌屬有強大的抗菌活性。

【製劑、用法】注射劑：0.5g，1.0g，2.0g。用法：im / iv 1.0～2.0g，q12h。

頭孢匹羅 Cefpirome（頭孢吡隆，Cefrom）

【作用與用途】對各種腸桿菌科細菌如大腸桿菌、肺炎桿菌、變形桿菌屬、沙雷菌屬有強大的抗菌活性，對某些產I型β－內醯胺酶的細菌如陰溝腸桿菌有100%抗菌活性。

【製劑、用法】注射劑：0.25g，0.5g，1.0g，2.0g。用法：iv / ivdrip 0.5～1.0g，q12h。

頭孢匹胺 Cefpiramide（頭孢吡四唑）

【作用與用途】對葡萄球菌、鏈球菌、消化球菌、消化鏈球菌有強大的抗菌活性，對綠膿桿菌抗菌作用極強。

【製劑、用法】注射劑：0.25g，0.5g，1.0g。用法：im / iv / ivdrip 1.0～2.0g，q12h；兒童每天30～80mg / kg，分3次。

(3)其他β－內醯胺類

●奧格門汀 Augmentin（安滅菌）

【作用與用途】由廣譜的羥氨苄青黴素鈉和β－內醯胺抑制劑棒酸鉀組成，抗菌譜包括對羥氨苄青黴素敏感的G^+菌、G^-菌、厭氧菌和對羥氨苄青黴素與其他青黴素耐藥的產酶耐藥菌。

【製劑、用法】注射劑：1.2g；片劑：0.375g；粉劑：0.156g，0.1875g。用法：op 0.375g，tid；2包，tid。Ivdrip 1.2g， q8h～q6h。

●舒他西林 Sultamicillin（舒氨新，優立新，Unasyn）

【作用與用途】由氨苄青黴素鈉和舒巴坦鈉（2：1）組成，對氨苄青黴素產生耐藥的細菌有較強的抗菌作用。

【製劑、用法】注射劑：0.375g，0.75g，1.5g；片劑：0.375g。用法：op 0.375g，bid～qid。im / iv / ivdrip1.5～3.0g，bid～tid，重症 12.0g / d。

特美汀 Timentin（替凱西林–克拉維酸鉀，替門汀，羧噻吩青黴素鈉–克拉維酸鉀）

【作用與用途】抗菌譜廣，對 G^+菌、G^- 菌、需氧菌和厭氧菌均有抗菌活性。

【製劑、用法】注射劑：1.0g，1.6g，3.2g。用法：im 1.0g，qid。iv / ivdrip 3.0～5.0g，qid。

●舒普深 Sulperazone（海舒必）

【作用與用途】由頭孢哌酮鈉和舒巴坦鈉組成，抗菌譜極廣，特別是對流感桿菌、摩氏摩根桿菌、枸櫞酸桿菌、類桿菌屬、腸桿菌屬、肺炎克雷伯桿菌、奇異變形桿菌、不動桿菌敏感。

【製劑、用法】注射劑：1.0g。用法：im / ivdrip 1.0 ～2.0g，bid。

特滅菌 Sulperacillin（哌拉西林鈉–舒巴坦鈉）

【作用與用途】對多種 G^+菌與 G^- 菌均有良好抗菌作用，尤其對 G^- 菌作用更為顯著。

【製劑、用法】注射劑：1.5g。用法：ivdrip 4.5g，qd。

●泰能 Tienam（亞胺硫黴素－西拉司丁鈉，亞胺培南－西拉司丁，伊米配能－西拉司丁，Imipenem/cilastastin Sodium）
☆△

【作用與用途】為目前最為廣譜、強效抗菌藥物之一，尤其對綠膿桿菌、金葡菌有效，耐酶性好。

【製劑、用法】注射劑：0.25g，0.5g，1.0g。用法：im / iv / ivdrip 0.5～1.0g，q12h。

氨曲南 Aztreonam
（菌克單，君刻單，噻肟單酰胺菌素，Azactam）

【作用與用途】是一種單酰胺環類新型β－內酰胺抗生素，對大腸桿菌、克雷伯桿菌、沙雷菌、奇異變形桿菌、枸櫞酸桿菌有強大抗菌活性。產氣桿菌、陰溝桿菌及綠膿桿菌對本品也很敏感，對質粒介導β－內酰胺酶穩定。

【製劑、用法】注射劑：0.5g，1.0g。用法：im / iv / ivdrip 1.0～2.0g，q12h。

美羅培南 meropenem（美平，Mepem）

【作用與用途】本品是注射用極廣譜的碳青黴烯類抗生素，具有很強的抗菌活性。G^+菌、G^-菌對本品均敏感，尤對G^-菌有很強的抗菌活性，如腸桿菌屬，銅綠假單胞菌，嗜血菌，脆弱擬桿菌。淋球菌對本品也高度敏感，其活性強於亞胺培南15倍。表皮葡萄球菌、腐生葡萄球菌和其他凝固酶陰性葡萄球菌、糞腸球菌的大多數菌株對美平高度或中度敏感。厭氧菌如消化鏈球菌屬、丙酸桿菌屬、放線菌屬等均對本品敏感。本品與其他碳青黴烯類抗生素不同，對人腎脫氫肽酸（DHP-1）極其穩定。

【製劑、用法】注射劑：0.5g，0.25g。用法：ivdrip0.5～1.0 g，q8h。

2. 氨基糖苷類抗生素

氨基糖苷類抗生素為一類水溶性好，性質穩定，用途廣的廣譜抗菌素。主要作用於 G^- 菌，部分 G^+ 菌和結核桿菌有抗菌作用，在鹼性環境下作用強，對鏈球菌作用差，對厭氧菌無效。可產生耐藥性。胃腸道吸收差。

毒性大，主要是第八對顱神經、腎臟毒性大。個別病人可產生過敏反應，甚至過敏性休克死亡。

●慶大黴素 Gentamycin ☆

【作用與用途】抗菌譜廣，對 G^- 桿菌及 G^+ 球菌有效，用於綠膿桿菌及其他對抗菌素抗藥的葡萄球菌及其他 G^- 桿菌感染。

【製劑、用法】注射劑：4 萬 U（40mg），8 萬 U（80mg）；片劑：40mg。用法：op 80mg，tid；兒童每天 10～15mg/kg，分 2～3 次。im/ivdrip 80mg，bid～tid；兒童每天 3～5mg/kg，分 2～3 次。膿腔、胸腔或腹腔注入 1～2mg/ml。

●鏈黴素 Streptomycin ★

【作用與用途】對多數 G^+ 菌 G^- 菌都有抗菌作用，對分支桿菌有特效，主要用於各種類型的活動性結核病。

【製劑、用法】注射劑：0.75g，1.0g，2.0g。用法：im 0.75～1.0g，qd/qod。

卡那黴素 Kanamycin

【作用與用途】抗菌譜同鏈黴素，對結核桿菌有效，對綠膿桿菌無效。

【製劑、用法】注射劑：0.5g，1.0g / ml。用法：op 4g / d 分次給予，用於防治肝昏迷。im 0.5g，bid～tid。ivdrip 1～1.2g 配成濃度 2.5mg / ml，分 1～2 次緩慢滴注。

●丁胺卡那黴素（阿米卡星）Amikacin ☆

【作用與用途】對 G^+菌 G^- 菌都有殺菌作用，對綠膿桿菌、變形桿菌、腸桿菌及不動桿菌抗菌活性強。

【製劑、用法】注射劑：0.1g，0.2g，0.25g。用法：im / ivdrip 0.1～0.2g，bid；兒童每天 4～8mg / kg，分 2 次。

●妥布黴素 Tobramycin ☆

【作用與用途】抗菌譜與慶大黴素相似，對綠膿桿菌的作用比慶大黴素強 3～5 倍，對其他 G^- 菌低於慶大黴素。

【製劑、用法】注射劑：20mg，40mg，80mg。用法：每天 im / ivdrip 每天 4.5mg / kg，分 2 次；兒童每天 3～5mg / kg，分 2～3 次；新生兒每天 4mg / kg，分 2 次。

小諾黴素 Micronomycin
（小諾米星，沙加黴素，Sagamicin）☆

【作用與用途】為殺菌劑，對 G^- 菌和金葡菌等部分 G^+菌有廣譜抗菌活性，抗菌作用強。

【製劑、用法】注射劑：30mg，60mg，80mg；片劑：40mg。用法：op 80mg，tid。im 60～80mg，bid～tid。ivdrip 60mg，qd。兒童每天 3～4mg / kg，分 2 次注射。

●奈替黴素 Netilmicin

（奈替米星，立克菌星，Netromycin）☆□

【作用與用途】對氨基苷類乙酰轉移酶穩定，適用於各種 G^- 菌特別是耐慶大黴素菌株引起的各種感染（包括綠膿桿菌）。

【製劑、用法】注射劑：0.1g（10 萬 U），0.15g。用法：im / ivdrip 0.2g，q12h～q8h；兒童每天 4～6mg / kg，分 2 次。

新黴素 Neomycin ☆□

【作用與用途】抗菌作用與卡那黴素相似，口服不吸收，起局部抑菌作用。

【製劑、用法】片劑：0.1g，0.25g。用法：op 1～2g / d，兒童每天 25～50mg / kg，分 4 次。

●大觀黴素 Spectinomycin

（壯觀黴素，淋必治，Trobicin）☆□

【作用與用途】對 G^+ 菌 G^- 菌有抑菌作用，對產青黴素酶的奈瑟淋病雙球菌有特效。

【製劑、用法】注射劑：2g。用法：im 2g / 次，如果使用本品前已用過其他抗生素，則用 4g / 次，一劑療法（或 2g，bid）；兒童每天 40mg / kg，qd。

巴龍黴素 Paromomycin（巴母黴素）

【作用與用途】抗菌譜與卡那黴素相似，用於治療菌痢、阿米巴痢和腸道感染。

【製劑、用法】片劑：0.1g，0.25g。用法：op 每天 25～50mg / kg，分 4 次。

阿司米星 Astromicin（福提黴素，Fortimicin）

【作用與用途】抗菌譜和抗菌作用與慶大黴素相似，對沙雷菌屬的作用較後者強，對腸球菌屬和綠膿桿菌的作用較差，厭氧菌對本品耐藥。

【製劑、用法】注射劑：200mg。用法：im 400～800mg，bid。

異帕米星 Isepamicin

【作用與用途】抗菌譜和與丁胺卡那黴素和慶大黴素相似，對後二者敏感的腸桿菌科細菌的作用比丁胺卡那黴素強 2 倍，對細菌產生的多數氨基糖甙類鈍化酶穩定。

【製劑、用法】注射劑：200mg，400mg。用法：im / ivdrip 7.5～15mg / kg，qd； 或 400mg / d，分 2 次。

阿貝卡星 Arbekacin

【作用與用途】對金葡菌的作用較頭孢唑啉、甲氧西林、四環素、紅黴素及氧氟沙星等強，對慶大黴素、卡那黴素及丁胺卡那黴素產生耐藥的菌株仍有強的抗菌活性。

【製劑、用法】注射劑：75mg，100mg。用法：im / ivdrip 150～200mg / d，分 2 次（ivdrip 在 30min～2h 內完成）。

地貝卡星 Dibekacin
（硫酸雙去氧卡那黴素 Dideoxykanamycin）

【作用與用途】抗菌譜和抗菌作用與慶大黴素相似，對綠膿桿菌也有良好的作用，對耐甲氧西林的金葡菌也有效。

【製劑、用法】注射劑：50mg，100mg。用法：im / ivdrip 50～100mg bid；兒童每天 im 1～2mg / kg，分 1～2 次。

3.大環內酯類抗生素

為一類弱鹼性抗生素，因結構上含有一個內酯結構，以14、15或16圓大環而得名。臨床主要用於對青黴素過敏的G^+菌感染者及無菌型的立克次體、衣原體等。有一定肝毒性、過敏反應及靜滴時可出現靜脈炎，發生耳鳴、聽覺障礙等。近年來，本類藥物產生耐藥菌株增多，且有交叉耐藥現象。

●紅黴素 Erythromycin ☆△

【作用與用途】抗菌譜與青黴素相近，且較廣，對G^+菌如金葡菌、鏈球菌、肺炎球菌等均有較強的抗菌作用，對G^-菌也有抑菌作用。

【製劑、用法】注射劑：0.25g，0.3g；片劑：0.1g，0.125g，0.2 g。用法：ivdrip / op 1～2g / d；兒童每天30～50mg / kg，均分3～4次。

●琥乙紅黴素 Erythromycin Ethylsuccinate（利菌沙）☆△

【作用與用途】為脂化紅黴素，抗菌譜與抗菌活性同紅黴素。

【製劑、用法】片劑：0.1g，0.125g。用法：op每天30mg / kg或0.5g，tid；兒童每天30～40mg / kg，均分3～4次。

交沙黴素 Josamycin

【作用與用途】抗菌譜與紅黴素相似，對G^+菌有強大抗菌力，對部分G^-菌、支原體、厭氧菌等亦有顯效。

【製劑、用法】片劑：0.1g，0.2g。用法：op 0.8～1.2g / d，分3～4次；兒童每天12.5mg / kg，分3～4次。

●乙酰螺旋黴素 Acetylspiramycin（醋酸螺旋黴素）☆

【作用與用途】抗菌譜與紅黴素相似，對 G^+菌及部分 G^-菌、支原體、立克次體等有作用。

【製劑、用法】片劑：0.1g，0.2g。用法：op 0.2～0.3g，qid；兒童每天 20～30mg / kg，分 4 次。

●吉他黴素 Kitasamycin（白黴素 Leucomycin）

【作用與用途】抗菌譜與紅黴素相似，但抗耐藥金葡菌作用比紅黴素強。

【製劑、用法】注射劑：0.2g；片劑：0.1g。用法：op 0.8～1.2g / d，分 4 次。iv / ivdrip 0.2～0.4g，bid～tid。

麥迪黴素 Medemycin（美地黴素）

【作用與用途】抗菌譜與紅黴素相似，抗菌作用微次於紅黴素。

【製劑、用法】片劑：0.1g。用法：op 0.6～1.2g，分 3～4 次；兒童每天 30mg / kg，分 3～4 次。

●羅紅黴素 Roxithromycin（羅希紅黴素，羅力得，Rulid）

【作用與用途】主要作用於 G^+菌、厭氧菌、衣原體、支原體。抗菌作用比紅黴素強 1～4 倍。

【製劑、用法】片劑：50mg，100mg，150mg，300mg。用法：op 150mg，bid；兒童 2.5～5mg / kg，bid。

甲紅黴素 Clarithromycin

（克拉黴素，克拉仙，Claricid）☆□

【作用與用途】抗菌譜同紅黴素，但對 G^+菌作用略優，對誘導產生紅黴素耐藥菌株也有一定抗菌活性。

【製劑、用法】片劑：250mg。用法：op 250～500mg，q12h。

●阿奇黴素 Azithromycin（舒美特，希舒美，Sumamed）☆

【作用與用途】為廣譜抗生素，對 G^+菌、部分 G^- 菌、厭氧菌、衣原體、支原體、梅毒螺旋體等均有抗菌活性。對變形桿菌、沙雷菌屬、摩根桿菌、綠膿桿菌耐藥。

【製劑、用法】注射劑：0.5g；片劑：0.25g；膠囊：0.25g, 0.5g。用法：op 0.5g，qd 或 0.25g，q12h；性病 1g 單劑口服。ivdrip 0.5g，qd。

4.氯黴素類抗生素

為廣譜抗生素，干擾細菌核糖體的蛋白質的合成，主要具有抑菌作用，對 G^- 菌比 G^+菌強，迄今仍是控制傷寒、斑疹傷寒、副傷寒的首選藥物。主要副作用是骨髓抑制。

●氯黴素 Chloromycetin ★▲□

【作用與用途】對 G^+ 菌和 G^- 菌均有效，但對 G^- 菌作用更強，特別對傷寒桿菌有特效，還對支原體、衣原體、立克次體和部分厭氧菌有效，由於副作用多，現已少用。

【製劑、用法】注射劑：0.25g；片劑：0.25g。用法：op 0.25～0.5g，tid～qid。im 0.25～0.5g，q6h。ivdrip 0.5～1.0g，bid。兒童 im 25～50mg/（kg・d），分 4 次；ivdrip 30～50mg（kg・d）。

甲砜黴素 Thiamphenicol（硫黴素）☆□

【作用與用途】抗菌譜與氯黴素相似，抗菌作用比氯黴素強 3～5 倍。

【製劑、用法】注射劑：0.1g；片劑：0.125，0.25g。用法：op 0.5g，tid；兒童每天 25～50mg / kg，分 3 次。ivdrip 0.5～1.0g，bid。

5.四環素類抗生素

為廣譜抗菌素，適合於支原體、立克次體、布氏桿菌病、回歸熱以及敏感菌所致的各種感染。耐藥性嚴重。

●四環素 Tetracycline ★▲■

【作用與用途】對許多 G^+ 菌和 G^- 菌均有效。

【製劑、用法】注射劑：0.25g，0.5g；片劑：0.25g；膠囊：0.25g。用法：op 0.5g，tid～qid；兒童每天 25～50mg / kg，分 4 次。ivdrip 1.0～1.5g，分 1～2 次；兒童 每天 15～30mg / kg，分 2 次。

●土黴素 Terramycin ★▲■

【作用與用途】同四環素，現多用於腸道感染。

【製劑、用法】片劑：0.25g。用法：op 0.5g，qid。

米諾環素 Minocycline（二甲胺四環素 Minomycin）

【作用與用途】本品的抗菌作用為四環素簇中最強的，抗菌譜與強力黴素相似，主要用於泌尿系、消化道、婦科等感染。

【製劑、用法】片劑：0.1g；膠囊：0.15g。用法：op0.1～0.2g，qd～bid。

●多西環素 Doxycycline（強力黴素，脫氧土黴素）★▲■

【作用與用途】對 G^+ 菌和 G^- 菌均有效，還可抑制立克次體、阿米巴原蟲等的生長。抗菌作用比四環素強。

【製劑、用法】注射劑：0.1g，0.2g；片劑：50mg，100 mg。用法：op 0.1～0.2g，qd，首次 0.2g。ivdrip0.1～0.2g，qd。

胍哌四環素 Guamecycline

【作用與用途】抗菌活性同四環素，在支氣管、肺組織中濃度高，多用於這些部位的感染。

【製劑、用法】片劑：0.1g，0.2g。用法：op 0.2～0.3g，tid～qid。

6.多肽類抗生素

具有多肽結構，對 G^+ 菌、G^- 菌、綠膿桿菌、真菌、病毒、螺旋體、原蟲等均有作用，不易產生耐藥性。毒性較大，其腎損害尤為突出。

萬古黴素 Vancomycin（穩可信）☆■

【作用與用途】是一種無定性糖肽類抗生素，僅對 G^+菌如化膿性鏈球菌、金葡菌、肺炎鏈球菌、表皮葡萄球菌等有強力的抗菌作用。與其他抗生素無交叉耐藥性。

【製劑、用法】注射劑：0.5g；片劑：0.25g，0.5g。用法：op 0.5g，qid；兒童每天 20～30mg / kg，分 4 次。ivdrip 每天 1.0～2.0g，兒童每天 20～40mg / kg，分 2～4 次。

●去甲萬古黴素 Norvancoycin ☆▲■

【作用與用途】對耐甲氧西林的金葡菌（MRSA）和表皮葡萄球菌（MRDE）及引起偽膜性結腸炎的難辨梭狀芽孢桿菌具有極高的抗菌作用。與其他抗生素無交叉耐藥性。

【製劑、用法】注射劑：0.4g（相當萬古黴素 0.5g）。用法：ivdrip 0.8～1.6g，分 2 次；兒童每天 16～24mg / kg，分 2～3 次。

替考拉寧 Teicoplanin（他格適）☆△□

【作用與用途】可用於治療各種嚴重的革蘭陽性菌感染，包括不能用青黴素類和頭孢菌素類抗生素治療或用上述抗生素治療失敗的嚴重葡萄球菌感染，或對其他抗生素耐藥的葡萄球菌感染。

【製劑、用法】注射劑：0.2g。用法：ivdri 0.2～0.4g，q12h 或 q24h；兒童負荷量為第 1 天 16mg / kg，只用一劑，隨後幾天保持 8mg / kg，每天 1 次，靜脈滴注時間不少於 30min。

7. 林可黴素類抗生素

抗菌譜與紅黴素相似，對 G^+菌有較好作用，對 G^- 菌作用較差，毒副作用較低，使用較安全。

林可黴素 Lincomycin（潔黴素）★▲■

【作用與用途】抗菌譜與紅黴素相似，對 G^+菌有較好作用，特別對厭氧菌、金葡菌、肺炎球菌有高效。

【製劑、用法】注射劑：0.6g；片劑：0.25g，0.5g。用法：op 1.5～2.0g / d，分 3～4 次；兒童每天 30～50mg / kg，分 3～4 次。im / ivdrip0.6～1.8g / d，分 2～3 次。

●克林黴素 Clindamycin（氯潔黴素，氯林黴素）☆△

【作用與用途】抗菌譜與林可黴素相同，但比後者強 4 倍。是治療金葡菌所致骨髓炎的首選藥物。

【製劑、用法】注射劑：0.15g，0.3g，0.6g；片劑：75mg，

150mg，200mg。用法：op 0.6～1.2g/d，分 3～4 次；兒童每天 10～25mg/kg，分 3～4 次。im/ivdrip0.6～1.8g/d 分 2～4 次。

8.喹諾酮類抗菌藥

是一類較新的合成抗菌藥。分為三代：第一代的代表藥物萘啶酸，其抗菌譜狹窄，僅對部分大腸桿菌等 G^- 桿菌有效；第二代的代表藥物吡哌酸，抗菌活性較萘啶酸高，對 G^- 桿菌的作用包括了部分綠膿桿菌；第三代為含氟的喹諾酮類，抗菌譜廣，細菌對其產生突變耐藥的發生率低，在體內分佈廣，組織體液藥物濃度高。

副作用：胃腸道反應，精神症狀，可誘發癲癇，結晶尿、血尿，肝損害，過敏反應。孕婦、哺乳期、未成年兒童禁用。

●諾氟沙星 Norfloxacin（氟哌酸）★▲■

【作用與用途】對 G^- 菌如大腸桿菌、綠膿桿菌、變形桿菌、痢疾桿菌等有高度的抗菌活性，對葡萄球菌、肺炎雙球菌等 G^+ 菌也有良好抗菌作用。

【製劑、用法】片劑：0.1g；膠囊：0.1g。用法：op 0.1～0.2 g，tid～qid，重症 0.4g，qid。

培氟沙星 Pefloxacin（甲氟哌酸，倍寧，倍泰，培福新，達福明，萬輔，Mesylate，Peflacine）★▲■

【作用與用途】為廣譜殺菌劑，對 G^- 菌有強大的抗菌活性，對金葡菌和綠膿桿菌亦有作用，對肺炎雙球菌、鏈球菌、腸球菌僅有輕度作用。

【製劑、用法】注射劑：0.4g；片劑：0.2g，0.4g；膠囊：0.2 g。用法：ivdrip / op 0.2～0.4g，bid。

依諾沙星 Enoxacin（氟啶酸、克爾林）★▲■

【作用與用途】對 G^- 菌和 G^+ 菌都有較強抗菌作用。

【製劑、用法】片劑：0.1g，0.2g；膠囊：0.1g，0.2g。用法：op 0.2～0.4g，bid～tid。

●氧氟沙星 Ofloxacin（氟嗪酸，泰利必妥，奧復星）★▲■

【作用與用途】對 G^- 菌和 G^+ 菌及部分厭氧菌有較強抗菌作用。

【製劑、用法】注射劑：0.1g，0.2g，0.2%100ml；片劑：0.1g，0.2g；膠囊：0.1g。用法：op 0.2～0.3g，bid；ivdrip 0.2g，bid。

●環丙沙星 Ciprofloxacin（丙氟哌酸，特美力）★▲■

【作用與用途】對 G^- 菌和 G^+ 菌都有較強抗菌作用，但對肺炎雙球菌、A 組鏈球菌不敏感。

【製劑、用法】注射劑：0.2g，0.2%100ml，200ml，250ml；片劑：0.25g，0.5g。用法：op 0.25～0.75g，bid。ivdrip 0.2g，bid。

●左氧氟沙星 Levofloxacin（左旋氟嗪酸，可樂必妥，來立信）★▲

【作用與用途】為氧氟沙星的左旋異構體，抗菌譜同氧氟沙星，抗菌活性高於氧氟沙星。對厭氧菌也有中等抗菌作用。

【製劑、用法】注射劑：0.1%100ml；片劑：0.1g。用法：op 0.1～0.2g，tid。ivdrip 0.1g，bid。

洛美沙星 Lomefloxacin（羅氟酸，多龍）★▲■

【作用與用途】高效、廣譜，對 G^- 菌和 G^+ 菌都有較強抗菌作用。

【製劑、用法】注射劑：0.1g；片劑：0.1g；膠囊：0.1, 0.2g。用法：op 0.3g，bid。ivdrip 0.1g，qd～ bid。

莫西沙星 Maxiofloxacin（拜復樂）★▲■

【作用與用途】是廣譜的 8 一甲氧基氟喹諾酮類抗菌藥。對革蘭陽性細菌、革蘭陰性菌、厭氧菌、抗酸菌和非典型微生物如支原體、衣原體和軍團菌有廣譜抗菌活性。

【製劑、用法】片劑：400mg；注射液 250ml / 0.4g。用法：op 0.4，qd；ivdrip 0.4g，qd。

加替沙星葡萄糖注射液 Gatifloxacin and Glucose Injection ★▲■

【作用與用途】對革蘭陽性細菌、革蘭陰性菌、厭氧菌和非典型微生物如支原體、衣原體和軍團菌有廣譜抗菌活性。

【製劑、用法】100ml：加替沙星 0.2g 與葡萄糖 5g。用法：ivdrip 100ml，bid。

9. 磺胺類抗生素

抗菌譜廣，使用方便，能有效滲入組織及體液中，化學穩定性強。副作用：胃腸道反應，結晶尿、血尿，肝損害，過敏反應。單獨使用易產生耐藥性。

●磺胺嘧啶 sulfadiazine（磺氨噠嗪，SD）☆△■

【作用與用途】治療細菌性肺部、腸道、泌尿道感染常用藥。腦脊液含量為血的 70%，流腦首選。

【製劑、用法】片劑：0.5g。用法：op 1.0g，bid～qid。

●磺胺甲基異噁唑（新諾明，新明磺，SMZ）☆△■

【作用與用途】抗菌譜與 SD 相似，抗菌活性高。與增效劑 TMP 合用，其抗菌效能明顯增強，可增加數倍至數 10 倍。

【製劑、用法】片劑：0.5g。用法：op 1.0g，bid；兒童 25 mg / kg，bid。

●柳氮磺胺吡啶 Sulfasalazine
（水楊酸偶氮磺胺吡啶，SASP）☆△

【作用與用途】口服吸收少，主要治療潰瘍性結腸炎。

【製劑、用法】片劑：0.5g；栓劑：0.5g。用法：op1.0g，tid～qid，病情好轉後減量為 0.5g，tid；兒童每天 0.1g / kg，分 4 次。灌腸 2.0g / d。

10. 其他抗菌藥

●磷黴素 Fosfomycin（Phosphonomycin）☆

【作用與用途】對 G^- 菌和 G^+ 菌均有抗菌作用，主要用於肺部感染，腹膜炎，骨髓炎，敗血症等嚴重感染。

【製劑、用法】注射劑：1.0g，4.0g；膠囊：0.125g。用法：op 1.0g，bid～qid。ivdrip 4.0～6.0g，bid～qid。

●黃連素 Berberine

【作用與用途】主要用於胃腸道感染。

【製劑、用法】片劑：50mg，100mg。用法：op 0.1～0.4g，tid。

呋喃妥因 Nitrofurantoin（呋喃坦啶，Furadantin）★▲■

【作用與用途】對葡萄球菌、腸球菌、大腸桿菌、淋球菌、痢疾桿菌、傷寒桿菌作用較好、對腸桿菌屬，沙雷桿菌作用弱，對綠膿桿菌無效，主要作用泌尿系感染。

【製劑、用法】片劑：50mg，100mg。用法：op 0.1g，tid～qid；兒童每天 6～10mg / kg，分 3～4 次。至尿細菌學檢查陰性時繼續用藥 3d，但連續用藥不宜超過 14d。

呋喃唑酮 Furazolidone（痢特靈）□

【作用與用途】抗菌譜與呋喃妥因相同，主要用於胃腸道方面感染如痢疾、腸炎等，近年試用於淺表性胃炎及潰瘍。

【製劑、用法】片劑：25mg，100mg。用法：op 0.1g，tid～qid，症狀消失後，再服 2～3d，兒童不宜超過每天 10mg /kg。

二、抗結核病藥

抗結核病藥物有殺菌、抑菌和消滅病灶內細菌的作用。目前異煙肼和利福平的殺菌能力在細胞內外均強，鏈黴素在細胞外作用強，吡嗪酰胺在細胞內作用強，乙胺丁醇和氨硫脲主要為抑菌作用。

●異煙肼 Isoniazid（雷米封，Rimifon，INH）☆

【作用與用途】一線抗癆藥，對生長旺盛的結核桿菌有殺滅作用。

【製劑、用法】注射劑：0.1g；片劑：0.1g。用法：op 4～8mg /（kg・d），qd（頓服）；兒童 op 5～10mg /（kg・d），qd，每日量不超過 300mg。iv / ivdrip 0.2～0.6g，qd。

乙硫異煙肼 Ethionamide（TH-1314）

【作用與用途】抗結核活性僅為異煙肼的 1/10，口服易吸收，體內分佈廣，可滲入腦脊液，臨床限用於第一線結核藥治療無效或不能耐受其他藥物的患者。

【製劑、用法】腸溶片劑：0.1g。用法：op 0.5～0.8g / d，qd。

●利福平 Rifampin（甲哌利福黴素，RFP）★

【作用與用途】一線抗痨藥，對生長旺盛和緩慢的結核桿菌均有殺滅作用。對其他分枝桿菌有較好抗菌作用，對肺炎軍團菌、金葡菌、某些病毒、衣原體、厭氧菌也有效。

【製劑、用法】膠囊：0.15g；滴眼劑：0.1%。用法：結核病：op 450～600mg，qd；兒童 10mg/kg，bid。其他感染：0.6～1.0g/d，分 2～3 次。沙眼及結膜炎：滴眼，qid～q6h。

利福定 Rifandin（異丁哌利福黴素）

【作用與用途】抗菌譜與利福平相似，但其用量僅為利福平的 1/3。

【製劑、用法】膠囊：50mg，150mg；滴眼劑：0.05%。用法：結核病：op 150～200mg，qd；兒童 3～4mg/kg，qd。沙眼及結膜炎：滴眼，qid～q6h。

●利福噴丁 Rifapendine ★

【作用與用途】抗菌譜與利福平相似，具有高效和長效的特點。

【製劑、用法】膠囊：150mg，300mg。用法：op 0.5～0.6g /次，每週 1 次。

●乙胺丁醇 Ethambutol，EMB ☆■

【作用與用途】為一線抗癆藥物，對結核桿菌和分枝桿菌有較強的抑制作用。

【製劑、用法】片劑：0.25g。用法：op 750～1000mg / d（每天 15 ～20mg / kg），qd；兒童 15mg / kg，qd。

鏈黴素 Streptomycin★

參見第 196 頁。

●對氨基水楊酸鈉 Sodium Aminosalicylate
（對氨柳酸鈉，PAS–Na）

【作用與用途】為二線抗癆藥物，對結核桿菌具有抑菌作用。本品很少單獨應用。

【製劑、用法】注射劑：4.0g，6.0g；片劑：0.5g。用法：op 8～12g / d（每天 0.15～0.25 / kg），兒童每天 200mg / kg，分 3～4 次，最好餐後服藥。ivdrip 8.0～12，qd。

●吡嗪酰胺 Pyrazinamide，PZA ★

【作用與用途】為二線抗癆藥物，主要對在酸性環境中生長較慢的結核菌有較好的作用，對處於休眠狀態的結核也有殺滅作用。為短程抗結核和間歇治療方案中的重要組成藥物。

【製劑、用法】片劑：0.25g，0.5g。用法：op 1.5g / d（每天 20～35 mg / kg），兒童每天 20mg / kg，分 3～4 次。

氨硫脲Thioacetazone, TB_1

【作用與用途】其抑菌強度相當於 PAS，還能抑制痲風桿菌，主要用於對 INH 耐藥病人，臨床上多用於淋巴結核及結核樣型痲風神經炎患者。

【製劑、用法】片劑：25mg。用法：op 100～150mg/d，qd；兒童每天 2mg/kg，qd。

帕司煙肼 Pasiniazid（力排肺疾，結核清，Dipasic）☆

【作用與用途】本品為對氨基水楊酸與異煙肼的混合物，有較強抗結核桿菌作用，用量小，耐性強。

【製劑、用法】片劑：100mg。用法：治療劑量：每天 10～20 mg / kg；兒童每天 20～40mg / kg；預防劑量：每天 10～15mg / kg。

三、抗眞菌藥

抗真菌藥可分為二類：① 抗生素類，如兩性黴素 B；② 化學合成類：如氟康唑。目前氟康唑具有抗菌力強，毒性小，可滲入中樞，成為本類藥物的佼佼者。對肝腎損害明顯。

●兩性黴素 B　Amphotercin-B

【作用與用途】為抗深部黴菌感染藥。與真菌胞漿膜上的麥角固醇產生不可逆的結合，在膜上形成微孔，從而改變胞漿膜的通滲性，使菌體細胞外滲，導致真菌生長停止。因毒性大，不良反應多，現很少用。

【製劑、用法】注射劑：10mg，25mg，50mg；溶液：2.5～5mg / ml。用法：ivdrip 開始首次劑量 0.1mg / kg，qd 或 qod，以後逐漸增加，每次最高不超過 1mg / kg。1～6 月為 1 療程。鞘內注射：0.5mg，qod。

●克黴唑 Clotrimazole

【作用與用途】為廣譜抗真菌藥物，其中對念珠菌療效最好，對隱球菌、莢膜組織胞漿菌、麴菌療效亦佳。口服吸收不規則，現已趨向外用。

【製劑、用法】霜劑：3%；陰道栓劑：0.1g；搽劑：3%。用法：局部塗擦：霜劑，1 日數次；陰道黴菌：3%栓劑，塞入陰道，1～4 週為 1 療程。

●酮康唑 Ketoconazole（里素勞）★△

【作用與用途】為咪唑二惡烷衍生物，抗菌譜廣。用於表淺和深部真菌病。

【製劑、用法】片劑：200mg。用法：op 200mg，qd～bid；陰道白色念珠菌：400mg，bid，連用 5d；兒童 1～4 歲 50mg / d，5～12 歲 100mg / d，qd。

●氟康唑 Fluconazole（大扶康）☆□

【作用與用途】為新型三唑類廣譜抗真菌藥，治療各種真菌感染，作用比酮康唑強 10～20 倍，對念珠菌，隱球菌作用強。

【製劑、用法】膠囊：50mg，100mg；注射劑：100mg，200 mg。用法：op 念珠菌病、皮膚真菌病：50mg，qd，必要時增至 100mg，qd；黴菌性腦膜炎：ivdrip 100～200mg，qd，直至腦脊液培養轉陰。

●咪康唑 Miconazole（達克寧）★

【作用與用途】為廣譜抗真菌藥物，與克黴唑相似。主要用於治療深部真菌病。對五官、陰道、皮膚等部位的真菌感染也有效。

【製劑、用法】注射劑：200mg；霜劑：2%；陰道栓劑：100mg；搽劑：3%。用法：ivdrip 10～30mg /（kg・d）最高可達3.6 / d，分 3 次 。局部應用：塗擦或陰道用藥，7d 為 1 療程。

●伊曲康唑 Itraconazole（斯皮仁諾，Sporanox）★▲□

【作用與用途】為三唑類廣譜抗真菌藥，主要抑制真菌細胞膜的麥角甾醇的合成，最後達到抑制或殺滅效果，同時還能與真菌細胞 P–450 中；輔基蛋白結合，從而使真菌細胞代謝紊亂，導致死亡，還有抗細菌和某些原蟲的作用。

【製劑、用法】片劑：100mg，200mg。用法：op 指甲真菌病：200mg，bid，用藥 1 週停 3 週為 1 療程（指甲為 2 個療程，趾甲為 3 個療程）；體癬、股癬、花斑癬：200mg qd 用藥 7d；念珠菌病：200mg / d 用藥 3d 或 200mg，bid，用藥 1d。

制黴菌素 Nystatin

【作用與用途】對白色念珠菌、隱球菌、滴蟲有抑制作用，用於腔道、體表黴菌或滴蟲感染。

【製劑、用法】片劑：50 萬 U / 次；軟膏劑：10 萬 U / g；栓劑 10 萬 U / 粒。用法：op 50 萬～100 萬 U，tid～qid。

大蒜新素 Allitride

【作用與用途】係大蒜有效成分之一，對多種細菌、真菌、滴蟲、阿米巴原蟲有抑制作用。主要用於深部真菌感染。

【製劑、用法】注射劑：30mg；膠囊：20mg。用法：op 20～60mg，tid。ivdrip 90～150mg 用 1000ml 液體稀釋後，於 4～5h 滴完。

四、抗病毒藥

抗病毒藥主要是作用於病毒複製週期的不同環節，抑制病毒複製或由機體免疫系統消滅病毒。抗病毒藥可分為三類：① 僅抑制 RNA 的如金剛烷胺；② 僅抑制 DNA 的如阿昔洛韋；③ 既抑制 RNA 又抑制 DNA 的如病毒唑。

利巴韋林 Ribavirin
（三氮唑核苷，病毒唑，尼斯可，Virazole）★

【作用與用途】為廣譜抗病毒藥，由抑制核酸合成，阻止病毒複製。用於病毒性上呼吸道感染，皮膚疱疹病毒等多種病毒感染。

【製劑、用法】注射劑：0.1g；片劑：0.1g；膠囊：0.15g。用法：op 0.4～1.0g / d，兒童每天 10mg / kg，分 4 次。ivdrip 0.5～1.0g / d，兒童每天 10～15mg / kg，分 2 次。

●阿昔洛韋 Aciclovir（無環鳥苷，Acyclovir）☆△

【作用與用途】主要干擾單純疱疹廣譜抗病毒藥，由抑制核酸合成，阻止病毒複製。用於單純疱疹病感染。

【製劑、用法】注射劑：0.25g，0.5g；膠囊：0.2g。用法：op 0.2g，q4h。ivdrip 5mg / kg，q8h。

嗎啉呱 Moroxydine（病毒靈，ABOB）

【作用與用途】對多種病毒（包括流感病毒、副流感病毒、腺病毒）有抑制作用。

【製劑、用法】片劑：0.1g。用法：op 0.1～0.2g，tid。

●阿糖胞苷Cytarabine

（阿糖胞嘧啶，Cytosine Arabinoside, Ara–C）

【作用與用途】有抗單純疱疹病毒 HSV1 和 HSV2 作用，治療病毒性腦炎，帶狀疱疹和水痘，也可用於 B 型肝炎。

【製劑、用法】注射劑：0.5g。用法：ivdrip 10～15mg / kg（≤20mg），qd。

●干擾素 Interferon

【作用與用途】干擾病毒代謝從而抑制其繁殖，具抑制細胞分裂和調節免疫系統反應的作用，用於病毒性疾病和惡性腫瘤治療。

【製劑、用法】注射劑：100 萬 U，300 萬 U，500 萬 U。用法：病毒性肝炎 im 300 萬 U，qd，共 4 週，4～12 週可隔日1次。尖銳濕疣：100 萬～300 萬 U 於病損基底部注射。

●聚肌胞（Poly I ：C）

【作用與用途】為一種干擾素誘導劑，具有廣譜抗病毒作用。多用於慢性病毒性肝炎、帶狀疱疹、單純疱疹、扁平疣等。

【製劑、用法】注射劑：1mg。用法：im 2mg，qd。

萬乃洛韋 Valaciclovir（明竹欣）

【作用與用途】為阿昔洛韋的前體，進入體內水解成阿昔洛韋發揮廣譜抗病毒作用，能強烈抑制病毒多聚酶和終止 DNA 合成與複製。多用於帶狀疱疹和單純疱疹的治療。

【製劑、用法】片劑：0.3g。用法：op 0.3g，bid。

更昔洛韋 Ganciclovir（丙氧鳥苷Gymevene）☆△

【作用與用途】屬抗巨細胞病毒藥物。能競爭性抑制病毒 DNA 聚合酶，直接參入 DNA，終止 DNA 複製。

【製劑、用法】注射劑：0.25g，0.5g。用法：ivdrip 5～7.5 mg / kg，bid。

五、抗痲風病藥

痲風病係感染痲風桿菌所致，它與結核桿菌同屬分支桿菌屬，抗結核病藥利福平、氨硫脲等對它也有一定作用。抗痲風病藥主要是碸類藥物。

●氨苯碸 Dapsone，DDS ☆

【作用與用途】對痲風桿菌有較強的抑制作用。用於各型痲風病，尤其適用於瘤型痲風患者，也可用於疱疹樣皮炎等皮膚病。

【製劑、用法】片劑：0.05g，0.1g。用法：op 開始 12.5～25 mg / d，qd，逐漸加量，3 個月後改為 0.05～0.1g，bid，服藥 6d 停 1d，服藥 3 月停 2 週。

●醋氨苯碸 Acedapsone，DADDS ☆

【作用與用途】為氨苯碸的衍生物，是防治痲風的長效製劑，體內分解為氨苯碸和乙酰氨苯碸而起抗痲風作用。

【製劑、用法】注射劑：225mg / 1.5ml，300mg / 2ml。用法：im 每次 1.5～2ml，每 60～75d1 次。

●氯法齊明 Clofazimine（氯苯吩嗪）△

【作用與用途】為抗痲風病的次選藥，能與痲風桿菌的 DNA

中鳥嘌呤結合而殺死或抑制痲風桿菌，並能改善症狀，用於對氨苯碸不能耐受或耐藥的痲風患者。

【製劑、用法】片劑：0.1g；膠囊：0.05g，0.1g。用法：op 開始 0.1～0.15g / d（兒童 2mg /（kg・d））3d / 週，2 週後，6d / 週，停 1d。控制痲風反應 0.2～0.4g / d 4～8mg /（kg・d），分 3 次，待反應控制後漸減至 0.1g / d 2mg /（kg・d）。

苯丙碸 Solasulfone

【作用與用途】同氨苯脲，口服吸收不完全，常採用肌注。

【製劑、用法】注射劑：2.0g，4.0g。用法：im 第 1～2 週每次 100～200mg，2 次 / 週，以後每 2 週遞增 100mg / 次，至第 14～16 週，每次量為 800mg，繼續維持，每用藥 10 週停 2 週。

痲風寧

【作用與用途】比氨苯碸療效好，毒性低，無蓄積性，適用於對碸類藥過敏患者。

【製劑、用法】片劑：25mg。用法：op 開始每次 12.5～25mg，qd～bid，以後逐漸增加至 100mg / d，qod，連服 3 月停 1 週。

六、抗寄生蟲藥

1. 抗瘧藥

抗瘧藥可分為四類：① 預防藥，作用於紅前期如乙胺嘧啶；② 控制症狀，殺滅紅內期裂殖體藥如氯喹、青蒿素；③ 抗復發，殺滅紅外期裂殖體藥如伯喹、乙胺嘧啶；④ 防止傳播，殺滅配子體藥如伯喹、乙胺嘧啶。

●喹寧 Quinin（金雞鈉霜 Chininum）★△

【作用與用途】為控制瘧疾症狀藥。主要殺死瘧原蟲的紅內期裂殖體，對紅外期無效，故不能根治良性瘧。長療程可根治惡性瘧。

【製劑、用法】注射劑：0.25g，0.5g；片劑：0.3g。用法：耐氯喹惡性瘧：op 0.6g，tid，連服 14d；兒童每天 0.1 / 歲，分 2～3 次，療程 10d。惡性瘧（腦型）：ivdrip 5～10mg / kg；兒童最多 500mg，12h 後重複 1 次，好轉後改為口服。

●氯喹 Chloroquine ★

【作用與用途】為控制瘧疾症狀藥。主要殺死瘧原蟲的紅內期裂殖體，對間日瘧的紅外期無效，故不能根治間日瘧，治療間日瘧時需同時服伯氨喹。能根治惡性瘧。

【製劑、用法】片劑：0.25g；注射劑：0.125g，0.25g。用法：間日瘧：op 首日 1g，第 2、3 日各 0.5g；兒童 16mg / kg，6h 後及第 2、3 日重複半量 3 次。惡性瘧（腦型）：ivdrip 共 3d，劑量分別為 1.5g / d、0.5g / d、0.5g / d；兒童劑量分別為 18～24mg / kg、12mg / kg、10mg / kg。

●伯氨喹 Primaquine（伯喹，伯氨喹啉）☆△

【作用與用途】為瘧疾的抗復發和防止傳播藥。可殺滅間日瘧、三日瘧、惡性瘧及卵圓瘧的紅外期蟲株，尤以間日瘧為著，也可殺滅各種瘧原蟲的配子體，對惡性瘧的作用尤強，對紅內期蟲株的作用很弱。

【製劑、用法】片劑：13.2mg，26.4mg。用法：op 根治間日瘧：26.4mg / d，連服 14d，或 39.6mg / d，連服 8d；兒童每天 0.667 mg / kg 連服 14d。控制瘧疾傳播：26.4mg；兒童每天 0.667

/kg，連服 3d。

●青蒿琥酯 Artesunate ☆

【作用與用途】對瘧原蟲無性有較強殺滅作用，對惡性瘧配子體無效。適用於腦型瘧及各種危重瘧疾的搶救。

【製劑、用法】片劑：50mg；注射劑：60mg。用法：op 50 mg，bid，首次劑量加倍。iv 60mg（1.2mg / kg），稀釋為 10mg / ml，首次劑量注射後 4h，24h，48h 各重複注射 1 次，3d 為 1 療程，總劑量 240～300mg。

●青蒿素 Artemisinin（黃花蒿素，Arteannuin）☆

【作用與用途】為一種高效、速效的抗瘧藥。主要作用於瘧原蟲紅內期，另對血吸蟲亦有殺滅作用。

【製劑、用法】片劑：50mg，100mg；注射劑：50mg，100 mg。用法：抗瘧疾：op 首次 1g，8h 後 0.5g，第 2、3 天各服 0.5g，總量 2.5g。im 首次 0.2g，8h 後 0.1g，第 2、3 天各 0.1g（兒童 15mg / kg，按上法 3 天分次用）。SLE：op 0.1g，bid，1 月後改為 tid。

●乙胺嘧啶 Pyrimethamine（息瘧定）★▲

【作用與用途】為預防瘧疾藥。對某些惡性瘧及間日瘧的紅前期有抑制作用。

【製劑、用法】片劑：6.25mg，25mg。用法：op 預防瘧疾：每次 25mg；兒童 0.9mg / kg，1 次 / 週，入疫區前 1～2 週開始至離開後 6～8 週止。抗復發：25～50mg / d，連服 2d；兒童酌減量。治療耐氯喹惡性瘧：50mg / d（每天 0.9mg / kg），分 2～3 次，3d 為 1 療程。

●咯萘啶 Malanidine（瘧乃停）

【作用與用途】為控制瘧疾症狀藥。對抗氯喹瘧疾仍有效。適用於各種瘧疾，包括腦型瘧和兇險型瘧疾的危重患者。

【製劑、用法】片劑：0.1g；注射劑：80mg。用法：op 0.3g / 次，第 1 天服 2 次，第 2、3 天各服 1 次；兒童總量為 24mg / kg，分 3 次服。ivdrip 每次 3～6mg / kg，6～8h 重複 1 次，12h 總量為 12mg / kg。im 2～3mg / kg，4～6h 重複 1 次。

2.抗腸蟲病藥

抗腸蟲病藥是一類保健必需的藥物。按臨床用途可分為：抗蛔蟲藥、抗鉤蟲藥、抗蟯蟲藥、抗鞭蟲藥、抗糞圓線蟲藥和抗條蟲藥等。按抗蟲譜可分為兩類：① 廣譜抗腸蟲藥，如哌嗪類：枸櫞酸哌嗪；咪唑並噻唑類：左旋咪唑；苯並咪唑類：噻苯咪唑、甲苯咪唑；噻嘧啶類：噻嘧啶。② 窄譜抗腸蟲藥，如氯柳酰胺類：氯硝柳胺；吡喹酮類：吡喹酮。

●甲苯噠唑 Mebendazole
（甲苯咪唑，安樂士，Vermox）★■

【作用與用途】為廣譜驅蟲藥，選擇性抑制腸道寄生蟲對葡萄糖的攝取，使能量代謝受到抑制，ATP 合成減少，使成蟲和蟲卵死亡。

【製劑、用法】片劑：50mg，100mg。用法：op 蟯蟲病：200 mg，2 週及 4 週後再服 1 次；蛔蟲病、鉤蟲病、鞭蟲病：200mg，bid，連用 3d；絛蟲病和糞類圓線蟲：400mg bid，連用 3d。

●阿苯噠唑 Albendazole
（丙硫咪唑，腸蟲清，Zentel）★▲■

【作用與用途】選擇性和不可逆性抑制蟯蟲、蛔蟲、鉤蟲、鞭蟲、條蟲等腸道線蟲攝取葡萄糖，並抑制 ATP 生成，使蟲體和蟲卵死亡。

【製劑、用法】片劑：200mg，400mg。用法：op 蛔蟲及蟯蟲：400mg，qd；鉤蟲、鞭蟲、糞類圓線蟲：400mg，bid，連用 3d；旋毛蟲病 400mg，bid，連用 1 週。

●左旋咪唑 Levamisole ★

【作用與用途】可使蟲體麻痹隨腸蠕動而排出；可預防鉤蚴侵入皮膚；可改善免疫功能、恢復中性粒細胞、巨噬細胞及 T 淋巴細胞的功能。

【製劑、用法】片劑：15mg，25mg，50mg；搽劑：7%。用法：op 驅蛔蟲：1.5～2.5mg/kg，兒童 2.3mg/kg，qd；驅蟯蟲：1mg / kg，qd，連用 7d。絲蟲病：每天 4～8mg / kg，分 2～3 次，連用 3d；早期鉤蚴感染：可用搽劑 tid，連用 2d；提高免疫力：100～150mg/d，連用 2～3d。

●噻嘧啶 Pyrantel（驅蟲靈、抗蟲靈）★■

【作用與用途】為廣譜驅腸蟲藥，可使蟲體攣縮麻痹。

【製劑、用法】片劑：300mg。用法：op 驅蛔蟲：1.2～1.5 g，qd；鉤蟲感染，劑量同上，連用 3d；驅蟯蟲：1.2g/d，qn，連用 7d；兒童每天 15～30mg/kg，療程同成人。

●氯硝柳胺 Niclosamide（滅絛靈）

【作用與用途】可殺滅絛蟲的頭節和近段，可驅除牛絛蟲、豬絛蟲和短小膜殼絛蟲。

【製劑、用法】片劑：0.5g。用法：op 豬、牛絛蟲：2.0～3.0g / d，分 2 次，先後間隔 1h，2h 後服硫酸鎂導瀉；短小膜殼絛蟲：2.0g / d，分 2 次，連服 7～8d。

●派嗪Piperazine（驅蛔靈）

【作用與用途】可使蟲體發生可逆性弛緩性癱瘓，由寄生部位脫開後，隨腸蠕動而排出體外，對蛔蟲蚴無效。

【製劑、用法】片劑：0.2g, 0.5g；糖漿：160mg / 100ml。用法：op 驅蛔蟲：3.0～3.5g，睡前頓服，連服 2d，兒童 0.1～0.16mg /（kg・d），連服 2d；驅蟯蟲：2～2.5 / d 分 2 次，連用 7～10d，兒童每天 60mg / kg，分 2 次，連服 7～10d。

3. 抗吸蟲病藥

抗吸蟲藥分三類：① 抗血吸蟲藥；② 抗肺吸蟲藥；③ 抗華支睪吸蟲。目前吡喹酮具有療效高、療程短、不良反應少、抗蟲譜廣、為當前治療血吸蟲的首選藥。

●吡喹酮 Praziquantel（環吡異喹酮）

【作用與用途】適用於各種吸蟲病，可使蟲體強直性收縮和癱瘓、蟲體外皮空泡變性、破裂。為當前治療血吸蟲病首選藥。

【製劑、用法】片劑：200mg。用法：op 急性血吸蟲病：0.1g / kg，tid 連用 4d；慢性血吸蟲病：每天 30mg / kg 連用 2 天；華支睪吸蟲及肺吸蟲病：25mg / kg，tid，連用 2 天；薑片蟲病：15mg / kg，qd；絛蟲病：10mg / kg，qd；短小膜殼絛蟲和闊節裂頭蟲病：25mg / kg，qd；囊蟲和包蟲病：每天 30mg / kg，連用4～5天，必要時可間歇應用2～3個療程。

●硫氯酚 Bithionol（別丁，Bitin）★

【作用與用途】對肺吸蟲病效果最好，對華支睪吸蟲、薑片蟲及絛蟲也有殺滅作用。

【製劑、用法】片劑：0.25g。用法：op 肺吸蟲、華支睪吸蟲病：每天50～60mg / kg，分3次服，隔日1次，10～15d為1療程；薑片蟲病：2.0～3.0，頓服；牛絛蟲病：25mg / kg，bid，服藥後3h服瀉藥。

●呋喃丙胺 Furapromide（F–30066）

【作用與用途】對血吸蟲的成蟲和幼蟲均有殺滅作用，能迅速控制症狀，對急性血吸蟲有特異的退熱作用。主要用於急性血吸蟲病。對華支睪吸蟲及薑片蟲亦有治療作用。

【製劑、用法】片劑：0.125g，0.25g，0.5g。用法：op 血吸蟲病、華支睪吸蟲：1g，第一日服1次，第二日服2次，第三日以後，服3次，14～20d為1療程；薑片蟲：0.5～1.0 g，bid，連用2～3d。兒童：每天40～60mg / kg。

硝咪唑 Niridazole（硝噻唑）

【作用與用途】對血吸蟲的成蟲和蟲卵均有抑制作用，特別對埃及血吸蟲有效。對阿米巴病有一定療效。

【製劑、用法】片劑：100mg，500mg。用法：op 血吸蟲病：15～25mg / kg，分2次，7～10d為1療程；阿米巴病，500mg，bid～tid，連用7～10d。

4.抗阿米巴病藥、抗滴蟲病藥

阿米巴病主要是由組織內阿米巴原蟲所引起的疾病。它分為腸道內急、慢性阿米巴痢疾和腸道外阿米巴病。目前甲硝唑為抗腸內、外阿米巴病首選藥物。陰道滴蟲是由陰道毛滴蟲感染。目前甲硝唑具有毒性低、療效高、且不產生耐藥性，為抗陰道滴蟲的首選藥。

●甲硝唑 Metronidazole（滅滴靈，Miedling）★▲

【作用與用途】有抗阿米巴滋養體作用，對組織內及腸腔內阿米巴滋養體有殺滅作用。有抗陰道滴蟲作用；抗厭氧菌作用；能治療賈氏鞭毛蟲感染。

【製劑、用法】片劑：0.2g，0.5g；栓劑：0.5g；注射劑：0.5g / 250ml。用法：各種阿米巴病：0.4～0.6g，tid，連服 5d；陰道滴蟲：op 0.2g，tid，7～10d 為 1 療程，重複療程需間隔 4～6 週，栓劑，每晚 1 個，連用 7～10d；梨形鞭毛蟲病：用法同陰道滴蟲；絲蟲病：0.4g，tid，10d 為 1 療程；熱帶嗜酸性細胞增多症：0.3g，tid，連服 5d；厭氧菌感染：op / ivdrip 0.2～0.75g，q8h。

替硝唑 Tinidazole（彼迪淨，Fasigyn）★▲

【作用與用途】作用與甲硝唑相同，但半衰期長。

【製劑、用法】片劑：0.25g；注射劑：0.4g。用法：腸阿米巴病：op 2.0g / d，分 1～4 次，連服 3d，兒童：每天 60mg / kg，連服 3d；肝阿米巴病：0.8g，tid，或 2.0g / d 連服 3d；賈第蟲病及陰道滴蟲：op 2.0g，兒童 50～70mg / kg，頓服；厭氧菌感染：op 1.0g / d；ivdrip 0.8g，qd，5～6d 為 1 療程。

阿的平 Atabrine（鹽酸米帕林，Mepacrine Hydrochloride）

【作用與用途】可用於治療阿米巴病變（組織內）、絛蟲病、梨形鞭毛蟲病等。

【製劑、用法】片劑：0.1g。用法：op 梨形鞭毛蟲病：100 mg，tid，連服 7d；阿米巴病：0.1～0.2g，tid，連服 7～10d；絛蟲病：0.8g，qd，或 0.2g，qid。

●乙米丁 Emetine（鹽酸吐根鹼）★■

【作用與用途】影響蛋白質的合成。干擾溶組織阿米巴滋養體的分裂和繁殖，控制急性痢疾症狀和腸外併發症。用於急性阿米巴痢疾和阿米巴肝、肝膿腫。

【製劑、用法】注射劑：30mg，60mg / 1ml。用法：皮下注射：0.5～1mg / kg，最大劑量不超過 60mg，bid，連續 6d。

5. 抗絲蟲病藥及抗黑熱病藥

絲蟲病是由班氏絲蟲和馬來絲蟲所引起，常用抗絲蟲藥如海群生、呋喃嘧酮等。黑熱病是由杜氏利什曼原蟲所引起，常用抗利什曼原蟲藥如葡萄糖酸銻鈉。

●乙胺嗪Diaethylcarbamazine（海群生）★▲

【作用與用途】為抗絲蟲藥。可根治斑氏絲蟲、馬來絲蟲和羅阿絲蟲病。對陰囊積液中的微絲蚴無效。

【製劑、用法】片劑：0.5g，1.0g。用法：op 2mg / kg，tid，連用 7～14d 為 1 療程；兒童每天 4～6mg / kg 連服 2～4 週。

呋喃嘧酮 Furapyimidone（M170）

【作用與用途】為抗絲蟲藥。對棉絲蟲、斑氏絲蟲、馬來絲蟲及微絲蚴都有明顯殺滅作用，臨床療效優於海群生。

【製劑、用法】片劑：50mg，100mg。用法：op 斑氏絲蟲病：總量 140mg / kg；馬來絲蟲病：總量 90mg / kg；均以 6d 為 1 療程，每 d 分 3 次服。

●葡萄糖酸銻鈉 Sodium Stibogluconate（葡酸銻鈉）★▲

【作用與用途】為五價銻衍生物，在體內還原成為三價銻後，對利什曼原蟲有抑制作用，最後由網狀內皮系統消滅原蟲。適用於黑熱病。

【製劑、用法】注射劑：每支1.9g / 6ml。用法：iv / im 6ml，qd，連用 6d，敏感性差者用 3 個療程，療程間隔 10d。兒童總量 120～240mg / kg，qd，連用 6d。

第二節　神經系統藥物

一、中樞興奮藥

克腦迷（抗利痛，Surrectan，Antiradon）★

【作用與用途】主要用於昏迷、安眠藥中毒等。

【製劑、用法】用法：ivdrip，1g 溶於 5%～10%葡萄糖液化 50～500ml 中，滴速 40gtt／min。

胞磷膽鹼 Citicoline

【作用與用途】用於腦外傷、中風後遺症等所致的意識障礙。

【製劑、用法】注射液：200mg。用法：ivdrip 200～600 mg。im 200 mg / d。

●尼可剎米 Nikethamide（可拉明，Coramine）

【作用與用途】中樞性及周圍性呼吸衰竭，中樞神經抑制藥及麻醉藥中毒所致的昏迷。

【製劑、用法】注射液：0.375g / 1.5ml，0.5g / 2ml。用法：ih / iv / im 每次 0.25～0.5g，必要時 1～2h 重複 1 次，極量每次 1.25g；兒童，<6 月每次 75mg，1 歲每次 125 mg，4～7 歲每次 175 mg。

●二甲弗林 Dimefline（回蘇林）★

【作用與用途】對呼吸中樞有直接興奮作用，用於各種瀕危病人呼吸抑制的搶救。

【製劑、用法】注射液：8mg / 2ml。用法：im / iv 每次 8mg。ivdrip 每次 8～16mg，重症病人 16～32mg。

●多沙普侖 Doxapram（多沙普林）

【作用與用途】麻醉術後蘇醒及中樞抑制藥引起的中樞抑制。

【製劑、用法】注射液：100mg/5ml。用法：iv 每次 0.5～1mg/kg，5min 內注完。ivdrip 稀釋成 1mg/ml，1～3mg/min，總量<3 g/d。

細胞色素 C　Cytochrome C

【作用與用途】各種組織缺氧的急救。

【製劑、用法】注射液：15mg / 2ml。用法：im 每次 15mg。iv / ivdrip 每次 15～30mg。

●洛貝林 Lobelin（山梗菜鹼）

【作用與用途】用於新生兒窒息及 CO 引起的窒息及各種原因引起的呼衰等。

【製劑、用法】注射液：3mg / ml，10mg / ml。用法：ih / im 每次 3～10mg（極量 20mg）；兒童每次 1～3mg。iv 每次 3mg，兒童每次 0.3～3mg。

●甲氯芬酯 Meclofenoxate（氯酯醒）

【作用與用途】用於昏迷及老年性精神障礙。

【製劑、用法】片劑：100mg；粉劑 250mg。用法：op 100～200mg，tid。iv 100～250mg。

二、抗震顫麻痹藥

抗震顫麻痹藥分為作用於多巴胺能神經元的① 擬多巴胺類藥物及其複合製劑，如左旋多巴及外周脫羧酶抑制（如卡比多巴、苄絲肼）的複合製劑；② 促進多巴胺在末梢釋放的藥物，金剛烷胺，它同時可延緩多巴胺的代謝；③ 多巴胺受體激動劑，溴隱亭；④ 作用於膽鹼能神經元的藥物，主要用中樞抗膽鹼作用較強的苯海索、開馬君；⑤ 單胺氧化酶B 抑制劑司來吉蘭。

擬多巴胺類藥物對腦動脈硬化、一氧化碳中毒等引起的震顫麻痹綜合徵亦有效。但對吩噻嗪類抗精神失常藥物引起的錐體外系症狀無效。

左旋多巴 Levodopa

【作用與用途】多巴胺前體，抗震顫麻痹，治療肝昏迷和脊髓損傷，帕金森氏症。

【製劑、用法】片劑：50mg，100mg，250mg；膠囊 0.5g。用法：op 開始 125mg，tid，後逐漸增量，最大劑量 3～5g / d。

●卡比多巴 Carbidopa（α－甲基多巴肼 α－Methyldopa）

【作用與用途】L- 芳香氨基酸脫羧酶抑制劑，不能透過血腦屏障，常與左旋多巴構成複合製劑。

【製劑、用法】複方卡比多巴（信尼麥片 Sinenet）：含左旋多巴 100mg+卡比多巴 10mg。用法：op 開始 1 片，tid，以後逐漸增量，最大劑量不超過左旋多巴 2000mg / d。信尼麥控釋片（又名息寧）① 125mg：含左旋多巴 100mg＋卡比多巴 25mg，② 250mg：含左旋多巴 200mg+卡比多巴 25mg。復用時不可咀嚼或搗碎。

●苄絲肼 Bensetazide

【作用與用途】外周多巴脫羧酶抑制劑，不能透過血腦屏障，常與左旋多巴構成複合製劑。

【製劑、用法】複方苄絲肼（美多巴，Madopar）：含苄絲肼 50mg ＋ 左旋多巴 200mg。用法：op 開始半片，tid，以後逐漸增量，最大劑量不超過 5 片 / d。

●苯海索 Trihephenidyl（安坦，Artane）

【作用與用途】選擇性中樞抗膽鹼藥，用於抗震顫麻痹及藥物引起的錐體外系反應。

【製劑、用法】片劑：2mg。用法：op 開始 1～2mg / d，以後逐漸增量至 8～12mg / d，分 3～4 次。

●溴隱亭 Bromocriptine★

【作用與用途】多巴胺受體激動劑，用於抗震顫麻痹，抑制催乳素的分泌。

【製劑、用法】片劑：10mg。用法：op 開始 5mg /d，分 2 次，以後逐漸增量，最大劑量不超過 30mg /d。

●培高利特甲磺酸鹽 Pergolide Mesilate（硫丙麥角林，協良行）★

【作用與用途】多巴胺受體激動劑，通常作為左旋多巴治療帕金森氏症的輔助用藥。精神病患者及心、肝、腎功能不全者禁用。

【製劑、用法】片劑：0.05mg，0.25mg，1mg。用法：op 開始 0.025mg，tid。然後，每隔 5 天增加 0.025～0.15mg，直到獲得理想療效。每日合適劑量為 0.15～0.6mg。

吡貝地爾 Piribedil（泰舒達，TRIVASTAL）

【作用與用途】多巴胺受體激動劑，用於治療帕金森氏症。急性心肌梗塞患者禁用。

【製劑、用法】緩釋片 50mg。用法：op 150～250mg，tid，飯後服用。

●金剛烷胺 Amantadine☆△

【作用與用途】促進多巴胺的合成與釋放，抑制多巴胺的重吸收，用於抗震顫麻痹及抗病毒。

【製劑、用法】片劑：0.1g。用法：op 0.1，bid，最大劑量不超過 0.4g。

三、抗精神病藥物

●氯丙嗪Chlorpromazine（冬眠靈，Wintermin）☆△

【作用與用途】阻斷腦內多巴胺受體，抗精神病及止吐，亞冬眠治療。

【製劑、用法】片劑： 25mg，50mg；注射劑：10mg / ml，25mg / ml，50mg / 2ml。用法：op 每次 12.5～100mg，極量每次 150mg，600mg / d；止吐：12.5～25mg， bid～tid。im / iv 每次 25～50mg，極量 100mg / 次，400mg / d。

●氟哌啶醇 Haloperidol, Haldol☆▲

【作用與用途】阻斷腦內多巴胺受體，並增快多巴胺轉化作用，用於抗精神病。

【製劑、用法】片劑：2mg；注射劑：5mg / ml。用法：op 開始 2mg，bid，治療量 10～40mg / d；im 5mg，q8～q12h。

●氯普噻噸 Chlorprothixene（泰爾登，Tardan）

【作用與用途】用於精神分裂症各型躁狂症和焦慮性抑鬱症。

【製劑、用法】片劑：12.5mg，15mg，25mg，50mg；注射劑：30mg / ml。用法：op 開始 25～50mg，bid～tid，逐漸增至 400～600mg。

●五氟利多 Penfluridol ☆

【作用與用途】長效抗精神病藥物，用於治療精神分裂症各型，尤其是維持治療。

【製劑、用法】片劑：20mg。用法：op 20～120mg，每週 1

次，維持量：每週 20～60mg，分 1～2 次。

●奮乃靜 Perphenazine

【作用與用途】效價較氯丙嗪高 10 倍，錐體外系副作用較多。

【製劑、用法】片劑：2mg，4mg；注射劑 5mg / ml。用法：op 2～4mg，tid～qid，治療精神病 30～60mg / d。對興奮躁動者，im 5～10mg，bid～tid。

●氟奮乃靜 Fluphenazine（癸氟奮乃靜，Decanoate）

【作用與用途】油溶劑，注射後在體內緩慢釋放，用於治療不合作或拒服藥的急慢性精神病患者及鞏固治療。

【製劑、用法】注射劑：25mg / ml。用法：im 開始 12.5～25mg，1～3 週 1 次，鞏固治療 50mg，1～4 週 1 次。

●氯氮平 Clozapine

【作用與用途】二線抗精神病藥物，對部分其他藥效差者可提高療效。

【製劑、用法】片劑：25mg，50mg 。用法：op 開始 25～75 mg / d，治療量 300～500mg / d。

●舒必利 Sulpiride（硫苯酰胺）

【作用與用途】無鎮靜性抗精神病藥物，並有強大的止吐作用。

【製劑、用法】片劑：100mg。用法：op 開始 100～200mg / d，治療量 600～800mg /d。

●泰必利 Tiapiride（胺甲磺回胺）

【作用與用途】結構與舒必利相似，除抗精神病外有鎮痛作用。

【製劑、用法】片劑：100mg。用法：op 200～400mg / d，分 3 次。

四、抗躁狂藥、抗抑鬱藥及精神興奮藥

●碳酸鋰 Lithium Carbonate★△

【作用與用途】鋰離子改善膜鈉離子轉換功能，使兒茶酚胺遞質含量下降，用於躁狂症。

【製劑、用法】片劑：250mg，300mg，500mg。用法：op 250～500mg / d，分 3 次。

●阿米替林 Amitriptyline☆△

【作用與用途】阻斷腦內去甲腎上腺素和 5- 羥色胺的再攝取，治療內因性抑鬱症。

【製劑、用法】片劑：25mg，50mg。用法：op 25mg，bid～qid，逐漸增量，可達 150～300mg / d。

●丙咪嗪Imipramine（米帕明）★▲

【作用與用途】治療內因性抑鬱症。

【製劑、用法】片劑：25mg。用法：op 開始 25～75mg / d，治療量 150～300mg / d，分 2～3 次。

●多塞平 Doxepin（多慮平）

【作用與用途】抑鬱症或焦慮性神經症。

【製劑、用法】片劑：25mg。用法：op 開始 25～75mg / d，

治療量 150～300mg / d；神經症 75mg / d。

●氯丙咪嗪Clomipramine（氯米帕明）

【作用與用途】選擇性抑制中樞神經系統 5-HT 的攝取。用於抑鬱症或強迫性神經症。

【製劑、用法】片劑：25mg；注射劑：25mg / 2ml。用法：op 小劑量（25～75mg / d）開始，逐漸增至 150～300mg / d。im 25～50mg / 次，50～150mg / d。ivdrip 50mg+500ml 鹽水。

●馬普替林 Maprotiline（路滴美，Ludiomil）★

【作用與用途】四環類抗抑鬱藥，用於治療內因性抑鬱症伴焦慮或遲緩狀態者。

【製劑、用法】片劑：25mg，50mg。用法：op 開始 25～75mg / d，治療量 75～150mg / d。

●托洛沙酮 Toloxatone☆

【作用與用途】選擇性抑制 MAO-A 活性，用於治療神經官能性、退化性抑鬱症。狂躁或瞻望者禁用。

【製劑、用法】膠囊：200mg。用法：op 200mg，tid，飯時服。

●氟西汀 Fluoxetine（百憂解）☆△

【作用與用途】5-HT 再攝取抑制劑，適用於伴焦慮的各種抑鬱症。對本品過敏者禁用，癲癇、閉角型青光眼、肝、腎功能不全慎用。

【製劑、用法】膠囊：20mg。用法：op 開始 20mg，qd 病情需要可增至 80mg / d。

●帕羅西汀 Paroxetine（賽樂特，SEROXST）★▲□

【作用與用途】5-HT 再攝取抑制劑，適用於伴有焦慮的抑鬱症。對本品過敏者禁用，癲癇、閉角型青光眼、心、肝、腎功能不全慎用。

【製劑、用法】片劑：20mg。用法：op 開始 20mg，qd，連續服用 3 週，以後根據病情需要增減，平均每日劑量 20～40mg。

●文拉法辛 Venlafaxin（博樂欣，EFFEXOR）

【作用與用途】5-HT 再攝取抑制劑，用於治療抑鬱症。對本品過敏者禁用。

【製劑、用法】膠囊：25mg；50mg；75mg。用法：op 開始 75mg，tid，重症可至 350mg。

●哌甲酯 Methylphenidate（利他林，Ritalin）△

【作用與用途】對抗中樞抑制性藥物中毒及兒童多動症的治療。

【製劑、用法】片劑：5mg，100mg。用法：op 開始 20mg，bid，總量＜60mg / d。

●匹莫林 Pemoline（苯異妥英）

【作用與用途】主要用於兒童多動症的治療。

【製劑、用法】片劑：20mg。用法：op 開始 20mg / d，總量＜60mg / d，早餐前服，下午禁用。

五、鎮靜、催眠、抗焦慮及抗驚厥藥

●地西泮 Diazepam（安定，Valium）

【作用與用途】作用於苯二氮草類受體，用於鎮靜、催眠、抗焦慮及抗驚厥及麻醉前給藥。

【製劑、用法】片劑：2.5mg，5mg；注射劑：10mg / 2ml。用法：op 5～10mg，qn。im 10～20mg / 次。iv 10～20mg / 次。ivdrip 50～200mg / d。

●硝西泮 Nitrazepam（硝基安定）★

【作用與用途】用於催眠、抗驚厥。

【製劑、用法】片劑：5mg。用法：op 催眠：5～10mg，qn；抗癲癇：5mg， tid；兒童每天 0.42mg / kg。

●氟西泮 Flurazepam（氟安定）★■

【作用與用途】主要用於抗焦慮、催眠，近似生理睡眠。

【製劑、用法】膠囊：15mg，30mg。用法：op 催眠：15～30mg，qn；抗焦慮 15～60mg / d，分 2～3 次。

●艾司唑侖 Estazolam（舒樂安定，Surazepam）

【作用與用途】催眠時間快、作用時間長、近似生理睡眠，用於鎮靜、催眠、抗癲癇及麻醉前給藥。

【製劑、用法】片劑：1mg，2mg。用法：op 催眠：1～2mg，qn；抗癲癇：2～4mg，bid～qid；鎮靜 1～2mg，bid～tid。

●阿普唑侖 Alprazolam（佳靜安定）★▲

【作用與用途】主要用於抗焦慮，有一定的催眠作用。

【製劑、用法】片劑：0.25mg，0.5mg，1mg。用法：op 抗焦慮、鎮靜：0.25～0.5mg，tid；催眠：0.25～0.5mg，qn。

●三唑侖 Triazolam（海樂神，Halcion）

【作用與用途】口服吸收迅速而完全，用於鎮靜、催眠。

【製劑、用法】片劑：0.25mg，0.5mg。用法：op 催眠 0.25～0.5mg，qn；神經症：0.25～0.5mg，分 1～3 次。

●勞拉西泮 Lorazepam（羅拉，Lora）

【作用與用途】口服吸收迅速而完全，可肌注，用於鎮靜、催眠、抗癲癇及麻醉前給藥。

【製劑、用法】片劑：0.5mg，1mg；注射劑：2mg / 1ml。用法：抗焦慮：op 0.5～1mg，tid。術前用藥：2mg 稀釋後 iv。

●咪達唑侖 Midazolam（速眠安，Dormicum）

【作用與用途】主要用於催眠及麻醉前給藥。

【製劑、用法】片劑：15mg。注射劑：5mg / 1ml。用法：催眠 op15mg，qn。術前 20～30min：im 10～15mg。術前 5～10 min：i v 2.5～5mg。

●佐匹先隆 Zopiclone（憶夢返）△ ☆■

【作用與用途】用於各種類型失眠症，催眠作用迅速，對正常的生理睡眠結構無影響，醒後無宿醉反應，用於各種類型的失眠症。對本品過敏者、心、肝、腎功能不全者慎用。

【製劑、用法】片劑：3.75mg，7.5mg。用法：op 催眠：3.75～7.5mg，睡前服。

●唑吡坦 Zolpiclem（思諾思）▲★■

【作用與用途】用於各種類型失眠症，可明顯縮短入睡時間，減少夜間清醒次數，改善睡眠質量。對本品過敏者、呼吸功能障礙、嚴重肝、腎功能不全者禁用。

【製劑、用法】片劑：10mg。用法：op 催眠：10mg，睡前服，長期用藥應不超過 4 週。

●苯巴比妥 Phenobarbital（魯米那，Luminal）

【作用與用途】長效催眠藥，過量後易產生中樞神經抑制，主要用於鎮靜催眠、抗癲癇及麻醉前給藥。

【製劑、用法】片劑：15mg，30mg；注射劑：100mg / ml。用法：op30～60mg，分 3 次。im 每次 100～200mg，極量 0.5g / d。麻醉前 im 100～200mg。

●司可巴比妥 Secobarbital（速可眠，Seconal）

【作用與用途】起效快，催眠作用強，主要適用於入睡困難的患者。本品為一類精神藥，須嚴格控制使用。

【製劑、用法】膠囊：0.1g；注射劑：0.1g。用法：op 0.1～0.2g，分 2～3 次。im 每次 0.1～0.2g。

●異戊巴比妥 Amobarbital（阿米妥，Amytal）★

【作用與用途】中效巴比妥類藥，主要用於催眠、抗驚厥及麻醉前給藥。

【製劑、用法】片劑：0.1g；注射劑：0.1g，0.25g，0.5g。用法：催眠 op 0.1～0.2g，qn。抗驚厥 0.5～1g 用水稀釋至 10～20ml，靜脈慢注（2ml / min）。

水合氯醛 Chloral Hydrate

【作用與用途】催眠、抗驚厥。

【製劑、用法】溶液劑：10%。用法：催眠 5～15ml，鹽水稀釋 1～2 倍口服。抗驚厥：10%溶液 15～20ml 稀釋灌腸。

六、抗癲癇藥

●苯妥英鈉 Phenytoin（大侖丁，Dilantin）

【作用與用途】廣譜抗癲癇藥，還可用於治療神經痛及心律失常。

【製劑、用法】片劑：0.1g；注射劑：0.1g，0.25g。用法：成人 0.2～0.3g / d，兒童每天 5～8mg / kg 分次服，初始劑量 0.1g，tid。iv 10～15mg / kg，兒童 5mg / kg，速度＜50mg / min。

●卡馬西平 Carbamazepine
（酰胺咪嗪，痛痙寧，得理多，Tegretal）

【作用與用途】廣譜抗癲癇藥，還可用於治療神經痛。

【製劑、用法】片劑：0.1g，0.2g。用法：op 0.3～.0.6g，tid，初始劑量 0.1～0.2g，qd～bid；兒童每天 15～20mg / kg 分次服。

●丙戊酸 Valproic Acid（抗癲靈，Depakine，pilim）

【作用與用途】廣譜抗癲癇藥，還可用於治療良性震顫。

【製劑、用法】片劑：0.2g。用法：op 0.6～1.8g / d，兒童每天 0～30mg / kg，分 1～2 次餐後服。

乙琥胺 Ethosuximide，Emeside ☆

【作用與用途】用於治療失神發作。

【製劑、用法】膠囊：0.25g；糖漿劑：5% 100ml。用法：op 0.5～1.5g / d，兒童每天 10～15mg / kg，分 2～3 次服。

●氯硝西泮 lomazepam（氯硝安定，Rivotril）

【作用與用途】廣譜抗癲癇藥，還可用於治療面肌痙攣及減低肌張力。

【製劑、用法】片劑：0.5mg，2mg；注射劑：1mg / 1ml。用法：op 3～8mg / d，兒童 0.5～6mg，分 2～3 次服。治療癲癇持續狀態：1mg 緩慢靜注。

●撲癇酮 Primidone（麥收林，Mysoline）

【作用與用途】適應證同苯巴比妥。

【製劑、用法】片劑：0.25g。用法：op 0.25g，tid。

丙戊酰胺 Valpromide（癲健安）

【作用與用途】適應證同丙戊酸。

【製劑、用法】片劑：0.2g。用法：op 0.2，tid。

●托吡酯 Topiramzte（妥泰，Topamax）

【作用與用途】為廣譜抗癲癇藥。主要用於難治性癲癇（部分性發作，部分性發作繼發全身發作）的加用治療。對本品過敏者禁用。

【製劑、用法】片劑：25mg，100mg。用法：op 初始劑量 25～50mg，qn，然後每週增加 25mg，直至症狀控制，通常有效劑量為每日 200～300mg。

摸莫三嗪 Lamotrigine★

【作用與用途】拉莫三嗪為廣譜抗癲癇藥，用於加用治療強直陣攣發作，肌陣攣發作，失神發作，失張力發作，強直發作及部分性發作。對本品過敏者禁用。

【製劑、用法】片劑：25mg，100mg，150mg，200mg，用法：op 初始劑量 25mg，qd，以後每兩週增加 25mg，直至最佳療效，通常有效劑量為每日 100～200mg。

七、作用於植物神經系統的藥物

●阿托品 Atropine

【作用與用途】阻斷 M– 受體，大劑量阻斷 N_1 受體，主要用於胃腸道疾患、解除平滑肌痙攣、抑制胃酸及胰液分泌、治療心動過緩及有機磷農藥中毒、感染性休克、散瞳。

【製劑、用法】片劑：0.3mg；滴眼液：0.5%～3%；注射劑：0.5mg，1mg，2mg，5mg，10mg。用法：op 0.3mg，prn。im / ih 0.5～1mg。iv 0.5～2mg。

●山莨菪鹼 Anisodamine（654–2）

【作用與用途】選擇性外周 M– 膽鹼受體阻斷藥，用於緩解平滑肌痙攣、改善微循環、感染性休克。

【製劑、用法】片劑：5mg，10mg；注射劑：5mg，10mg，20 mg / 1ml。用法：op 5～10mg，tid。im 5～10mg。iv / ivdrip 10～20mg。

●新斯的明 Neostigmine

【作用與用途】易逆性抗膽鹼酯酶藥（擬膽鹼藥），用於治療重症肌無力、術後腹脹、肌鬆藥過量及室上速。

【製劑、用法】注射劑（甲基硫酸新斯的明）：0.5mg / ml，1.0mg / 2ml。用法：im / ih 0.5～1mg，極量 5mg / d。

溴新斯的明 Prostigmine, Neostigmine Bromide

【作用與用途】能可逆性抗膽鹼酯酶作用，用於重症肌無力、腹脹氣、尿瀦留等。

【製劑、用法】片劑：15mg。用法：op 10～20mg，tid，極量 20mg / 次，100mg / d；兒童 1mg / 歲，tid。

●吡啶斯的明 Pyridostigmine

【作用與用途】易逆性抗膽鹼酯酶藥（擬膽鹼藥），作用時間長，用於治療重症肌無力。

【製劑、用法】片劑：60mg。用法：op 60～120mg，tid～qid。

●依酚氯胺 Edrophonium（騰喜龍，Tensilon）

【作用與用途】短效 N_2 受體興奮劑，用於重症肌無力危象的鑒別。

【製劑、用法】注射劑：10mg / ml。用法：iv 10mg。

加蘭他敏 Galanthamine

【作用與用途】易逆性中樞性抗膽鹼酯酶藥，用於治療下運動神經元損害及肌病的輔助治療。

【製劑、用法】片劑：5mg；注射劑：1mg，2.5mg，5mg。用法：op 10mg，tid。im 1～2.5mg。

●東莨菪鹼 Scooplamine（海樂欣，Hyoscine）

【作用與用途】M- 受體阻斷劑，用於嘔吐及抗錐體外系副作用。

【製劑、用法】片劑：0.2mg；注射劑：0.3～0.5mg。用法：op 0.2～0.3mg，q6h。im 0.3～0.6mg。

八、腦血管病用藥

●尼莫地平 Nimodipine

【作用與用途】對正常及缺血性的腦血管均有擴張作用，用於缺血性腦血管病、偏頭痛、蛛網膜下腔出血引起的腦血管痙攣、突發性耳聾等。

【製劑、用法】片劑：20mg，30mg。用法：op 20～60mg，tid～qid。

●桂利嗪Cinnarizine（腦益嗪）★▲

【作用與用途】擴張血管平滑肌，改善腦循環和冠脈循環，用於腦閉塞性血管病、腦動脈硬化、腦出血腦外傷恢復期及外周血管病等。

【製劑、用法】片劑：25mg；注射劑：20mg。用法：op 25～50mg，tid。ivdrip 20～40mg / 次，緩慢滴注。

●氟桂利嗪Flunarizine（西比靈、氟桂嗪，Sibeline）☆

【作用與用途】選擇性超鈣拮抗劑，用於腦動脈硬化、缺血性腦血管病、腦出血後遺症、偏頭痛、眩暈等。

【製劑、用法】膠囊：5mg，6mg。用法：op10～12mg，qn。

長春胺 Vincamine（適腦脈，Pervone）★▲

【作用與用途】擴張腦血管，用於治療慢性腦機能不全症候群及血管病。

【製劑、用法】片劑：10mg；注射劑：10mg / 2ml。用法：op 5～20mg，bid～tid。im 5～15mg，bid～tid。

曲克蘆丁 Troxerutin（維腦路通，Venoruton）

【作用與用途】用於外周及腦血管疾病。

【製劑、用法】片劑：100mg；注射劑：100mg / 2ml。用法：op 200mg，tid。im 200mg，bid。ivdrip 400～600mg / d。

尼麥角林 Nicergoline（腦通）

【作用與用途】α^-受體阻滯劑，減少腦血管阻力，改善腦血流量，適應證同上。

【製劑、用法】片劑：100mg；注射劑：100mg / 2ml。用法：op 200mg，tid。im 200mg，bid。ivdrip 400～600mg / d。

●罌粟鹼 Papaverine

【作用與用途】抑制磷酸二酯酶，鬆弛血管平滑肌，擴張血管。適應證同上。

【製劑、用法】片劑：30mg；注射劑：30mg。用法：op 30～60mg，tid。im 30～60mg，bid。ivdrip 90mg / d。

川芎嗪Ligustrazine

【作用與用途】抗血小板聚集，擴張小動脈，改善腦循環和微循環，用於閉塞性腦血管病、脈管炎、冠心病。

【製劑、用法】片劑：50mg；注射劑：40mg / 2ml。用法：

op 100mg，tid。im 40mg，bid。ivdrip 80～160mg / d。

●培他司汀 Betahistine（培他啶，Merislon）■☆

【作用與用途】組胺類藥，改善腦循環，增加腦血流量，用於腦血管病及內耳疾病引起的眩暈。

【製劑、用法】片劑：4mg（培他啶），6mg（敏使朗）。用法：op 6～12mg，tid。

●己酮可可鹼 Pentoxifylline（Torental）★

【作用與用途】擴張腦、外周血管及支氣管，用於缺血性腦血管疾病、血栓閉塞性脈管炎、偏頭痛等。

【製劑、用法】片劑：100mg；注射劑：100mg / 5ml。用法：op 200～600mg，tid 。ivdrip 100～400mg / d。

丁咯地爾 Buflomedil（活腦靈）▲★■

【作用與用途】擴張外周血管，抗血小板聚集，改善腦循環和微循環，用於腦動脈硬化、缺血性腦血管病及外周血管病。對本品過敏者、有出血傾向者禁用。

【製劑、用法】片劑：150mg，300mg；注射劑：50mg。用法：op 150～200mg，tid。im 2–5ml，qd。ifdrip 10～20mg /d。

●奧札格雷 Ozagre（丹奧）▲★■

【作用與用途】抗血小板聚集，用於急性缺血性腦血管病。對本品過敏者、有出血傾向者禁用。

【製劑、用法】粉針劑：20mg。用法：ivdrip 40～80mg /d。1～2 週為 1 療程。

九、腦代謝及促智藥

單唾液酸四己糖神經節苷脂 GM-1（施捷因）

【作用與用途】促進神經修復作用，用於腦、脊髓創傷和腦血管疾病。對本品過敏、遺傳性糖脂代謝異常者禁用。

【製劑、用法】注射劑：20mg，100mg。用法：ivdrip 20～40mg / d。6 週為 1 療程。

素高捷療（血活素）★

【作用與用途】小牛血液提取物，能促進細胞線粒體的呼吸過程，用於腦缺氧、腦動脈硬化、腦功能障礙、老年性癡呆。對本品過敏者、癲癇、肝、腎功能不全者禁用。

【製劑、用法】片劑：40mg，注射劑：2ml，5ml，10ml。用法：op 80mg，tid。ivdrip 200～400mg / d。

腦蛋白水解物 Cerebrolysin（腦活素、腦組織水解物）▲

【作用與用途】抗缺氧，保護腦細胞，改善腦能量代謝，用於腦血管病及後遺症，腦外傷後遺症，癡呆等。

【製劑、用法】注射劑：5～10ml。用法：im 5ml，qd。ivdrip 10～30ml。

●阿米三嗪-蘿巴新 Almitrine-Raubasine（都可喜，Duxil）★

【作用與用途】抗缺氧，改善腦代謝和微循環，用於急慢性腦機能不全綜合徵、智慧障礙。

【製劑、用法】片劑：阿米三嗪30mg＋蘿巴新 10mg。用法：op 1～2 片，bid。

●二氫麥角鹼 Dihydroergotoxin（喜得鎮，Hydergine）☆

【作用與用途】α⁻受體阻滯劑，為腦細胞代謝改善劑，主要用於腦動脈硬化、腦出血腦外傷恢復期、老年性退化性腦循環障礙和老年性癡呆及外周血管病等。

【製劑、用法】片劑：0.5mg，1mg；注射劑：0.3mg / ml。用法 op 0.5～1mg，tid。im 0.3～0.6 mg / d。

吡硫醇 Pyritinol（腦復新，Pyithioxine）☆

【作用與用途】促進腦內物質新陳代謝，用於腦外傷引起的頭痛、記憶力減退等。

【製劑、用法】片劑：100mg。用法：op 100～200mg，tid。

吡乙酰胺 Piracetamum（腦復康，比拉西坦）★■

【作用與用途】促進大腦皮層細胞的代謝，改善輕中度認知功能。用於腦動脈硬化、腦血管疾病、腦外傷。肝、腎功能不全者禁用。

【製劑、用法】片劑：400mg；注射劑：2g。用法：op 800～1600mg，tid。ivdrip 8g / d。

●多奈哌齊 Donepezil（安理申 Aricept）▲★■

【作用與用途】可逆性乙酰膽鹼酶抑制劑，用於改善阿爾茨海默病的認知功能障礙。對本品過敏者禁用。

【製劑、用法】片劑：5mg。用法：op 初始 5mg，qn，1 個月後增加到 10mg，3～6 個月為 1 個療程。

利斯的明 Rivastigmine（艾斯能，Exelon）▲★■

【作用與用途】乙酰膽鹼酶抑制劑，適用於輕中度阿爾茨海默病型癡呆。對本品過敏者，有出血傾向者禁用。

【製劑、用法】膠囊：1.5mg，3mg，4.5mg。用法：op 初始1.5mg，bid，維持劑量 1.5～6mg，bid。

十、抗偏頭痛藥及其他藥物

●麥角胺咖啡因（麥角片）★

【作用與用途】治療偏頭痛。

【製劑、用法】片劑：含酒石酸麥角胺 1mg，咖啡因 100 mg。用法：初服 2 片，30min 後不緩解可再服 1～2 片，24h 不超過 6 片。

●穀維素（阿魏酸酯）

【作用與用途】用於植物神經功能失調、週期性精神病、腦震盪後遺症、更年期綜合徵、血管性頭痛等。

【製劑、用法】片劑：10mg。用法：op 10～20mg，tid。

●巴氯酚 Baclofen（力奧來素，Lioresal）★

【作用與用途】作用於脊髓部位的肌肉鬆弛劑，適用於多發性硬化症的骨骼肌痙攣狀態及各種原因引起的脊髓疾病肌痙攣。

【製劑、用法】片劑：10mg。用法：op 5mg，tid，必要時每 3 天增加 5mg，一般為 30～75mg / d。

●硫酸鋅 Zinc Sulfate

【作用與用途】用於缺鋅引起的生長和智力發育遲緩。

【製劑、用法】片劑：220mg。用法：op 220mg，tid。

●**葡萄糖酸鋅**

同硫酸鋅。

第三節 心血管系統藥物

一、強心類

●地高辛 Digoxin（異羥基洋地黃毒甙）

【作用與用途】主要用於各種慢性充血性心力衰竭，尤其是合併房顫者，非洋地黃中毒所致的房顫、房撲、陣發性室上性心動過速患者。

【製劑、用法】片劑 0.25mg；注射劑 0.25mg，0.5mg。用法：op 0.5～1mg / d，分 2～3 次服，維持量 0.125～5mg / d；兒童每天 0.03～0.08mg / kg。iv 負荷量 0.25～0.5mg，維持量 0.125～0.25mg。

●毛花甙 C Lanatoside C（西地蘭 Cedilanid）

【作用與用途】主要用於急性心功能不全，快速心房纖顫和急性陣發性室上性心動過速。

【製劑、用法】注射劑：0.2mg，0.4mg。用法：iv 成人常用量：首劑 0.4～0.6mg，2～4h 可追加 0.2～0.4mg，總劑量 1.0～1.2mg / d。

●毒毛花甙 K strophanthin K

【作用與用途】用於急性心力衰竭。

【製劑、用法】注射劑：0.25mg。用法：iv 首劑 0.125～0.25 mg 加入葡萄糖液 20～40ml 靜脈緩慢注入不少於 5min，1～2h 後重複1次，總量0.25～0.5mg/d；兒童每次0.007～0.01mg/kg。

●氨力農 Amrinone（氨聯吡啶酮，Inocor）☆△□

【作用與用途】用於經強心甙，利尿劑和血管擴張劑治療無效的重症病人。

【製劑、用法】片劑100mg；注射劑50mg，100mg。用法：op 100～200mg，tid。iv 開始0.5～1mg / kg，隨後每分鐘5～10 μg / kg。ivdrip 每分鐘6～10 μg / kg 總量每天不宜超過3.6～6mg / kg。

米力農 Milrnone（甲睛吡啶酮 corotrkpe）

【作用與用途】用於常規治療無效的心臟病患者，嚴重心衰快速短期治療，與多巴酚丁胺聯合用比單一用藥療效更佳。

【製劑、用法】片劑：2.5mg，5mg；注射劑：10mg。用法：op 2.5～7.5mg，tid。iv 開始0.5～1mg / kg，維持每分鐘375～750 μg / kg，總量每天不超過5～10mg / kg。ivdrip 每分鐘0.375～0.75 μg / kg，總量每分鐘不超過1.13mg / kg。

二、抗心律失常藥物

●奎尼丁 Quinidine★

【作用與用途】用於室上性早搏，室上性心動過速，房撲及房顫的藥物轉複後維持竇律，對室性心律失常也有效。

【製劑、用法】片劑：0.2g。用法：op 常用劑量：0.2～0.4 g，tid。轉復房顫首劑：0.1～0.2g，每2h給予0.2g，共5次。總量不超過2g / d。

●雙氫奎尼丁 Dihydrouinidine

【作用與用途】同奎尼丁，但較強。

【製劑、用法】膠囊：0.3g。用法：op 常用劑量：早晚各服 0.3～0.6g。

●丙吡胺 Disopyramide（雙異丙吡胺）★▲

【作用與用途】用於奎尼丁或普魯卡因胺無效的陣發性室速，對新近發生的室上性心動過速。

【製劑、用法】片劑：100mg；注射劑：50mg，100mg。用法：op 100～200mg，qid，最大劑量不超過 800mg；兒童 50～100mg，tid。ivdrip 100～200mg 加葡萄糖 500ml，20～30mg / h。

●普魯卡因胺 procainamide（普魯卡因酰胺）

【作用與用途】用於陣發性室性或室上性心動過速，室性早搏效果也較好，亦可用於房顫與房撲的轉變。

【製劑、用法】片劑：0.125g，0.25g；注射劑：0.1g，0.2g，0.5g。用法：op 0.25～0.5g，tid～qid。iv 20～50mg，危急時 100mg/次。ivdrip 2～6mg/min，24h 總量 1～2g。

●利多卡因 Lidocaine（賽羅卡因）

【作用與用途】用於各種室性心律失常，如室性早搏，室性心動過速，室顫，復甦成功後預防復發，特別適用於心肌梗塞後合併的室性心律失常。

【製劑、用法】注射劑：0.1g，0.2g，0.4g。用法：iv 50～100 mg，總量不超過 500mg。維持量 ivdrip 1～4mg / min，總量不超過 200mg / h。

●美西律 Mexiletine（慢心律，脈律定）

【作用與用途】用於多種症狀性室性心律失常的治療及預防復發，如室性早搏及室性心律失常，室顫及洋地黃中毒引起的心律失常。

【製劑、用法】片劑：50mg，100mg，250mg；注射劑 100 mg，250mg。用法：op 100～150mg， tid～qid。iv 100mg 加葡萄糖稀釋緩慢注射。ivdrip 1.5～2mg / min，維持 24～48h。

●苯妥因鈉 phenytoin sodium（大侖丁）

【作用與用途】用於洋地黃中毒性心律失常，對先天性心臟病手術後室性心律失常有效。

【製劑、用法】片劑：50mg，100mg；注射劑 0.25g，0.1g。用法：op 0.05～0.2g，tid。iv 每小時 10～15mg / kg。im 每次 0.125g～0.25g。

●莫雷西嗪Moracizine（乙嗎噻嗪）

【作用與用途】用於房性或室性早搏，還可用於房撲及房顫，不宜用於心肌梗塞後室性早搏。

【製劑、用法】片劑：50mg，200mg；注射劑：25mg，50 mg。用法：op 150～200mg，tid～qid，維持量 600mg / d。iv 50 mg 加 5%葡萄糖 20ml 稀釋，bid。

●普羅帕酮 propafence（心律平）

【作用與用途】用於室性或室上性異位搏動，對持續性或非持續性室速，室顫轉復後藥物維持，心房撲動與顫動亦有效。

【製劑、用法】片劑：50mg，150mg；注射劑：35mg，70

mg。用法：op 100～300mg，tid，總量不超過 900mg / d。iv 首劑 700 mg，24h 總量 350mg。ivdiop 0.5～1mg / min。

氟卡尼 Flecainide（氟卡胺）★▲

【作用與用途】用於致命性持續性心動過速，陣發性室上性心動過速，但僅限於無器質性心臟病患者。

【製劑、用法】片劑：50mg，100mg；注射劑：50mg。用法：op 室速：100～200mg， bid；室上速、房顫：50mg， bid。iv 1～2mg / kg。

恩卡尼 Encainide（英卡胺）

【作用與用途】用於房性或室性早搏，心動過速，房顫等，對預激綜合徵亦有效。

【製劑、用法】膠囊：25mg，50mg。注射劑：25mg，50 mg。用法：op 25mg，bid～qid。iv 0.5～1mg / kg，15min 內推完。

●胺碘酮 Amiodaron（乙胺碘膚酮，可達龍）

【作用與用途】有廣譜抗心律失常作用，各種室上性及室性快速性心律失常，如早搏、房顫、房撲，對心肌梗塞後室速，頑固性室性心律失常，肥厚性心肌病合併室性心律失常，有治療及預防作用，亦用於冠心病心絞痛，心肌梗塞等患者。

【製劑、用法】片劑：100mg，200mg；膠囊：100 mg，200 mg。注射劑：150mg。用法：op 先給負荷量 0.2g，tid，逐漸減至 0.1～0.2g/d。iv 負荷量 3～5mg/kg。ivdrip5～15mg/kg，維持量 0.5～2mg/min，3～5d。

●溴苄胺 BretyliumTosylate（特蘭新）

【作用與用途】主要用於頑固性室性心律失常及配合電復律治療心室顫動，對銻劑中毒所致阿—斯綜合徵效果較好。

【製劑、用法】注射劑：0.25g。用法：iv 2～5mg / kg 加 5% 葡萄糖液緩慢推注，10～20min 內注完。ivdrip 維持 1～4mg / min 有效後改為 im 125～250mg，bid。

腺苷Adenosine

【作用與用途】主要用於 QRS 波不寬的室上速，對房室結折返性室上速特別有效。對腺苷過敏者，Ⅱ度以上房室傳導阻滯及病竇患者禁用。可有顏面潮紅、頭痛、噁心、心慌等不良反應。

【製劑、用法】注射劑：6mg。用法：iv 首劑 6mg，快推（2s 內），無效可重複 6～12mg，1～2 次。

●三磷腺苷Adenosine Triphosphate（三磷酸腺苷）

【作用與用途】可作為終止房室結折返及房室折返性心動過速的首選藥物之一，亦用於鑒別寬 QRS 型心動過速。用藥時應嚴密心電監護並做好起搏準備，有面紅、呼吸困難、頭暈、噁心等不良反應。

【製劑、用法】注射劑：20mg。用法：iv 快推 10～20mg（1s 內），2min 後可重複給藥，不超過 30mg。

三、β受體阻斷劑

●普萘洛爾 propanolol（心得安 Inderal）

【作用與用途】常用於室上性心律失常，如竇性心動過速，房性早搏，各種室上性心動過速，房撲、房顫時減慢心室率，還可用於高血壓病，冠心病心絞痛及甲亢的治療。

【製劑、用法】片劑：10mg，20mg；注射劑：5mg。用法：op 10～30mg，tid～qid。靜脈用藥已少用。

●美托洛爾 Metoprolol（美多心安，倍他樂克 Betaloc）

【作用與用途】用於竇房結折返，房室結房室折返性心動過速、房速、房撲、房顫時減慢心室率，也用於勞力型心絞痛，高血壓病及心肌梗塞後的Ⅱ級預防等。嚴重竇緩、傳導阻滯、強心甙類不能控制的心衰及心源性休克者禁用。

【製劑、用法】片劑：25mg，50mg，100mg；緩釋片劑：100 mg，200mg；注射劑 5mg/5ml。用法：op 25mg，bid，可酌情增至 0.2g，bid。治療心律失常：iv 5mg 加 5%葡萄糖液 20ml 以 1mg/min 速度靜注，5min 可重複 1 次直至生效，總量 10～15mg。

●阿替洛爾 Antenolol（氨酰心安 Tenormin）

【作用與用途】用於室上性心律失常，包括陣發性室上性心動過速，房撲、房顫時可減慢心室率。

【製劑、用法】片劑：25mg，50mg，100mg。用法：op 12.5～200mg，bid。由小劑量開始。

●索他洛爾 sotlalol（甲磺胺心定，蘇特羅）☆△

【作用與用途】抗心律失常譜廣，用於威脅生命的室性快速心律失常，症狀性早搏，心臟手術後陣發性房速、房顫、陣發性室上性心動過速的預防治療，也用於血中兒茶酚胺敏感性心律失常治療。

【製劑、用法】片劑：20mg，40mg，80mg，160mg，200mg。

用法：op 首劑 80mg，tid，可加量至 240～320mg / d，維持量 20～40mg，bid～tid。

拉貝洛爾 Labetalol（柳胺苄心定）

【作用與用途】用於輕至重度原發性高血壓和心絞痛，靜注用於高血壓急症。禁用於腦出血，心動過緩患者。

【製劑、用法】片劑：50mg，100mg，200mg；注射劑：25 mg，50mg，100mg，200mg。用法：op100～200mg，bid～tid。對重度高血壓可加至 2400mg / d。iv 25～50mg 加葡萄糖液稀釋。ivdrip 1～4mg / min。

阿普洛爾 Aprenolol（心得舒 Aptin）

【作用與用途】作用同普萘洛爾，內在擬交感活性較弱，用於冠心病勞力型心絞痛，高血壓及心律失常。

【製劑、用法】片劑：25mg，50mg；注射劑：1mg，5mg。用法：op 25～50mg，bid～tid。iv 每次 50～100mg（5～10 min）。

●比索洛爾 Bisoprolol（康可、康心）

【作用與用途】高度β選擇性受體阻滯劑，無內在擬交感活性。用於冠心病、心絞痛、心肌梗塞，無症狀心肌缺血及高血壓、心力衰竭患者。

【製劑、用法】片劑：5mg，10mg。用法：op 2.5～5mg，qd，個別可達 10mg / d。

●艾司洛爾 Esmolol（依斯摩洛爾）

【作用與用途】為超短效β受體阻斷劑，用於冠心病，急性心肌梗塞，還用高血壓及快速心律失常，不良反應同其他β受體阻斷劑。

【製劑、用法】注射劑：200mg，250mg。用法：ivdrip 2mg / min，幾秒即可起效。

卡維地洛 Carvedilol

【作用與用途】是一種選擇性阻滯α_1，受體和非選擇性β受體阻滯劑，用於冠心病心絞痛或無症狀心肌缺血發作，也用於輕中度原發高血壓充血性心力衰竭。不良反應同其他β受體阻滯劑。

【製劑、用法】片劑：25mg。用法：op 25mg～50mg，qd～bid。

噻嗎洛爾 Timolol（噻嗎心安）

【作用與用途】並不是常用的抗心律失常藥物，主要是用於青光眼治療。

【製劑、用法】片劑：5mg, 10mg。用法：op 5～10mg，bid～tid。

四、鈣離子拮抗劑

●維拉帕米 Verapamil（異博定，戊脈安）

【作用與用途】用於房室結及房室折返性心動過速，房速房撲，房顫時減慢心室率，對分支型室速亦有效，亦可用於心絞痛、高血壓及肥厚性心肌病患者。

【製劑、用法】片劑：40mg；緩釋片劑：120mg，240mg；注射劑：5mg。用法：op 40～80mg，tid～qid；長效緩釋劑：240mg / d。iv 5～10mg，兒童 0.1～0.3mg / kg，15min 後可重複

1～2 次，如無效即停用。

●地爾硫 Diltiaxem（恬爾心）★

【作用與用途】主要用於室上性心律失常，尤其是因心肌缺血引起者，還用於治療心絞痛及高血壓。

【製劑、用法】片劑：30mg，60mg；緩釋片劑：30mg；注射劑：10mg，50mg。用法：op 30～90mg，tid。iv 室上速 0.25～0.35mg / kg。

美普地爾 Mepramidil（心痛平）

【作用與用途】直接擴張冠脈。用於預防和治療冠心病、心絞痛。有輕度消化道反應，低血壓、肝腎功能異常者禁用。

【製劑、用法】片劑：50mg；注射劑：5mg。用法：op 50～100mg，tid。im 5mg，qd～bid。

●硝苯地平 Nifedipine
（硝苯吡啶、心痛定、拜新同、伲福達）★

【作用與用途】用於輕中重度高血壓，對合併心力衰竭，心絞痛患者亦適用，尤其對低腎素活性及年老患者療效更好。

【製劑、用法】片劑（心痛定）：5mg，10mg；緩釋片（拜新同、伲福達）30mg。用法：op 5～10mg，tid，急用時可舌下含服；緩釋片 20mg，bid。

●尼群地平 Nitrendipine★

【作用與用途】用於輕、中、重度高血壓。

【製劑、用法】片劑：10mg，20mg。用法：op 10～20mg，qd～bid。最高可達 40mg，bid。

●非洛地平 Felodipine（波依定）

【作用與用途】用於輕、中、重度高血壓，對老年患者可作為一線用藥。

【製劑、用法】片劑（緩釋）：2.5mg，5mg。用法：op 2.5 mg，bid，可達 10～20mg / d。

●氨氯地平 Amlodipine（絡活喜）

【作用與用途】用於高血壓、心絞痛。

【製劑、用法】片劑：2.5mg，5mg，10mg。用法：op 初始 5 mg，qd，可增加至 10mg / d。

拉西地平 Lacidipine（樂息平）

【作用與用途】用於高血壓，可單獨應用或與其他降壓藥物合用。

【製劑、用法】片劑：2mg，4mg。用法：op 開始 4mg，qd，晨服較好。

尼卡地平 Nicardipine（佩爾地平）★▲

【作用與用途】高血壓、缺血性腦血管病，腦梗塞、腦動脈硬化症，冠心病、心絞痛、高血壓心臟病引起的左心衰竭。

【製劑、用法】片劑：10mg，20mg，40mg。用法：op 20～40 mg，tid。

●尼索地平 Nisoldipine★

【作用與用途】最強的鈣拮抗劑，用於冠心病、充血性心力衰竭及高血壓病，對冠心病合併高血壓患者尤為適用。

【製劑、用法】片劑：5mg。用法：op 5～10mg，bid～tid。

五、抗心絞痛藥物

●硝酸甘油 Nitroglycerin（三硝酸甘油酯）

【作用與用途】用於預防和治療冠心病、心絞痛，充血性心力衰竭，局部淺表性靜脈炎。

【製劑、用法】片劑：0.3mg，0.6mg；注射劑：5mg；貼劑：尼采貼 25～50mg；噴霧劑（永保心靈）11.2g，每噴 0.4mg。用法：舌下含化 0.3～0.6mg，可重複含服。貼劑：每天 1 貼，可根據病情增加。

氣霧劑：每次 1～3 噴。ivdrip 開始 5～10 μg / min，根據病情調節，最大量不超過 200 μg / min。

●硝酸異山梨酯 Isosorbide Dinitrate（消心痛 Isordil）

【作用與用途】用於冠心病、心絞痛、急性心肌梗塞和充血性心力衰竭的治療、預防和急救。

【製劑、用法】片劑：5mg，10mg；緩釋片劑：20mg，40mg；膠囊（易順脈）20mg，40mg；噴霧劑（愛倍，異舒吉注射液）10 mg。用法：op 5～20mg，tid～qid；緩釋片劑：40～80mg，q8～12h。噴霧劑每次 1～3 噴，每隔 30s 可重複。ivdrip 2～7mg / h。

●單硝酸異山梨酯 IsosorbideMononitrate（麗珠欣樂，臣功再佳）☆

【作用與用途】用於冠心病、心絞痛的預防和治療，與強心甙或利尿劑治療慢性心功能不全。

【製劑、用法】片劑：（麗珠欣樂）10mg，20mg；緩釋劑（魯南欣康，臣功再佳）：20mg，60mg；膠囊（德脈寧膠囊）：40mg。用法：op 10～20mg，bid～tid；緩釋劑：20～

60mg / d；膠囊：40～60mg / d。

●硝酸戊四醇酯 Pentaerythrityl Tetranitrate

【作用與用途】用於預防和緩解心絞痛發作。

【製劑、用法】片劑：10mg，20mg，40mg。用法：op 10～30 mg，tid～qid，也可舌下含用。

亞硝酸異戊酯 Amyl Nitrite（亞硝戊）

【作用與用途】用於心絞痛發作時急救。

【製劑、用法】吸入劑：0.2ml。用法：每次 0.1～0.2ml，用手帕或軟紙壓碎後，由鼻腔吸入。

●嗎啡 Morphine ★▲■

【作用與用途】用於急性心肌梗塞時鎮痛及鎮靜，急性左心衰時心源性哮喘及煩躁不安者。有噁心、嘔吐、呼吸抑制等不良反應，阻塞性肺病、肺心病哮喘、顱內高壓、臨產婦女禁用。

【製劑、用法】注射劑：5mg，10mg。用法：急性心肌梗塞 iv 3～5mg 或 im 5～8mg，必要時重複。急性左心衰 ih / im 10mg。

哌替啶 pethidine（度冷丁 Dolantin）▲■

【作用與用途】用於硝酸甘油不能迅速緩解的嚴重心絞痛，亦用於急性心源性哮喘。阻塞性肺病、肺心病哮喘、顱內高壓、臨產婦女禁用。

【製劑、用法】注射劑：50mg，100mg。用法：iv 25～50mg。im 50～100mg。

●雙嘧達莫 Dipyridamole（潘生丁 Persantin）

【作用與用途】抑制腺苷分解，具有冠脈擴張作用，同時具有防止血栓形成作用。用於診斷和治療冠心病、心絞痛，可有頭痛噁心，長期使用可致出血傾向。

【製劑、用法】片劑：25mg，50mg，75mg。注射劑：10mg。用法：op 25～50mg，tid。iv 5mg / min 以下。

曲美他嗪Trimetazidine（冠脈舒、心康寧）

【作用與用途】對抗腎上腺，去甲腎上腺，加壓素的作用，擴張冠脈，增加冠脈血流，用於冠心病心絞痛及陳舊性心肌梗塞等。可有頭暈，食慾不振，皮疹等不良反應。

【製劑、用法】片劑：2mg。用法：op 2～6mg，tid，不超過 18mg / d，維持量：1mg，tid。

奧昔非君 Oxyfedrine（安心碉、心安蒙痛）

【作用與用途】去甲麻黃鹼衍生物，擴張冠脈血管，提高心率，但不明顯增加耗氧量，用於冠心病心絞痛心肌缺血，特別適用伴有心功能不全及竇房結功能低下者。少數病人有頭暈、心悸等症狀，不宜與β受體阻斷劑合用。

【製劑、用法】片劑：4mg。用法：op 4～8mg，tid。

卡波羅孟 Carbocromen（延通心、卡波孟）

【作用與用途】選擇性地擴張冠脈，長期服用促進側支循環形成，防止血栓形成。用於慢性冠脈功能不全及預防心絞痛發作。有噁心、嘔吐、失眠、頭痛等不良反應。

【製劑、用法】片劑：75mg；注射劑：40mg。用法：op 75～150mg，tid。iv / im 20～40mg，qd～bid。ivdrip 40～80mg。

乙氧黃硐 Efloxatem（心脈舒通、立可定）★

【作用與用途】作用同卡波羅孟，用於慢性冠脈機能不全、心絞痛。偶有噁心嘔吐，面部潮紅、失眠等。

【製劑、用法】片劑：30mg。用法：op 治療量 60mg，bid～tid；預防維持量：30～60mg，bid～tid。

苯碘達龍 Benziodaione

【作用與用途】擴張冠脈作用，強於硝酸甘油，且作用持久，用於預防心絞痛，治療心肌梗塞後，急慢性冠脈功能不全。有消化道功能障礙不良反應。

【製劑、用法】片劑：100mg。用法：op 0.3g，bid；維持量：0.3～0.4g / d。

六、血管擴張藥物

●肼屈嗪Hydralazine（肼苯噠嗪）

【作用與用途】主要作用動脈，降低外周阻力而降壓反射性心率增快，心輸出量增加，常與其他藥合用治療中、重度高血壓。常有頭痛、嘔吐、心悸等不良反應，冠心病患者慎用。心動過速忌用。

【製劑、用法】片劑：10mg，25mg，50mg。用法：op 10～25 mg，tid，可加量至 25～50mg，tid～qid。

●吲達帕胺 Indapamide☆

【作用與用途】多用於Ⅰ、Ⅱ期高血壓，可用於老年人、糖尿病與腎功能不全者。

【製劑、用法】片劑：2.5mg。用法：op 1.25～2.5mg / d。

●米諾地爾 Mitroprusside（長壓定 敏諾定）

【作用與用途】擴張小動脈，降低外周阻力，用於原發性及腎性高血壓，一般常與其他藥合用。常見水鈉瀦留，心動過速等不良反應。

【製劑、用法】片劑：2.5mg，5mg。用法：op 2.5～5mg，bid，逐漸加至 5～10mg，bid。

●硝普鈉 Sodium Nitroprusside（亞硝基鐵氰化鈉）

【作用與用途】直接擴張小動脈及靜脈，減輕心臟前後負荷，降低血壓。用於高血壓急症，亦用於急性左心衰，頑固性心衰，配好的溶液放置時間不能超過 4h，可引起低血壓、噁心、嘔吐、頭痛、心悸等不良反應。低血壓，嚴重狹窄性瓣膜病禁用。

【製劑、用法】注射劑：50mg。用法：ivdrip 開始 10μg / min，逐漸加至 40～75μg / min，最高不超過 300μg / min，24h 總量不超過 5mg / kg。

●二氮嗪Diazoxide（低壓唑 降壓嗪）

【作用與用途】鬆弛小動脈平滑肌，擴張血管，用於高血壓危象，急進型高血壓或高血壓腦病，常見心動過速、眩暈、噁心、發熱、臉紅等不良反應。

【製劑、用法】注射劑：150mg，300mg。用法：iv100～250 mg。

嗎多明 Molsidomine（脈導敏）

【作用與用途】直接作用血管平滑肌，擴張冠脈及促進冠脈循環，降低心肌耗氧量，用於防治心絞痛，青光眼不宜應用，低血壓禁用，可有面色潮紅、頭痛。

【製劑、用法】片劑：1mg，2mg。氣霧劑：14g。用法：op 1～2mg，bid～tid。舌下含服 2mg。吸入：每次吸 1～2 下（相當於 0.4mg）。

尼可地爾 Nicorandil（硝煙脂、煙浪丁）☆

【作用與用途】高度選擇擴張冠脈血管，還有解除血小板聚集的功能。用於冠心病、心絞痛的防治，孕婦、青光眼患者慎用，有頭痛、頭暈、心悸、噁心等不適反應。

【製劑、用法】片劑：5mg。用法：op 5～10mg，tid，最大不超過 60mg / d。

●卡托普利 Captopril（巰甲丙脯酸、開搏通）★▲

【作用與用途】用於輕中度高血壓，也用於急性心衰及頑固性、慢性心衰和急性心肌梗塞的二級預防。

【製劑、用法】片劑：12.5mg，25mg，50mg。用法：op 起始 12.5～25mg，tid，可加至 50mg，100mg，但不宜超過 300mg / d。

●依那普利 Enalapril（悅寧定 恩納普利）★▲

【作用與用途】同卡托普利。

【製劑、用法】片劑：2.5mg，5mg，10mg。用法：op 起始 2.5 ～5mg， bid，可加至 20～40mg / d。

●培哚普利 Perimdopril（雅施達）★▲

【作用與用途】用於原發性高血壓，亦用於慢性充血性心力衰竭和急性心肌梗塞後二級預防。

【製劑、用法】片劑：4mg。用法：op 4mg，qd，可加至 8 mg / d。

●貝那普利 Benazepril（苯那普利）★

【作用與用途】用於各類高血壓。

【製劑、用法】片劑：5mg，10mg，20mg。用法：op 起始 10 mg，qd。最大劑量 40mg / d。

●西拉普利 Cilazapril（抑平舒）

【作用與用途】主要用於輕、中度原發性高血壓。

【製劑、用法】片劑：2.5mg。用法：op 2.5～5mg / d。

雷米普利 Ramipril（瑞泰）

【作用與用途】用於高血壓、充血性心力衰竭及降低急性心肌梗塞後死亡率。

【製劑、用法】片劑：2.5mg，5mg。用法：op 高血壓：2.5 mg，qd，可加至 10mg / d；充血性心衰：1.25mg，qd，可加至 5mg / d；心肌梗塞後：2.5mg，bid。

喹那普利 Quinapril（阿克撲隆）

【作用與用途】用於腎性和原發性高血壓及充血性心力衰竭。

【製劑、用法】片劑：5mg，10mg，20mg。用法：op 首劑 5 mg / d，以後 10～20mg，bid。

賴諾普利 Lisinopril（捷賜瑞）★

【作用與用途】用於高血壓和充血性心力衰竭。

【製劑、用法】片劑：5mg，10mg，20mg。用法：op 充血性心衰，2.5mg / d，可加至 5～20mg / d；高血壓，5mg / d，可加至 20～80mg / d。

蘆沙坦 Losartan（科素亞 Cozaar）

【作用與用途】用於高血壓和充血性心力衰竭。

【製劑、用法】片劑：50mg。用法：op 50mg，qd，可加至 100mg / d。

沙坦 Valsartan（代文 Diovan）

【作用與用途】用於高血壓。

【製劑、用法】膠囊：80mg，160mg。用法：op 80mg，qd，可加至 160mg / d。

●酚妥拉明 phentolamine（甲苄胺唑啉、利其丁 Regitine）

【作用與用途】主要用於嗜鉻細胞瘤的診斷治療，充血性心力衰竭，血管痙攣性疾病治療。

【製劑、用法】片劑：25mg；注射劑：5mg，10mg。用法：op 25mg，bid。治療血管痙攣性疾病 iv / im 5～10mg，可重複給藥。

●酚苄明 phenoxybenzamine

【作用與用途】主要用於嗜鉻細胞瘤的診斷、治療與術前準備，血管痙攣性疾病治療。

【製劑、用法】片劑：10mg；注射劑：10mg。用法：開始 op 10mg，bid，隔日增加 10mg，維持量 20mg，bid。ivdrip 0.25～1mg / kg 加 250ml 葡萄糖中。

●哌唑嗪prazosin（脈寧豐、降壓新）

【作用與用途】用於輕、中、重度原發性高血壓及腎性高血壓。

【製劑、用法】片劑：0.5mg，1mg，2mg，5mg。用法：op 首劑 0.5～1mg，bid～tid，逐漸加量可至 20mg / d，維持量 6～10mg / d。

●特拉唑嗪Terazosin（高特靈、降壓寧）★▲■

【作用與用途】作用與哌唑嗪相似，用於原發性及腎性高血壓，也可單獨用於良性前列腺增生。

【製劑、用法】片劑：1mg，2mg，5mg；用法：op 1mg / d，hs，第 1 週 1mg / d，劑量逐漸增加到降至理想血壓為止，一般為 1～5mg / d，血壓穩定後改維持量 1mg / d。

布那唑嗪Bunazosin★▲

【作用與用途】作用同哌唑嗪，用於高血壓病。

【製劑、用法】片劑：0.5mg，1mg，3mg 。用法：op 首劑 0.5 mg，bid～tid。維持 1～2mg，bid～tid。

●烏拉地爾 Urapidil（優匹敵，壓寧定）★▲

【作用與用途】用於各類高血壓，充血性心力衰竭，良性前列腺肥大的治療。主動脈狹窄患者禁用。

【製劑、用法】緩釋膠囊：30mg；注射劑：25mg，50mg。用法：op 30～120mg，bid。iv 12.5～25mg 溶於 10ml 生理鹽水中緩慢靜注，10～15min 後可重複。ivdrip 50～100mg 溶於 250～400ml 液體內，滴速每分鐘 2～4 μg / kg。

●硫酸鎂 Magnesil sulfas

【作用與用途】口服有導瀉、利膽作用，注射給藥具有鎮痛、解痙、鬆弛骨骼肌、降低顱內壓、降低血壓的作用。

【製劑、用法】注射劑：10%溶液 / 10ml，25%溶液 / 10 ml。用法：1.0～2.5g 加 50%葡萄糖 40ml 稀釋緩慢靜推；兒童 0.1～0.15g / kg。

●利血平 Reserpine（血安平、蛇根鹼）

【作用與用途】用於輕、中度早期高血壓。

【製劑、用法】片劑：0.1mg，0.25mg；注射劑：1mg。用法：op 開始 0.125～0.5mg / d，維持 0.125～0.25mg / d。iv / im 1～2mg / d。

降壓靈 Verticil

【作用與用途】作用同利血平，用於早期高血壓。

【製劑、用法】片劑：4mg。用法：op 8mg，tid，穩定後 4 mg，tid。

胍乙啶 Guanethdine（依斯邁林 Ismelin）

【作用與用途】用於舒張壓較高的重度高血壓，有較嚴重體位性低血壓，可致眩暈、暈厥，同時有噁心、嘔吐、乏力、水鈉瀦留等不良反應。

【製劑、用法】片劑：10mg，25mg。用法：op 開始 10mg，qd～tid，以後遞增至 20～60mg / d。

咪芬 Trimethaphan（阿方那特）★

【作用與用途】短效神經節阻斷劑，主要用於高血壓危象

（夾層動脈瘤）及外科手術時控制血壓。

【製劑、用法】注射劑：50mg，250mg。用法：ivdrip 0.5～1.25mg / ml，1～4mg / min，根據血壓調節滴數。

●可樂定 clonidine（降壓片）

【作用與用途】用於原發性高血壓、中度及重度高血壓。靜注用於高血壓危象，口乾、發困等不良反應常見。

【製劑、用法】片劑：0.075mg；注射劑：0.15mg。用法：op 0.075～0.15mg，tid。im / iv 0.15～0.3mg。

莫索尼定 Moxonidine

【作用與用途】第二代中樞性降壓藥，選擇性地激動中樞延髓腹外側核的咪唑啉I 型受體，用於高血壓，有口乾、疲乏、頭痛不良反應。

【製劑、用法】片劑：0.2mg，0.4mg。用法：op 0.2～0.4 mg，qd，最大劑量 0.6mg / d。

●甲基多巴 Methyldopa（甲多巴）★

【作用與用途】用於中度高血壓，腎功能不良者更適合，嗜睡、口乾、眩暈、乏力為不良反應。

【製劑、用法】片劑：0.25g。用法：op 0.25mg，tid。

帕吉林 pargyline（優降寧）

【作用與用途】主要用於重度高血壓，尤其是其他降壓藥物效果不理想者。甲亢、嗜鉻細胞瘤者禁用。

【製劑、用法】片劑：10mg，20mg。用法：op 開始 10mg，qd～bid，維持量 20～30mg，qd～bid。

七、抗休克藥物

●去甲腎上腺素 Norepinephrine（正腎上腺素）

【作用與用途】興奮α受體，使全身血管除冠狀動脈外均強烈收縮，總外周阻力明顯增高，能增強心臟收縮力，用於經補充血容量後血壓仍不能回升，可用於外周阻力減低及心輸出量減少，以及麻醉引起的血壓減低。

【製劑、用法】注射劑：1mg / ml，2mg / 2ml。用法：一般短期小劑量靜滴或靜推，0.5～1mg 加 10%葡萄糖 250～500ml，按 4 μg / min 速度滴入。

●異丙腎上腺素 Isoprenaline（喘息定 治喘靈）

【作用與用途】用於竇房結功能低下所致的緩慢性心律失常，及心肺復蘇、休克的治療。可出現口乾、噁心、皮膚潮紅，眩暈等不良反應。

【製劑、用法】片劑：10mg；注射劑：1mg；氣霧劑：50mg。用法：op 10～15mg，tid～qid。ivdrip 0.5～1mg，1～3 μg / min。

●腎上腺素 Adrenaline（副腎素、副腎鹼）

【作用與用途】用於心臟驟停，心室顫動或緩慢而無效的室性自主心律，常見心悸、頭痛、眩暈、嘔吐等不良反應，高血壓、糖尿病、甲亢、洋地黃中毒患者禁用。

【製劑、用法】注射劑：0.5mg，1mg。用法：iv 0.5～1mg，室顫時可多次用，電機械分離時可用至 0.2mg / kg。

●間羥胺 Metaraminol（阿拉明 Aramine）

【作用與用途】興奮α受體，使外周血管收縮，血壓升高。

用於心源性休克，神經源性及感染性休克的早期。常見頭痛、眩暈、噁心、嘔吐、震顫等不良反應。

【製劑、用法】注射劑：10mg，50mg。用法：ivdrip 20～100 mg 加 500ml 液體中 20～30 gtt / min。緊急情況時 iv 1～5mg。

●氫化可的松 Hydrocortisone☆△□

【作用與用途】增強心肌收縮力，增加心血管對腎上腺素的反應，用於各種原因引起的休克。

【製劑、用法】注射劑：10mg，25mg，50mg，100mg。用法：ivdrip 100～300mg 稀釋在 500ml 液體中。

●地塞米松 Dexamethasone（氟美松）

【作用與用途】抗過敏，抗休克作用，用於嚴重休克。

【製劑、用法】注射劑：2mg，5mg。用法：ivdrip 10～25 mg。

●甲潑尼龍 Methylprednisolne（甲強龍）☆△

【作用與用途】同地塞米松。

【製劑、用法】注射劑：40mg，125mg，250mg，500mg。用法：ivdrip 15～30mg / kg（24h 內），可重複用。

●多巴胺 Dopamine（鹽酸 3、4 二苯基乙胺 Intropin）

【作用與用途】用於嚴重心衰及心源性休克，特別適用於需要升壓作用和增加排血量而無明顯的心動過速和心室激惹性的患者，還廣泛用於心臟手術後的心力衰竭。

【製劑、用法】注射劑：20mg。用法：ivdrip 初始劑量每分鐘 0.05～1 μg / kg，可加量至每分鐘 10 μg / kg，極量每分鐘 20 mg / kg，根據臨床表現調節滴速。

●多巴酚丁胺 Dobutamine（強心胺 Inotrex）★

【作用與用途】用於心肌梗塞或心臟外科手術所致的低心排休克，各種心臟病所致的慢性心功能不全，心排出量低而心室率不快的病人，臨床還用於多巴酚丁胺超聲負荷試驗。

【製劑、用法】注射劑：20mg，250mg。用法：治療心功能不全，每分鐘 2.5 μg～10ug / kg；抗休克升壓，每分鐘 10 μg / kg 以上，每 3～5min 增加 50 μg，最大劑量可用至每分鐘 400 μg / kg，觀察室壁運動異常。

八、調整血脂及抗動脈粥樣硬化藥物

考來烯胺 C oletyramine（降膽敏，消膽胺）

【作用與用途】強鹼性陰離子交換樹脂類，促進膽固醇轉化，減少膽固醇。用於高膽固醇血症。可有胃腸不適，腹脹噁心。

【製劑、用法】粉劑：4g。用法：op 4g，tid。

降膽寧 Coldstiopl（降脂樹脂 2 號）

【作用與用途】同消膽胺。

【製劑、用法】用法：op 5g，tid。

降膽葡胺 Oplidexide（降脂樹脂 3 號）

【作用與用途】同消膽胺。

【製劑、用法】塊型：4g。用法：op 4g，tid。

●洛伐他汀 Lovastatin（美降之 Mevacor）★▲

【作用與用途】本藥為 3- 羥 -3 甲基戊二酰輔酶還原酶抑制劑，減少肝內源性膽固醇的合成，用於原發性高膽固醇血症，預防冠狀動脈硬化，治療冠心病，可有肌痛噁心、便秘等不良反應。

【製劑、用法】片劑：20mg。用法：op 開始 20mg / d，qn，可根據 TG 水平可加量至 80mg / d。

●辛伐他汀 Simvastatin（舒降之 Zocor）★▲

【作用與用途】同洛伐他汀。

【製劑、用法】片劑：5mg，10mg，20mg。用法：op 開始 20 mg / d，qn，根據 TG 水平可加至 80mg / d。

●普伐他汀 Pravastatin（普拉固 Pravchol）

【作用與用途】同洛伐他汀。

【製劑、用法】片劑：5mg，10mg。用法：op 10mg / d，qn。根據 TG 水平加至 40mg / d。

氟伐他汀 Fluvastatin（來適可 Lescol）

【作用與用途】同洛伐他汀。

【製劑、用法】膠囊：20mg。用法：op 20～40mg / d，可加至 80mg / d。

谷甾醇 Sitosterol（谷固醇 Sitostanol）

【作用與用途】妨礙膽固醇的脂化和膠粒形成，阻止膽固醇從腸道吸收。用於高膽固醇血症，可出現食慾減退、腹瀉等不良反應。

【製劑、用法】混懸劑：20%沖劑，每 100g 中含谷固醇 88 g。用法：op 2～3g，bid～tid。

維生素 E 煙酸脂 Nicoinate（Tocopheryl）

【作用與用途】微循環活化劑，同煙酸。

【製劑、用法】膠囊：100mg。用法：op 100～200mg，tid。

●阿西莫司 Acipimox（樂脂平）★▲

【作用與用途】同煙酸。

【製劑、用法】膠囊：250mg。用法：op 250mg，bid～tid。

氯貝丁酯 Clofibrate（安妥明）★

【作用與用途】抑制甘油三酯和膽固醇合成促進 TG 分解。用於高甘油三酯或以高甘油三酯為主的高血脂症，主要為胃腸不適不良反應。

【製劑、用法】膠囊：125mg，250mg，500mg。用法：op 500 mg，tid（飯後服），血脂正常後調為 250mg，bid。

雙貝特 Simfibrate（雙安妥明）★

【作用與用途】同安妥明。

【製劑、用法】膠囊：250mg。用法：op 250～500mg，tid。

利貝特 Lifibrate（降脂新 新安妥明）★

【作用與用途】降脂作用強於安妥明，餘同安妥明。

【製劑、用法】片劑：12.5mg，50mg。用法：op 25～50mg，tid。

●吉非貝齊 Gemfibrozil（諾衡 吉非羅齊）☆▲□

【作用與用途】有一定的抗血小板聚集，抗凝血功能，餘同安妥明。

【製劑、用法】片劑：600mg，900mg；膠囊：300mg。用法：op 300～600mg，bid，血脂水平下降後，減至 300～600mg / d 維持。

●非諾貝特 Fenofibrate（力平脂立平脂）★

【作用與用途】同吉非貝齊。

【製劑、用法】膠囊：100mg，200mg，300mg。用法：op 100 mg，tid。

苯紮貝特 Bezaribrate（必降脂）★▲

【作用與用途】同吉非貝齊。

【製劑、用法】膠囊：400mg；片劑：200mg。用法：op 200 mg，tid。

丙丁酚 Probucol（普羅布可）

【作用與用途】抑制膽固醇合成，促進膽固醇轉化而消耗，用於高膽固醇血症，動脈粥樣硬化症，主要為腹瀉、噁心等消化道不良反應，Q～T 間期延長者禁用。

【製劑、用法】片劑：250mg。用法：op 250～500mg，tid。

亞油酸 Linolein Acid（十八碳二烯酸）

【作用與用途】能降低血漿中膽固醇，減少血管壁中膽固醇含量。用於高血脂症和動脈粥樣硬化症的防治，有噁心、嘔吐、腹瀉等胃腸道不良反應。

【製劑、用法】膠丸劑：150mg，300mg。用法：op 0.9～1.5，tid。

多烯康膠丸 Flishoil Concentratod（海魚油膠丸）

【作用與用途】能降低膽固醇和甘油三酯，抑制血小板聚集，降低血黏度。用於高脂血症、冠心病、腦血栓等，出血性疾病禁用。

【製劑、用法】膠丸劑：0.3g，0.45g。用法：op 2～3 粒，tid。

脈樂康

【作用與用途】同多烯康。

【製劑、用法】膠囊：450mg。用法：op 1～2 粒，tid。

降脂寧

【作用與用途】促進脂性血漿淨化，降低膽固醇和甘油三酯。用於冠心病，動脈硬化症，混合性高血脂症。不良反應為噁心、嘔吐、腹瀉、乏力等。

【製劑、用法】腸溶片劑：10mg。用法：op 20mg，tid。

冠心舒（腦心舒）

【作用與用途】同降脂寧。

【製劑、用法】片劑：10mg。用法：op 10～30mg，tid。

●藻酸雙脂鈉 Polysacharide Sodium（多糖硫酸酯 pss）

【作用與用途】具有類肝素樣作用，調節血脂，用於缺血性心臟病和腦病，降低血脂，防止血栓形成，偶可出現腹部不適，皮膚潮紅，噁心等不良反應。

【製劑、用法】片劑：50mg；注射劑：50mg，100mg。用法：op 50～100mg，tid。ivdrip 100～150mg 溶於 1000ml 液體中 20gtt

/ min，qd。

夫拉紮勃 Furazabol（去脂舒）★▲

【作用與用途】抑制體內膽固醇合成，阻止肝臟合成甘油三酯，用於高脂血症及動脈粥樣硬化症。前列腺肥大、孕婦禁用。

【製劑、用法】片劑：0.5g。用法：op 0.5g，tid。

彈性酶Elastase（胰肽酶）

【作用與用途】降低膽固醇、甘油三酯及低密度度脂蛋白。用於高血脂症及動脈粥樣硬化性疾病。

【製劑、用法】片劑：10mg；注射劑：15mg。用法：op 10～20mg，tid。im 15mg，qd。

九、心血管營養藥物

泛癸利酮 Vbidexarenone（輔酶Q_{10}）

【作用與用途】具有抗冠心病作用，增加心輸出量，降壓作用。用於充血性心力衰竭、冠心病、心肌病、高血壓病。可出現胃腸不適不良反應。

【製劑、用法】片劑：5mg。用法：op10～15mg，tid。

果糖二磷酸 Fructose-1-6 Diphosphate（6′二磷酸果糖 FDP）

【作用與用途】有缺血、缺氧狀態細胞能量代謝和葡萄糖利用，可減輕缺血心肌損傷。用於心肌缺血的輔助治療。有頭暈、過敏反應等不良反應。

【製劑、用法】注射劑：5g，10g。用法：ivdrip 10g，bid。

輔酶A Coenzyme A

【作用與用途】對糖、蛋白質、脂肪代謝起重要作用。冠脈硬化、慢性動脈炎、心肌炎等心血管病患者的輔助用藥。

【製劑、用法】注射劑：50U，100U。用法：ivdrip50～100 U。

環磷腺苷Adenesine Cyclophosphate（環磷酸腺苷Amp）

【作用與用途】有改善心肌缺氧，擴張冠脈作用增加心輸出量。用於心絞痛和心肌梗塞的輔助治療，偶見發熱，皮疹等不良反應。

【製劑、用法】注射劑：20mg。用法：iv 20mg，bid。ivdrip 40mg。

十、抗血栓藥

●阿斯匹林 Aspirin（阿斯匹林腸／水溶片／拜阿斯匹林、舒爾辛）

【作用與用途】抑制環氧化酶，減少 TXA2 的生成，不可逆性的抑制血小板的聚集，預防血栓形成。

【製劑、用法】片劑：25mg，50mg。用法：op 75～150mg，qd。急性心肌梗塞負荷量 325mg 口服。

●噻氯匹定 Ticlopidine（抵克力得、齊諾）

【作用與用途】抑制由 ADP 誘導的血小板聚集，預防血栓形成。易出現中性粒細胞減少副作用。

【製劑、用法】片劑：75mg。用法：op，75mg，qd。急性心肌梗塞負荷量 300mg 口服。

●氯吡格雷 Clopidogrel（玻立維、泰嘉）

【作用與用途】抑制由 ADP 誘導的血小板聚集，預防血栓形成。

【製劑、用法】片劑：75mg，25mg。用法：op，75mg，qd。急性心肌梗塞負荷量 300mg 口服。

●替羅非班 Tirofiban（欣維寧）

【作用與用途】血小板膜糖蛋白Ⅱb／Ⅲa 受體拮抗劑，預防血栓形成。

【製劑、用法】注射劑：5mg / 100ml。用法：ivdrip 非抬高 ST 段急性冠脈綜合徵保守治療，起始 30min 滴速 0.4 μg / kg・min，繼之 0.1 μg / kg・min維持 48～108h；急性冠脈綜合徵冠脈介入術後治療，起始劑量 10 μg / kg，靜推大於 3min，而後 0.15 μg / kg・min持續靜滴 36h。

●肝素鈉 Heparin

【作用與用途】由抗凝血酶Ⅲ發揮抗凝血酶作用。可用於深靜脈血栓和心臟附壁血栓及預防血栓形成。

【製劑、用法】注射劑：100mg / 12500U。用法：ivdrip 500～1000U / h。

●低分子肝素 LMWH（依諾肝素、速避凝、法安明、立邁青、海普寧）

【作用與用途】由抗凝血酶Ⅲ發揮抗凝血酶作用。可用於深靜脈血栓和心臟附壁血栓及預防血栓形成。

【製劑、用法】注射劑：5000U。用法：ih 2500～5000U，bid。

●華法林 Warfarin（可密啶）★

【作用與用途】抑制維生素 K 依賴性凝血因子的合成，需口服 2～7d 後才出現抗凝作用。可用於深靜脈血栓和心臟附壁血栓及預防血栓形成。

【製劑、用法】片劑：2.5mg，3.5mg，10mg。用法：初始劑量 3mg / d，後據 INR 值調整劑量，目標 INR 一般為 2.0～3.0。

●鏈激酶 Streptokinase

【作用與用途】間接激活纖溶酶原轉化為纖溶酶，使血栓中的纖維蛋白降解而溶解血栓。

【製劑、用法】注射劑：10 萬、20 萬 U、50 萬 U。用法：急性心肌梗塞靜脈溶栓：（先皮試陰性）ivdrip150 萬 U60min 內滴完。

●尿激酶 Urokinase

【作用與用途】直接激活纖溶酶原轉化為纖溶酶，使血栓中的纖維蛋白降解而溶解血栓。

【製劑、用法】注射劑：150 萬 U。用法：急性心肌梗塞靜脈溶栓：ivdrip 150 萬 U30min 內滴完。

●重組組織型纖溶酶原激活劑 r－TPA

【作用與用途】激活纖溶酶原轉化為纖溶酶，使血栓中的纖維蛋白降解而溶解血栓。

【製劑、用法】注射劑：50mg。用法：急性心肌梗塞靜脈溶栓：100mg，90mi 內靜脈給予：先靜推 15mg，繼而 30min 內靜滴 50mg，其後 60min 內再靜滴 35mg。

其他類：

●曲美他嗪Trimetazidine（萬爽力）

【作用與用途】改善心臟能量代謝。可用於心力衰竭及冠心病。

【製劑、用法】片劑：20mg。用法：op 20mg，tid。

第四節　呼吸系統藥物

一、鎮咳藥

鎮咳藥分為三類：① 中樞麻醉性鎮咳藥如嗎啡、可待因；② 中樞非麻醉性鎮咳藥如咳必清、咳淨酮；③ 非中樞性鎮咳藥如咳快好。

●可待因 Codeine（甲基嗎啡）★■

【作用與用途】為嗎啡的甲基衍生物。對咳嗽中樞有較強抑制作用，對呼吸中樞的抑制能力為嗎啡的 1 / 4，適用於無痰劇烈乾咳、中等度疼痛。

【製劑、用法】片劑：15mg，30mg；注射劑：15mg / ml，30 mg / 2ml。用法：op15mg～30mg，qd～tid，極量每次 100mg，250mg / d；兒童每天 1～1.5mg / kg，分 3 次。ih 每次 15mg～30mg。

●嗎啡 Morphine★▲■

【作用與用途】為中樞麻醉性鎮咳藥，對呼吸中樞和咳嗽中樞有很強的抑制作用。

【製劑、用法】片劑：5mg，10mg；注射劑：10mg。用法：

op / im / ih：每次 0.1～0.2mg / kg，每日不超過 4 次。

●噴托維林 Pentoxyverine（維靜寧，咳必清）

【作用與用途】對咳嗽中樞有抑制作用，並有輕度的阿托品樣作用和局麻作用，大劑量對支氣管平滑肌有解痙作用。鎮咳強度為可待因的 1 / 3，無成癮性。多用於上呼吸道感染引起的乾咳及百日咳。

【製劑、用法】片劑：25mg。用法：op 25mg，tid～qid；兒童 6.25～12.5mg，bid～tid。

●右美沙芬 Dextromethorphan（右甲嗎南）☆△

【作用與用途】為中樞性鎮咳藥，作用強度與可待因相當，無成癮性及耐藥性。

【製劑、用法】片劑：10mg，15mg；膠囊：15mg。用法：op 15～30mg，tid～qid。

依普拉酮 Eprazinone

（雙苯哌丙酮，易咳嗪，咳淨酮，Mucitux，Resplen）

【作用與用途】中樞性鎮咳作用為可待因的 2 倍。有鎮靜、局麻、抗組織胺、抗膽鹼作用，從而可緩解支氣管平滑肌痙攣。並有較強的黏痰溶解作用。不抑制呼吸。無成癮性。

【製劑、用法】片劑：40mg。用法：op 40～80mg，tid～qid；兒童劑量減半。

●二氧丙嗪Dioxopromethazine

（雙氧異丙嗪，克咳敏，Prothanon）

【作用與用途】同咳淨酮，鎮咳作用稍弱，但比可待因強，並可用於過敏性哮喘、蕁麻疹、皮膚搔癢症。

【製劑、用法】片劑：5mg。用法：op 5～10mg，bid～tid，極量 10mg / 次，30mg / d。

●苯丙哌林 Benproperine
（咳福樂，咳快好，Cofrel，Pirexyl）☆

【作用與用途】為非中樞性鎮咳藥，作用同咳必清，但鎮咳強度是咳必清的 6～10 倍，可用於炎性咳嗽。

【製劑、用法】片劑：20mg。用法：op 20mg，tid，晝夜不停陣咳者 40mg / 次，q1h。

複方甘草（布朗合劑）

【作用與用途】鎮咳、祛痰。可刺激呼吸道腺體分泌，稀釋痰液，易於咳出。

【製劑、用法】溶液劑：100ml，180ml。片劑：0.5g。op 10 ml 或 2～4 片，tid。

●阿桔片（複方桔梗片）☆

【作用與用途】鎮咳、祛痰。內含阿片粉，有中樞鎮咳作用。

【製劑、用法】片劑：含桔梗粉 90mg、硫酸鉀 180mg、阿片粉 30mg。用法：op 1 片，tid。

二、祛痰藥

●氯化銨 Ammonium chloride

【作用與用途】為噁心性祛痰劑，有祛痰，利痰，酸化體液和尿液。

【製劑、用法】片劑：0.3g。用法：op 0.3～0.6g，tid；兒童每天 30～60mg / kg。

●乙酰半胱氨酸 Acetylcysteine
（痰易淨，易咳淨 Mucofilin，Mucomyst）

【作用與用途】為黏痰溶解藥，能溶解黏痰，降低痰的黏滯性，並使之液化。用於痰液稠厚、咳痰困難的各種支氣管、肺疾病。

【製劑、用法】噴霧劑：0.5g，1.0g。用法：噴霧吸入：10%溶液 1～3ml，bid～qid。氣管滴入或注入：5%溶液 1～2ml，bid～qid。

●溴已新 Bromhexine（必嗽平，Bisolvin）

【作用與用途】為黏液調節劑，促使氣管、支氣管分泌黏滯性低的小分子蛋白，使黏痰減少，使痰變稀容易咳出。

【製劑、用法】片劑：4mg，8mg；注射劑：4mg / 2ml。用法：op 8～16mg，tid；兒童 4～8mg，tid。ivdrip 16mg / d。

●氨溴索 Ambroxol
（氨溴醇，溴環已胺醇，Mucosolvan）☆

【作用與用途】為必嗽平的有效代謝物，作用比必嗽平強，能刺激支氣管黏液腺，使痰液稀釋，還能增加肺表面活性物質的合成和分泌。

【製劑、用法】片劑：30mg；緩釋膠囊：75mg。用法：op 片劑 30mg，tid；緩釋膠囊 75mg，qd。

●羧甲司坦 Carbocistine
（羧甲半胱氨酸，強利痰靈，S-CMC）

【作用與用途】為黏液調節劑，使低黏度黏蛋白增多，高黏度黏蛋白減少。使痰液黏滯性降低，易於咯出。

【製劑、用法】片劑：0.25g。糖漿劑：0.5g / 10ml。用法：op 0.5g，tid；兒童每天 30mg / kg。

●糜蛋白酶Chymotrypsin

【作用與用途】為酶類祛痰藥，能分解肽鍵，使稠厚黏痰和膿性痰稀化。

【製劑、用法】粉劑：1mg，5mg。用法：製成 0.5mg / ml，氣管內滴入或氣霧吸入，bid～qid。

三、平喘藥

●麻黃鹼 Ephedrine（鹽酸麻黃素）★

【作用與用途】用於防治輕度哮喘發作，鼻黏膜充血、水腫所致鼻塞。

【製劑、用法】片劑：25mg；注射劑：30mg，50mg。用法：平喘：op 25mg，tid，極量每次 60mg，150mg/d；兒童 0.5～1mg /kg，tid。ih 每次 15～30mg。im 50mg，bid。

●異丙腎上腺素 Isoprenaline（喘息定，治喘靈）

【作用與用途】興奮 β_2 受體使支氣管平滑肌、骨骼肌血管、腎、腸系膜血管及冠脈舒張。

【製劑、用法】片劑：10mg；氣霧劑：0.25%；注射劑：1mg / 2ml。用法：控制支氣管哮喘急性發作：舌下含服 10～20mg，tid，不超過 60mg / d；兒童，2.5～10mg，bid～tid。氣霧劑吸入

1～2 噴 / 次，bid～qid。

間羥異丙腎上腺素 Orciprenaline

（異丙喘寧，羥喘，Metaprel，Alupent）

【作用與用途】選擇性β_2受體興奮劑，用於支氣管哮喘、喘息性支氣管炎、慢性支氣管炎、肺氣腫等所致的支氣管痙攣。

【製劑、用法】片劑：10mg，20mg；氣霧劑：225mg。用法：op 10～20mg，tid～qid；兒童 7.5～30mg / d。霧化吸入：1～3 噴，qid～q4h。

●特布他林 Terbutaline（間羥叔丁腎上腺素，博利康尼，叔丁喘靈，間羥舒寧，Brincanyl，Brethine）

【作用與用途】為β_2受體興奮劑，用於支氣管哮喘、喘息性支氣管炎及慢性阻塞性肺病所致的支氣管痙攣。

【製劑、用法】片劑：2.5mg，5mg；注射劑：1mg / 1ml。氣霧劑：喘康速，100mg / 10ml。用法：op 2.5～5mg，tid。ih，每次 0.25mg，30min 無效可重複注射，4h 總量不超過 0.5mg。噴霧：1～2 噴 / 次，每噴 0.25mg。

●沙丁胺醇 Salbutamol

（羥甲叔丁腎上腺素，舒喘靈，Ventolin，Albuterol）

【作用與用途】選擇性的β_2受體興奮劑，擴張支氣管作用較強，有抑制過敏介質釋放作用，用於治療和預防支氣管哮喘，喘息型支氣管炎和肺氣腫。

【製劑、用法】片劑：2mg；氣霧劑：0.2%，100μg / 撳。用法：op 2～4mg，tid；兒童 0.1～0.15mg / kg，bid～tid。氣霧

吸入：1～2 噴 / 次，必要時 4h 重複 1 次，24h 不宜超過 6～8 次。

●氯丙那林 Clorprenaline

（氯喘，喘通，氯喘通，鄰氯喘息定，Asthone）

【作用與用途】選擇性的 β_2 受體興奮劑，選擇性低於沙丁胺醇，有明顯的支氣管擴張作用。

【製劑、用法】片劑：5mg；氣霧劑：2%溶液。用法：op 5～10mg，tid。氣霧吸入：6～10mg / 次。

●克侖特羅 Clenbuterol

（氨哮素，克喘素，雙氯醇胺，Spirpent）

【作用與用途】選擇性 β_2 受體興奮劑，對支氣管平滑肌有較強而持久作用，對心臟的興奮性較弱。

【製劑、用法】片劑：20 μg，40 μg；膜劑：60 μg，120 μg；氣霧劑：1.96mg。用法：op 40 μg，tid。含服，每次 60～120 μg，哮喘緩解後，服餘下部分。氣霧吸入：每次 10～20 μg，tid～qid。

●丙卡特羅 Procaterol

（曼普特，美普清，Manpute，Meptin）☆

【作用與用途】長效 β_2 受體興奮劑，並有抗過敏、促進氣道纖毛運動及排痰作用。用於支氣管哮喘、喘息性支氣管炎和慢性阻塞性肺病。

【製劑、用法】片劑：25 μg，50 μg。用法：op 50 μg，bid。

沙美特羅 Salmeterol
（施立穩，施立碟，Serevent，Seredisk）

【作用與用途】長效β_2受體興奮劑，1 次劑量持續擴張支氣管 12h，有強大的抑制肥大細胞釋放過敏介質作用，降低氣道高反應性。用於哮喘、喘息性支氣管炎和可逆性氣道阻塞。

【製劑、用法】碟劑：0.2mg；氣霧劑：25 μg / 揿。用法：噴霧吸入：50 μg，bid（需配碟式吸入器使用），嚴重病人 100 μg，bid。

●異丙托溴銨 Ipratropine Bromide
（溴化異丙托品，愛喘樂，Atrovent）☆△□

【作用與用途】為 M- 膽鹼受體拮抗劑，支氣管平滑肌鬆弛作用強，選擇性高，對呼吸道腺體和心血管的作用不明顯。適用於支氣管哮喘、慢性阻塞性肺病。

【製劑、用法】氣霧劑：0.025%20ml。用法：噴霧吸入，成人及 14 歲以上的兒童：1～2 噴 / 次，tid～qid。霧化吸入：成人及 14 歲以上的兒童：0.4～2ml 愛喘樂加生理鹽水至 3～4ml，tid～qid：14 歲以下的兒童每次 0.2～1ml（相當於 50～250 μg），依上述方法應用。

●氨茶鹼 Aminophylline

【作用與用途】用於支氣管哮喘、喘息性支氣管炎；心性哮喘；膽絞痛。心梗、低血壓、休克忌用。靜脈輸注速度過快可引起死亡。

【製劑、用法】注射劑：0.125g/2ml，0.25g/2ml，0.5g/2ml；片劑：0.05g，0.1g，0.2g。用法：iv/ivdrip 0.25～0.5 緩注；兒童每天 2～3mg/kg。op 0.1～0.2g，tid～qid；兒童每次 3～5mg/kg。

●**茶鹼 Theophylline**

【作用與用途】為長效緩釋茶鹼製劑。能直接鬆弛支氣管平滑肌及肺臟血管，緩解哮喘發作、咳嗽、可逆性支氣管痙攣症狀。

【製劑、用法】片劑：250mg；緩釋片：250 mg；控釋片：250mg，400mg；緩釋膠囊：50mg，100mg，200mg。用法：op 100～200mg，tid～qid；緩釋片 250 mg，tid；控釋片 200～400mg，qd～q12h。

舒弗美 Shufumei

【作用與用途】為茶鹼控釋片，用於支氣管哮喘、慢性支氣管炎和肺氣腫、病竇綜合徵、房室傳導阻滯。

【製劑、用法】片劑：0.1g。用法：op 0.1～0.2，bid。

●**二羥丙茶鹼 Diprophylline**
（喘定，甘油茶鹼，Dyphylline）

【作用與用途】平喘作用僅為茶鹼的 1/5。心臟興奮作用為茶鹼的 1/10～1/20。重度心肌炎、心肌梗塞慎用。不宜與茶鹼合用。

【製劑、用法】片劑：0.1g，0.2g；注射劑：0.25g / 2ml。用法：op 0.2g，tid。iv 0.25～0.5g / 次。ivdrip 1～2g / d。

●**色甘酸鈉 Disodium Cromoglycate（咽泰，咳樂鈉）☆**

【作用與用途】主要用於防治過敏性哮喘、過敏性鼻炎。

【製劑、用法】氣霧劑：0.7g，每揿含色甘酸鈉 3.5mg，噴霧吸入，3.5～7mg / 次，tid～qid，每月最大量 32mg。乾粉，乾粉噴霧器吸入，20mg / 次，tid，症狀減輕後，40～60mg / d，維持量 20mg / d。

●酮替酚 Ketotifen（噻喘酮，薩地同，Zaditen）★

【作用與用途】具有很強的 H_1 受體拮抗作用和抑制過敏反應介質釋放的作用，適用於各種類型支氣管哮喘。

【製劑、用法】片劑：0.5mg, 1mg。用法：op 2mg，qn；兒童 0.05mg / kg，qn。

●丙酸倍氯米松 Beclomethasone Dipropionatis（倍氯松，Beclovent，Beclacin）☆□

【作用與用途】用於支氣管哮喘，特別是激素依賴性哮喘。

【製劑、用法】氣霧劑：200 撳，50μg / 撳。用法：噴霧吸入：2 撳，tid。

●布地奈德 Budesonide（普米克，布地縮松，Pulmicort）★

【作用與用途】用於支氣管哮喘。

【製劑、用法】氣霧劑：每瓶 200 撳，50μg / 撳，100μg / 撳。用法：噴霧吸入：200～800μg，bid～qid。

氟替卡松沙美特羅吸入劑 Fluticasone and Salmeterol Dipropionate Inhalation（舒利迭）☆△□

【作用與用途】用於可逆性阻塞性氣道疾病的常規治療，包括成人和兒童哮喘。

【製劑、用法】成人和 12 歲及 12 歲以上的青少年：1 吸（50μg 沙美特羅和 100μg 丙酸氟替卡松），bid；1 吸（50μg 沙美特羅和 250μg 丙酸氟替卡松），bid。4 歲及 4 歲以上兒童：1 吸（50 μg 沙美特羅和 100 μg 丙酸氟替卡松），bid。

可必特 Combivent☆△□

【作用與用途】為溴化異丙托品與沙丁胺醇的新型混合劑，同時舒張大、中、小氣道，延長作用時間。用於支氣管哮喘、慢性阻塞性肺病。

【製劑、用法】氣霧劑：每瓶含沙丁胺醇 100 μg、溴化異丙托品 21 μg。用法：噴霧吸入：2 揿，qid。

第五節　消化系統藥物

一、抗酸及治療消化性潰瘍藥

消化性潰瘍的形成和發展與胃液中的胃酸和胃蛋白酶的消化作用及幽門螺桿菌感染有關，故藥物治療的目的是降低胃酸、消滅 HP，從而促進潰瘍面的癒合。藥物治療的基本措施有：① 抗酸藥直接中和胃酸。② 抗分泌藥物抑制胃酸分泌。③ 增強胃黏膜防衛力，藥物保護胃腸黏膜。④ 使用抗 HP 藥物消滅 HP 預防復發。上述方法可單獨應用或聯合應用。

1. 抗酸藥

此類藥物可分為吸收性抗酸藥和非吸收性抗酸藥，均可中和胃酸，減輕胃痛症狀，促進潰瘍癒合。除能中和胃酸外，可被腸道吸收，引起鹼血症，用於鹼化尿液。其中非吸收性抗酸藥如氫氧化鋁凝膠等還能在潰瘍面上形成保護性薄膜，以減少胃酸和胃蛋白酶對潰瘍面的腐蝕、消化作用。

●碳酸氫鈉（重碳酸鈉、小蘇打）

【作用與用途】為吸收性抗酸藥，主要能中和胃酸，可用於胃酸過多及胃、十二指腸潰瘍，同時也可鹼化尿液，治療酸血症。肝腎功能不良者、心功能不全者慎用，鹼中毒、低鈣血症、持續胃腸減壓者禁用。

【製劑、用法】片劑：0.3g，0.5g；注射劑：0.5g/10ml，5g/100ml，12.5g/250ml。用法：op 0.3～1g，tid；兒童 0.1～1g，tid。ivdrip 100～200ml/次，兒童 5ml/kg。

●胃舒平 Gastropin（複方氫氧化鋁）

【作用與用途】中和胃酸、抑制胃酸分泌，保護胃腸黏膜，胃腸解痙作用，用於胃潰瘍、胃酸過多及其他胃腸疾病。長期口服易引起便秘。

【製劑、用法】片劑：每片含氫氧化鋁 0.245g、三硅酸鎂 0.105 g、顛茄流浸膏 0.0026g。用法：op 2～4 片，tid～qid。

鹼式次硝酸鉍 Bismuth Subcarbonate
（樂得胃，胃必妥，Roter）

【作用與用途】能中和胃酸，保護胃黏膜，用於消化性潰瘍、胃酸過多，胃灼熱等。服後大便偏黑，須與上消化道出血鑒別。

【製劑、用法】複方片劑：用法：op 1～2 片，tid，飯後服。

複方鋁酸鉍（胃必治，胃必靈，治胃靈，Bisuc）

【作用與用途】同鹼式次硝酸鉍。

【製劑、用法】同鹼式次硝酸鉍。

2. 抗胃酸分泌藥物

研究表明，分泌胃酸的壁細胞有三種受體，即組胺 H_2 受體、胃泌素受體、乙酰膽鹼受體，任何一種受體經刺激後，均可啟動壁細胞內的 CAMP 系統，再經 $H^+ - K^+$ ATP 泵作用分泌胃酸；反之，三種受體的阻滯劑或 $H^+ - K^+$ ATP 泵的抑制劑均能抑制壁細胞的泌酸作用，其中 $H^+ - K^+$ ATP 泵的抑酸作用最強。

(1) H_2受體拮抗劑

分為三代：第一代以西米替丁為代表，能夠明顯抑制胃酸分泌，對基礎胃酸分泌及由組胺、胰島素、飲食和五肽胃泌素等所促進的胃酸分泌均有抑制作用。但副作用大，可有白細胞減少、顏面潮紅、皮疹、一過性轉氨酶升高、男性乳房肥大、乳溢、性功能減退、陽痿、精子數量減少等，一般停藥後均可恢復。第二代以雷尼替丁為代表，作用比西米替丁強 5～8 倍，但副作用低，可有頭痛、頭暈、皮疹、一過性轉氨酶升高，無椎體外系症狀。第三代以法莫替丁為代表，作用比雷尼替丁和西米替丁強 7 倍和 50 倍，肝腎損害小。

●西米替丁 Cimetidine
（甲氰米胍，泰胃美，Tagamet）★▲

【作用與用途】用於十二指腸球部潰瘍，對胃潰瘍、十二指腸炎、反流性食管炎、胃泌素瘤也具有一定的療效。也可用於上消化道出血、急性胰腺炎的治療。肝腎功能不全慎用。

【製劑、用法】片劑：0.2g，0.8g（泰胃美：0.4g，0.8g）；注射劑：0.2g。用法：op 0.2g，tid，睡前再服 0.4g。ivdrip 0.8～1.2g，qd。

●雷尼替丁 Ranitidine（呋喃硝胺，呋硫硝胺）☆■

【作用與用途】同西米替丁。

【製劑、用法】膠囊：150mg；片劑：150mg；注射劑：50 mg / 5ml。用法：op 150mg，tid。iv / ivdrip 50mg。

●法莫替丁 Famotidine（信法丁，立復丁，高舒達）☆△

【作用與用途】同西米替丁。

【製劑、用法】片劑：10mg，20mg；膠囊：20mg；注射劑：20mg / 2ml；用法：op 20mg，bid，或 40mg，hs。iv / ivdrip 20mg，qd。

羅沙替丁 Roxatidine ☆△

【作用與用途】同西米替丁。

【製劑、用法】膠囊：75mg。用法：op 150mg，qd。

(2) 胃泌素受體拮抗劑

丙谷胺 Proglumide

（二丙谷酰胺，弱木酰胺，Gastridine，Milid）

【作用與用途】可特異性抗胃泌素作用，抑制胃酸和胃蛋白酶分泌，對胃黏膜有保護和促進癒合作用。用於消化性潰瘍，胃炎等。

【製劑、用法】片劑：0.2g。用法：op 0.4g，tid～qid，飯前 15min 服。

(3) 抗膽鹼能藥

備註：有口渴嗜睡、視物模糊、排尿困難、便秘的副作用。青光眼、幽門梗阻者禁用。

溴甲阿托品 Atropine Mebropine（胃瘍平）

【作用與用途】可抑制胃液分泌和胃腸解痙的作用。用於消化性潰瘍、胃酸過多、胃炎、胃腸痙攣性疼痛等。

【製劑、用法】片劑：1mg，2mg。用法：op 1～2mg，qid。

貝那替秦 Benatyzine（胃復康、胃樂康）

【作用與用途】可抑制胃液分泌和胃腸解痙的作用，並有中樞安定鎮痛作用。用於有焦慮的消化性潰瘍、胃痙攣、膽絞痛等。

【製劑、用法】片劑：1mg。用法：op 1～2mg，tid。

溴化羥苯乙胺 Oxyphenonium Bromide（安胃靈，Antrenyl）

【作用與用途】抑制胃液分泌和胃腸痙攣作用。用於消化性潰瘍、胃酸過多、胃炎、胃腸痙攣性疼痛等。

【製劑、用法】片劑：5mg；注射劑：2mg。用法：op 5～10 mg，tid～qid。im / ih 1～2mg，q6h。

溴甲胃復康（服止寧 Fulcilin）

【作用與用途】同溴化羥苯乙胺。

【製劑、用法】片劑：10mg。用法：op 10～20mg，tid～qid。

哌侖西平 Pirenzepine（哌吡氮平，吡瘍平，Gastrozepin）★

【作用與用途】為膽鹼能 M_1 受體抑制劑，可抑制胃酸分泌，顯著減少胃蛋白酶原和胃蛋白酶的分泌。用於十二指腸潰瘍。

【製劑、用法】片劑：50mg。用法：op 50mg，bid。

(4)質子泵抑制劑

●奧美拉唑 Omeprazole（洛賽克，奧克，Losec）★▲■

【作用與用途】抑制壁細胞 $H^+ - K^+$ ATP 酶系，從而抑制 H^+分泌，是新型強效胃酸分泌抑制劑，用於難治性消化性潰瘍、急性胃黏膜出血、反流性食管炎、胃泌素瘤。

【製劑、用法】膠囊：20mg；注射劑：40mg；片劑：10mg。用法：op 20mg，qd～bid。iv 40mg，q12h。

●埃索美拉唑鎂 Esomeprazole Megnesium（耐信 Nexium）★▲■

【作用與用途】埃索美拉唑是奧美拉唑的 S- 異構體，由特異性的靶向作用機制減少胃酸分泌，為壁細胞中質子泵的特異性抑制劑。用於難治性消化性潰瘍、防止與幽門螺桿菌相關的消化性潰瘍復發、急性胃黏膜出血、胃食反流性疾病（GERD）、已經治癒的食管炎患者防止復發的長期維持治療、胃泌素瘤。

【製劑、用法】片劑：40mg。用法：op 20mg，qd～bid。

●蘭索拉唑 Lansoprazol（達克普隆 Lanzor）★▲■

【作用與用途】第二代質子泵抑制劑，對基礎胃酸分泌和組織胺、五肽胃泌素、膽鹼、食物引起的胃酸分泌有強力持久的抑制作用。用於十二指腸球部潰瘍、反流性食管炎、卓－艾氏綜合徵。

【製劑、用法】膠囊：30mg。用法：op 30mg，qd。

●泮托拉唑 Pantoprazole★▲■

【作用與用途】同蘭索拉唑。

【製劑、用法】片劑：20mg；注射劑：40mg。用法：op 20 mg，qd～bid。iv 40mg，q12h。

雷貝拉唑 Rabeprazole★▲■

【作用與用途】同蘭索拉唑。

【製劑、用法】片劑：10mg。用法：op 10mg，qd～bid。

3.胃黏膜保護劑

甘柏酸鈉 Carbenoxolone

（生胃酮，Biogastrone，Duogastrone）

【作用與用途】用於胃、十二指腸潰瘍。心、肝、腎功能不全、高血壓、老年人慎用。

【製劑、用法】片劑：50mg，100mg。用法：op 50～100 mg，tid，飯後服。

●硫糖鋁 Sucralfate（胃潰寧，Ulcerlmin）

【作用與用途】用於胃、十二指腸潰瘍，胃炎。必須空腹攝入，與制酸劑合用應間隔半小時。

【製劑、用法】片劑：0.25g，1.0g。用法：op 1.0g，tid～qid。

胃膜素 Gastric mucin（胃黏膜素，Grastron）

【作用與用途】是一種糖蛋白，遇酸形成黏稠狀膠狀物，覆蓋潰瘍面，減少胃酸刺激，促進潰瘍面癒合。用於胃酸過多症、胃、十二指腸潰瘍。與氫氧化鋁合用效果顯著。

【製劑、用法】膠囊：0.3g。用法：op 0.3～0.9g，qid。

●膠狀次枸櫞酸鉍（迪樂沖劑，德諾劑，CBS）★

【作用與用途】用於急、慢性胃炎和消化性潰瘍。療程超過 1 個月，可引起鉍中毒。服用該藥大便呈黑色。腎功能不全者禁用。

【製劑、用法】片劑：120mg。用法：op 120mg，tid。

●膠體果膠鉍★

【作用與用途】同膠狀次枸櫞酸鉍。

【製劑、用法】膠囊：50mg。用法：op 150mg，三餐前服用，睡前加服 1 次。

三鉀二櫞絡合鉍（得樂沖劑，TDB，De-Nol）★

【作用與用途】同膠狀次枸櫞酸鉍。

【製劑、用法】沖劑：每包 110mg。用法：op 1 包 / 次，qid，分別於餐前 0.5h 及晚餐後 2h 服用，28d 為 1 療程。

●鋁碳酸鎂 Hydrotalcite（達喜，威地美，Tacild）

【作用與用途】長期大劑量應用，要注意鋁中毒。

【製劑、用法】片劑：0.25g，0.5g。用法：op 0.5～1.0g，tid。

磷酸鋁（吉福氏凝膠）

【作用與用途】為凝膠狀活性磷酸鋁能中和胃酸，使之維持 pH3～5 正常酸度，不干擾胃的消化功能，降低胃蛋白酶活性，在胃黏膜表面形成保護膜層，促進潰瘍面肉芽組織生長，加快潰瘍癒合。用於消化性潰瘍病。

【製劑、用法】凝膠狀液體：用法：op 晨起時 1 包，睡前 1 包。

施維舒 Teprenone，Selbex ★■

【作用與用途】增加黏膜和黏液的含量，維持黏液的正常結構和保護作用，增加內源性前列腺素的生成，改善胃黏膜的血流量，促進胃黏膜的再生功能。用於急性胃炎、慢性胃炎急性發作、胃潰瘍。偶有便秘、腹脹、腹瀉、口乾的副作用。

【製劑、用法】膠囊：50mg。用法：op 50mg，tid，飯後 30 min 內服用。

4.抗 HP 藥物

克拉黴素 Clarithromycin

【作用與用途】本藥容易吸收，組織穿透性強，抗菌譜與紅黴素類似，在酸性環境下穩定，是目前單獨用藥在體內對 HP 根除率最高的抗菌藥物之一，胃腸道副作用少。

【製劑、用法】膠囊 250mg。用法：op 500mg，tid。

●阿莫西林 Amoxycillin（羥氨芐青黴素，Amoxil）

【作用與用途】為廣譜殺菌藥，對 HP 敏感，在酸性環境下穩定，胃內 pH 值接近 7 時殺菌活性明顯增加，與抑酸劑伍用，療效增加。用於慢性胃炎、消化性潰瘍。

【製劑、用法】膠囊：250mg。用法：op 500mg，tid～qid。

●呋喃唑酮 Frazolidone（痢特靈，Furoxon）△

【作用與用途】主要用於胃腸道方面感染如：痢疾、腸炎等，近年來，研究表明：對 HP 有殺菌作用，用於 HP 陽性的胃炎、消化性潰瘍。

【製劑、用法】片劑：25mg，100mg。用法：op 100mg，tid～qid。

●甲硝唑 Metronidazole（滅滴靈，Flagyl）★▲

【作用與用途】對 HP 有較強的殺滅作用。服藥後在胃液中的濃度高，活性不受胃酸影響。用於 HP 陽性的胃炎、消化性潰瘍。

【製劑、用法】片劑：100mg，200mg。用法：op 200～400 mg，tid～qid。

5.前列腺素藥物

●米索前列醇 Misprostol（甲基前列醇）★

【作用與用途】為合成前列腺素 E_1 的衍生物，有強大的抑制胃酸分泌作用和黏膜保護作用。用於胃、十二指腸潰瘍。

【製劑、用法】片劑：200 μg。用法：op 200 μg，qid。

●前列地爾 Alprostadil

（前列腺素 E_1，Prostaglandin E_1 PGE_1）

【作用與用途】抑制胃酸分泌和胃泌素釋放，增強胃腸血液循環，對胃黏膜具有修復和保護作用。另外，對急性胰腺炎、支氣管哮喘也有治療作用。青光眼、眼內壓亢進者慎用。

【製劑、用法】注射劑：100 μg。用法：ivdrip：100～200 μg 加液體 250～500ml。

二、胃腸解痙藥

本類藥物主要是抗膽鹼藥，它能鬆弛支氣管和胃腸道平滑肌而起解痙作用，並能減少胃炎和胃蛋白酶的分泌，降低胃腸運動和胃的排空速率，治療胃腸功能紊亂及胃、十二指腸潰瘍等。該類藥物可引起口乾、面紅、心跳加快、排尿困難、眼壓增高等副作用。青光眼及前列腺肥大病人禁用。

此外，有一種鈣拮抗劑，由抑制鈣離子流入腸道平滑肌細胞發揮作用，沒有抗膽鹼能作用，也沒有對心血管系統的副作用。

●丙胺太林 Probanthine（溴化丙胺太林，普魯本辛）

【作用與用途】抗膽鹼藥，解痙作用較阿托品強。主要用於胃、十二指腸潰瘍，胃腸痙攣，胃炎，膽汁排泄障礙，胰腺炎等。

【製劑、用法】片劑：15mg。用法：op 15mg，tid。

●顛茄 Belladonna

【作用與用途】抗膽鹼藥，能抗眩暈。用於胃腸功能紊亂及胃道易激綜合徵，消化性潰瘍，膽絞痛，痛經等，也可用於治療和預防暈動病。老年人、高血壓、甲亢、肝腎功能不全者慎用。

【製劑、用法】片劑：10mg；酊劑：0.03%；浸膏：含生物鹼 1%。用法：op 顛茄片：1～3 片，tid；顛茄酊：0.3～1ml，tid；顛茄浸膏：0.01～0.03，tid。

●丁溴東莨菪鹼 Scopolamine Butylbromide
（解痙靈，Hyoscine，Buscopan）

【作用與用途】外周抗膽鹼藥，解痙作用強，對中樞神經、眼、心臟及腺體幾乎無作用。用於各種原因引起的胃腸道平滑肌痙攣及膽、腎絞痛、腎結石。兒童、老年人慎用。

【製劑、用法】片劑：10mg，注射劑：20mg。用法：op 10～20mg，tid。im / iv 20～40mg / 次。

●匹維溴銨 Pinaverium Br（得舒特 Dicetel）★▲■

【作用與用途】匹維溴銨是作用於胃腸道的解痙劑，它是一種鈣拮抗劑，由抑制鈣離子流入腸道平滑肌細胞發揮作用。動物實驗中觀察到，匹維溴銨可以直接或間接地減低致敏性傳入的刺激作用。匹維溴銨沒有抗膽鹼能作用，也沒有對心血管系統的副作用。對症治療與腸道功能紊亂有關的疼痛、排便異常和腸道不適；對症治療與膽道功能紊亂有關的疼痛；為鋇灌腸作準備。

【製劑、用法】片劑：50mg。用法：op 50mg，tid～qid。為鋇灌腸作準備時，檢查前 3d 開始用藥。

三、助化消藥

●胃蛋白酶Pepsin（胃液素）

【作用與用途】為一種消化酶，能促進蛋白質分解。用於因食蛋白性食物過多所致的消化不良、慢性萎縮性胃炎、胃癌、惡性貧血所致的胃蛋白酶缺乏等。

【製劑、用法】片劑：0.1g。用法：飯時或飯前口服 0.3～0.6g，tid 。

多酶片

【作用與用途】能幫助消化食物中的澱粉、蛋白質和脂肪。用於消化酶缺乏的消化不良。

【製劑、用法】片劑：含澱粉酶 0.12g、胰酶0.12g、胃蛋白酶0.04g。用法：飯時或飯前口服 1～2 片，tid。

胰酶片 Pancreatin

【作用與用途】為多種酶的混合物，含胰蛋白酶、胰澱粉酶、胰脂肪酶等，能消化澱粉、蛋白質和脂肪。用於胰臟功能障礙，糖尿病消化不良、肝胰疾病所致的消化不良等。

【製劑、用法】片劑：0.3g，0.5g。用法：0.3～1.0g，tid，口服時不宜嚼碎。

●乳酶生 Lactasin（表飛鳴，Biofermine）

【作用與用途】能分解糖類生成乳酸，使腸內酸度增高，抑制腸內病原體的繁殖。用於消化不良，腸發酵，兒童飲食不當引起的腹瀉等。

【製劑、用法】片劑：0.3g。用法：飯前口服 0.3～0.9g，tid。

●乾酵母 Yeast

【作用與用途】為麥酒酵母菌的乾藻菌體，含維生素 B_1、B_2、B_6、B_{12}、煙酸、葉酸及多種酶等。用於食慾不振、消化不良及防治維生素 B 群缺乏症的輔助治療。用量過大可引起腹瀉。

【製劑、用法】片劑：0.2g，0.3g，0.5g。用法：op 0.5～3 g，tid。

●胰酶Pancreatin（得每通 Creon）

【作用與用途】本藥屬於胰酶替代藥品，用於治療胰酶分泌不足，對脂肪、碳水化合物及蛋白質有水解作用。適用於胰腺外分泌不足：慢性胰腺炎、胰腺切除術或胃切除術後、腫瘤引起的胰腺管或膽總管阻塞。亦可用於胰腺疼痛及老年性胰外分泌不足，以及由於胰酶缺乏所引起的消化不良。

【製劑、用法】每粒膠囊 150mg（相當於脂肪酶10000 歐洲藥典單位，澱粉酶8000 歐洲藥典單位，蛋白酶600 歐洲藥典單位）。起始劑量為 1～2 粒／次，進餐時服用，然後根據症狀調整劑量一般為 5～15 粒／日。小兒使用時可打開膠囊，將微粒加入軟性食物中立即服用，不可嚼碎。

四、止吐、胃、腸動力藥及消脹藥

●甲氧氯普胺 Metoclopramide（胃復安，滅吐靈，Paspertin，Maxolon）★

【作用與用途】主要抑制延髓催吐化學感受區，有較強的止吐作用，並促進胃、十二指腸蠕動，加快胃排空。用於噁心、嘔吐、噯氣、食慾不振、消化不良、胃部脹滿、急慢性胃炎等。可引起椎體外系症狀；如：肌震顫、下肢肌抽搐、共濟失調等，可用抗膽鹼藥如安坦等對抗。

【製劑、用法】片劑：5mg，10mg；注射劑：20mg。用法：餐前用藥 op 5～10mg，tid。iv 20mg / 次。

●多潘立酮 Doperidone（嗎丁啉，Motilium）☆□

【作用與用途】為較強的多巴胺受體拮抗劑，具有外周阻止作用。使胃腸道上部的蠕動和張力恢復正常，促胃排空，增強胃竇和十二指腸蠕動，協助幽門收縮。對血腦屏障的滲透力差，可排除精神、神經的副作用。用於各種原因引起的噁心、嘔吐及上腹飽脹。不能與抗膽鹼藥伍用。

【製劑、用法】片劑：10mg。用法：op 10～20mg，tid。

●莫沙必利 Mosapride（加斯清、快力）★△■

【作用與用途】為胃腸道動力藥，可促進腸肌間神經叢中乙酰膽鹼的生理性釋放。增強食道蠕動和下食道括約肌張力；防止胃內容物反流入食管並改善食道的清除率，增強胃和十二指腸收縮性與胃竇十二指腸部的協調性，減少十二指腸胃反流，改善胃十二指腸的排空，加強腸的運動並促進小腸和大腸的轉運。用於功能性消化不良、慢性胃炎、胃輕癱、神經性厭食、胃食管反流性疾病、噁心、嘔吐、便秘等。本藥可引起腹部痙攣、腸鳴、腹瀉等。

【製劑、用法】片劑：5mg，10mg。用法：餐前口服 3～10 mg，tid。

●鹽酸伊托必利 Ltopride Hydrochloride★△■

【作用與用途】本藥由對多巴胺 D_2 受體的拮抗作用而增加乙酰膽鹼的釋放，且由對乙酰膽鹼的抑制作用來抑制已釋放的乙酰膽鹼分解，從而增強胃、十二指腸運動，加速胃排空。此外，本藥還具有中等強度鎮吐作用。

【製劑、用法】片劑：50mg。用法：餐前口服 50mg，tid。

●馬來酸替加色羅 Tegaserod Hydrogen Maleate （澤可馬 Zelmac）★△■

【作用與用途】馬來酸替加色羅是氨基胍吲哚類選性 5-HT_4 受體部分激動劑，由激動胃腸道 5-TH_4 受體刺激胃腸蠕動反射和腸道分泌，並抑制內臟的敏感性。馬來酸替加色羅與人體 5-TH_4 受體有高親和力，但與 5-TH_3 受體或多巴胺受體沒有明顯親和力。馬來酸替加色羅作為神經元 5-TH_4 受體的部分激動劑，激發神經遞質如降鈣素基因相關肽從感覺神經元的進一步釋放。體內實驗顯示，馬來酸替加色羅可以增強基礎胃腸道動力，使整個胃腸道受損的動力機能恢復正常。另外動物研究顯示，替加色羅可以降低結直腸擴張時內臟的敏感性。目前主要適應於女性便秘型腸易激綜合徵患者緩解症狀的短期治療。

【製劑、用法】片劑：6mg，推薦劑量 6mg，bid，飯前口服，用藥期限可長至 12 週。

●馬來酸曲美布汀 Trimebutine Maleate★△■

【作用與用途】本藥為不同於膽鹼能藥物和抗多巴胺類藥物的胃腸道功能調節劑，具有對胃腸道平滑肌的雙向調節作用。在胃腸道功能低下時，本藥能用於腎上腺素能神經受體，抑制去甲腎上腺素釋放，從而增加運動節律；而在胃腸道功能亢進時，本藥主要作用於 K 受體，從而改善運動亢進狀態。用於胃腸道運動功能紊亂引起的食慾缺乏、噁心、嘔吐、噯氣、腹脹、腹鳴、腹痛、腹瀉、便秘等症狀的改善；用於腸易激綜合徵；用於術後腸道功能的恢復（國外資料）；也可用於鋇劑灌腸，可加速鋇劑灌腸檢查的進程（國外資料）。

【製劑、用法】片劑：100mg，200mg。用法：100～200mg，tid。

樞復寧 Ondansetron

【作用與用途】主要用於因細胞毒性藥物化療和放療治療引起的噁心、嘔吐，其中樞作用可阻斷位於化學感受誘發區的 5- 羥色胺受體，外周作用可阻斷位於迷走神經末梢的 5- 羥色胺受體。對本品過敏者禁用。可引起頭痛、上腹部發熱、暫時轉氨酶升高。

【製劑、用法】片劑：4mg，8mg；注射劑：4mg，8mg。用法：op 8mg，tid。iv 8mg，tid。均在化療前用藥。

格雷西林 Granisetron（康泉，Kytril）☆△

【作用與用途】本品為選擇性 5- 羥色胺受體拮抗劑，具有止吐作用，可用於癌症化療和放療引起的噁心、嘔吐。對本品過敏者禁用。

【製劑、用法】注射劑：3mg。用法：iv 3mg 溶於 50ml 生理鹽水中，24h 可重複用藥，最多不超過 3 次。

五、導瀉藥

●硫酸鎂 Magnesium Sulfate（硫苦、瀉鹽）★

【作用與用途】口服為容積性瀉藥及利膽藥，可增加腸內的滲透壓、阻止腸內的水分吸收，容積增大，刺激腸壁增加蠕動而導瀉。常用於導瀉、利膽。也可用於擴張血管、鬆弛骨骼肌、解痙、鎮靜作用。急腹症者禁用。

【製劑、用法】溶液：50%；注射劑：10% 10ml，25% 20 ml。用法：導瀉：5～20g / 次，清晨空腹口服。利膽：op 2～5 g，tid。

●酚酞Phenolphthalein（果導片）

【作用與用途】為刺激性或接觸性輕瀉藥，口服後，在鹼性腸液及膽汁作用下形成可溶性鈉鹽，刺激結腸，使之蠕動增加而導瀉。用於習慣性頑固性便秘。不宜與鈣劑同用；嬰兒禁用；幼兒、孕婦慎用。

【製劑、用法】片劑：50mg，100mg。用法：op 50～200mg，睡前服用。

氫氧化鎂合劑（鎂劑）

【作用與用途】有輕瀉及抗酸作用。用於便秘及胃酸過多。不宜與鈣劑同用。

【製劑、用法】合劑：100ml。用法：op 15～30ml，qd～tid。

●蓖麻油 Castor oil ★

【作用與用途】口服後在十二指腸內經脂肪酶分解為甘油。腹部炎症、痙攣性便秘病人禁用。

【製劑、用法】油劑：10ml。用法：op 10～20ml / 次。

●液體石蠟（石蠟油）

【作用與用途】口服後不能吸收、刺激腸壁並阻止水分吸收，具有軟化糞便作用。用於慢性便秘和預防手術後排便困難。

【製劑、用法】油劑。用法：op 15～30ml，睡前口服。

●甘油（丙三醇）

【作用與用途】能潤滑、刺激腸壁，軟化大便，使容易排出。用於長期便秘。

【製劑、用法】栓劑：1.33g。用法：塞肛：1 支 / 次。

●開塞露

【作用與用途】用於便秘。

【製劑、用法】複方製劑：20ml。用法：塞肛：20ml / 次。

六、止 瀉 藥

●洛哌丁胺 Loperamide
（易蒙停、易蒙敵，Imodium）★▲■

【作用與用途】對腸道作用與阿片相同，有較強的止瀉作用，用於各種原因引起的腹瀉。對感染性腹瀉伴全身中毒症狀者不宜用。

【製劑、用法】膠囊：1mg。用法：op 1～2mg，bid。

次碳酸鉍 Bismuth Subcarbonate（鹼式碳酸鉍）

【作用與用途】對胃腸黏膜有收斂、止瀉作用，對黏膜創面可形成一層保護膜。用於腹瀉、慢性胃腸炎、胃十二指腸潰瘍。感染性腹瀉應控制感染後用藥。3 歲以下兒童禁用。

【製劑、用法】片劑：0.3g。用法：op 0.3～0.9g，tid。

●藥用炭（活性炭）

【作用與用途】能吸附腸道內的腐敗物質、細菌毒素，減輕刺激，減少腸蠕動而止瀉。用於慢性腹瀉及急慢性腸炎。不宜與抗生素同用。3 歲以下兒童不宜服用。

【製劑、用法】片劑：0.15g、0.3g、0.5g。用法：op1～4g，tid。

●思密達 Smecta

【作用與用途】對消化道內病毒、病菌、毒素有較強的選擇性固定、抑制作用，對消化道黏膜有覆蓋作用，提高黏膜屏障，對攻擊因數的防禦功能。用於胃食管反流、食管炎、胃炎及慢性腸炎等。

【製劑、用法】粉劑：3g。用法：op 1～2 包，tid。

七、腸道菌群調整藥

整腸生（地依芽孢桿菌）

【作用與用途】用於菌群失調引起的腹瀉。不能與抗生素同用。

【製劑、用法】膠囊：0.25g（2.5 億活菌）。用法：op 0.5 g，tid。

●麗珠腸樂（回春生膠囊、含雙歧桿菌活菌）

【作用與用途】同整腸生。

【製劑、用法】膠囊。用法：op 1～2 粒，bid。

樂托爾（乳酸菌膠囊）

【作用與用途】同整腸生。

【製劑、用法】膠囊：50 億凍乾菌 / 粒。用法：op 2 粒，tid。

八、利 膽 藥

利膽藥按作用分為促進膽汁分泌和促進膽汁排泄兩種，另一些利膽藥具有膽石溶解作用。臨床用於膽囊炎、膽石症、膽囊功能失調等的治療以及作為膽結石的外科手術治療和碎石治療的輔助藥物。

●硫酸鎂 Magnesiun Sulfate

【作用與用途】可刺激十二指腸黏膜，反射性地引起膽囊收縮而起利膽作用。也可用於 ERCP 檢查。

【製劑、用法】溶液：3.3g / 10ml。用法：op 10～20ml，tid。

●熊去氧膽酸 Ursodeoxycholic acid（UDCA）★

【作用與用途】有強大的利膽作用，鬆弛膽總管括約肌，有利於膽汁排出；促進肝糖原蓄積，減少肝內脂肪，有保肝解毒作用，用於膽石症、膽系感染、黃疸等。膽道完全阻塞及嚴重肝炎病人禁用。

【製劑、用法】片劑：50mg。用法：op 50mg，tid。

膽維他 Anethol Trithione

【作用與用途】直接作用於肝細胞，恢復肝功能，促進膽汁、膽酸膽色素的分泌，提高血谷胱苷肽含量，增強肝臟解毒功能。用於膽囊炎、膽石症、急慢性肝炎、肝硬化等。膽管阻塞病人禁用。

【製劑、用法】片劑：12.5mg，25mg。用法：op 12.5～25mg，tid。

消炎利膽片

【作用與用途】消炎利膽，用於急慢性膽囊炎、膽管炎。

【製劑、用法】片劑。用法：op 6片，tid。

消膽胺 Cholestyramine（膽酪胺）

【作用與用途】與膽酸絡合，不利於吸收入血，使血中膽酸量減少，促進血中膽固醇向膽酸轉化，降低血中膽固醇。用於慢性膽囊炎，膽石症，膽汁鬱結等。

【製劑、用法】膠囊或粉劑。用法：op 4g，tid。

●亮菌甲素 Armillarisin A

【作用與用途】本藥為利膽藥，能促進膽汁分泌，鬆弛膽管末端括約肌，降低十二指腸的緊張度，從而對膽道系統壓力起到調節作用，使膽汁順利流入十二指腸，促進淤積的膽汁排出至腸道。同時由於膽汁流量的增加，可將小結石、細菌及其代謝物、炎性滲出物等沖洗出膽道，起到減輕或消除疼痛和炎症的作用。此外，本藥尚能促進免疫功能及增強吞噬細胞作用。對急性膽道感染的療效與抗生素相近，對梗阻型膽道感染療效不顯著。用於急性膽道感染；可用於病毒性肝炎；也可用於慢性胃炎（尤其是淺表性胃炎）。

【製劑、用法】針劑：1mg；用法：1–2mg iv–drip bid。

九、護肝藥

●葡萄糖醛酸內酯 Glucurone（肝泰樂）

【作用與用途】降低肝脂肪酶活性，抑止糖原分解，能與肝內腸內毒物結合轉變為無毒的葡萄糖酸，有保肝及解毒功能。用於急慢性肝炎、肝硬化、藥物及食物中毒、關節炎等。

【製劑、用法】片劑：50mg，100mg。用法：op 100～200 mg，tid。

輔酶A Coenzymum（Co –A）

【作用與用途】在體內對脂肪和蛋白質的代謝起重要作用，參與乙酰膽鹼的合成、肝糖原的積存。用於脂肪肝、肝昏迷、急慢性肝炎、腎病綜合徵、尿毒症等。

【製劑、用法】注射劑：50U，100U，200U。用法：ivdrip 100～200U，qd。

齊墩果酸 Oleanolic Acid

【作用與用途】可降低 ALT，減輕肝細胞變性、壞死及肝組織的炎性反應和纖維化過程，促進肝細胞再生。用於病毒性遷延性肝炎、黃膽性肝炎等。

【製劑、用法】片劑：10mg。用法：op 30～50mg，tid～qid。

●促肝細胞生長素 HGF

【作用與用途】能刺激肝細胞 DNA 的合成，促進肝細胞的再生，能降低 ALT 及使病變肝細胞恢復。

【製劑、用法】凍乾粉劑：20mg。用法：ivdrip 80～120mg加葡萄糖 250ml，qd，療程 3 個月。

●甘草二銨（甘利欣）★

【作用與用途】抗炎、保護肝細胞膜、改善肝功能。適用於伴有 ALT 升高的慢性肝炎。嚴重的低鉀、高鈉血症及心腎功能衰竭者禁用。

【製劑、用法】注射劑：50mg / 10ml；膠囊：50mg。用法：op 50～100mg，tid。ivdrip 30ml，qd。

強力寧 Potenlin

【作用與用途】類似腎上腺皮質激素的作用，對肝細胞炎症病變有治療作用，防止肝脂肪變和纖維化，促進肝細胞的恢復。不與利尿劑合用。

【製劑、用法】注射劑：20ml。用法：ivdrip 40～80ml，qd。

●肌苷Inosine（次黃嘌呤核苷）

【作用與用途】參與體內能量代謝和蛋白質的合成，提高 CoA 的活性，改善肝功能，促進受損肝細胞的恢復，刺激體內產生抗體。禁與氯黴素、潘生丁等藥配伍。

【製劑、用法】片劑：0.2g；注射劑：0.1 / 5ml，0.2g / 5 ml。用法：op 0.2～0.6g，tid。ivdrip 0.2～0.6g，bid。

茵梔黃注射液

【作用與用途】本品由茵陳、梔子、黃芩、銀花等提取物製備，有清熱、解毒、利濕以及退黃和降低轉氨酶等作用。臨床用於急性肝炎、慢性肝炎及重症肝炎的治療。

【製劑、用法】注射劑：2ml。用法：im 2～4ml，qd。ivdrip 10～20ml，qd。

●還原型谷胱甘肽Glutathione（阿托莫蘭）

【作用與用途】用於酒精性肝硬化及慢性肝炎肝功能不良。

【製劑、用法】注射劑：0.6g。用法：ivdrip 0.6～1.2g 加液體 250～500ml。

十、抗肝炎病毒藥

●干擾素（Interferon, IFN）

【作用與用途】具有抗 B 型、C 型肝炎病毒和免疫調節作用，伴有 HBV-DNA、DNA 多聚酶陽性或 HBeAg 陽性等病毒複製標誌的成年慢性活動性 B 型肝炎病人、伴有 HCV 抗體陽性和谷丙轉氨酶ALT 增高，但不伴有肝功能代償失調（Child 分類 A）的成年急慢性 C 型肝炎，D型肝炎等病人。

【製劑、用法】注射劑：10 μg / 支、20 μg / 支、30 μg / 支、40 μg / 支、50 μg / 支、60 μg / 支，30～60 μg ，每週 3 次，im 或 ip6 個月以上。

●長效干擾素（Peg-Interferon, Peg-IFN）

【作用與用途】同干擾素，但療效優於普通干擾素。

【製劑、用法】注射劑：135 μg / 支、180 μg / 支，135～180 μg，每週 1 次，ip，1 療程 6 個月以上。

●阿德福韋酯片（Adefovir Dipivoxil 商品名：代丁、賀維力）

【作用與用途】核苷類似物，由競爭抑制 DNA 多聚酶發揮抗 B 肝病毒作用，適用於治療有 B 型肝炎病毒活動複製證據，並伴有血清氨基酸轉移酶（ALT或AST）持續升高或肝臟組織學活動性病變的肝功能代償的成年慢性B型肝炎患者。

【製劑、用法】片劑：10mg。用法op 10mg，qd，治療的最佳療程尚未確定。

●拉米夫定片 Lamivudine（賀普丁）

【作用與用途】核苷類似物，由競爭抑制DNA多聚酶發揮抗B肝病毒作用，適用於B型肝炎病毒複製的慢性B型肝炎，長時間應用可能出現YMDD變異。

【製劑、用法】片劑：100mg，成人op，100mg，qd。目前尚無16歲以下患者的療效和安全性資料。

●恩替卡韋 Entikawei（博路定）

【作用與用途】本品適用於病毒複製活躍、ALT持續升高或肝臟組織學顯示有活動性病變的慢性成人B型肝炎的治療。

【製劑、用法】片劑：0.5mg。op，0.5mg，qd。拉米夫定治療時 病毒血症或出現拉米夫定耐藥突變的患者為1.0mg，qd。本品應空腹服用（餐前或餐後至少2h）。

十一、治療肝昏迷藥

●L－烏氨酸－L－天冬氨酸肽（L－mithine－L－aspartate, OA）

【作用與用途】可促進體內氨的轉化與尿素合成，降低慢性肝病時血氨水平。給予去血管誘導FLF大鼠靜脈輸注OA可有效降低血氨水平，並抑制HE的發生，降低腦組織含水量，使多種氨基酸濃度增加，用於肝昏迷的治療。

【製劑、用法】注射劑：5g / 10ml。用法：ivdrip 10g，qd。

●谷氨酸（麩氨酸）

【作用與用途】與血氨合成無毒的谷氨酰胺，使血氨下降。同時參與腦蛋白質和糖的代謝，促進氧化過程，改善中樞功能。用於肝昏迷、嚴重肝功能不全等。腎功能不全及無尿病人慎用。

【製劑、用法】片劑：0.3g，0.5g。用法：op 2.5～5.0g，qid。

●谷氨酸鈉 Sodium Glutamate

【作用與用途】同谷氨酸。少尿、無尿及腎功能不全者禁用。用藥過程中注意血電解質平衡。

【製劑、用法】注射劑：5.75g / 20ml。用法：ivdrip 11.5～17.5g，qd。

●谷氨酸鉀 Pot Glutamate

【作用與用途】用於肝昏迷，常與谷氨酸鈉合用，以維持電解質平衡，對低鉀者尤為適用。少尿、無尿及腎功能不全者禁用。用藥過程中注意血電解質平衡。

【製劑、用法】注射劑：6.3g / 20ml。用法：ivdrip 12.6～25.2g，qd。

●精氨酸 Arginine（阿及寧）

【作用與用途】用於血氨增高引起的肝昏迷。易引起高氯性酸血症。高氯性酸血症、少尿、無尿及腎功能不全者禁用。

【製劑、用法】注射劑：5g / 20ml。用法：ivdrip 15～20g，qd。

●乳果糖 Lactulose（半乳糖果糖甙）

【作用與用途】小腸內不易吸收，在結腸內被細菌分解為乳糖和醋酸，刺激腸蠕動，抑制腸內細菌產氨，並阻止腸道吸收氨。有降氨的作用。用於肝昏迷的前期或更早些。主要用於預防用藥。不用於肝昏迷的治療。

【製劑、用法】糖漿劑：60%。用法：op 30～40ml，bid～tid。

左旋多巴 Levodopa（L-Dopa）

【作用與用途】可透過血腦屏障進入腦組織轉變為多巴胺和去甲腎上腺素，改善神經傳導介質，使中樞神經的衝動傳導恢復正常，使病人神志清醒。用於肝昏迷。可使消化性潰瘍惡化引起出血、心律失常、體位性低血壓等。潰瘍病、心血管病和精神病者禁用。

【製劑、用法】粉劑、注射劑：25mg / ml，50mg / 2ml。用法：鼻飼或灌腸：5g / 次。ivdrip 0.3～0.4g / d。

十二、胃腸道激素

●奧曲肽Octreotide（生長抑素八肽，善得定Sandostatin）

【作用與用途】治療肢端肥大症、促甲狀腺素細胞瘤、類癌綜合徵、VIP 瘤、胃泌素瘤、急性胰腺炎、肝硬化食管靜脈破裂出血、腸瘻、頑固性腹瀉等。每日的劑量和療程按不同疾病而定。

【製劑、用法】注射劑：0.05mg，0.1mg，0.5mg。用法：ih / iv開始劑量 0.05mg，qd～bid。根據情況加到 0.2mg，tid。

●施他寧 Stilamin（生長抑素十四肽）

【作用與用途】治療胃腸胰內分泌腫瘤、上消化道出血、急性胰腺炎或消化道瘻管等。

【製劑、用法】注射劑：0. 25mg，3mg。用法：ih / iv 0.25 mg。ivdrip 0.25mg / h。

第六節 泌尿系統藥物

一、利尿藥

●呋塞米 furosemide（速尿）

【作用與用途】作用於髓袢升枝，有強的利尿效果，用於有水腫的病人。為避免發生電解質紊亂，應從小量開始，間歇給藥。

【製劑、用法】片劑：20mg；注射劑：20mg。用法：op 20 mg，qd～tid。im / iv 20mg，qd / qod。總量不超過 200mg / d。

●布美他尼 Bumeitanide（丁尿酸）

【作用與用途】作用類似於速尿，但強於速尿，是速尿的40 倍。

【製劑、用法】片劑：0.5mg，1mg；注射劑：1mg。用法同速尿，從 1mg / 次開始，逐漸增加劑量。最大劑量 10mg / d。

●依他尼酸 Ethacrynic Acid，Edecrin（利尿酸）

【作用與用途】作用同呋塞米，口服後 30min 生效，2h 達高峰，持續 6～8h，靜推後 5～10min 生效，持續 2h。

【製劑、用法】片劑：25mg / 片；針劑：25mg / 支。用法：

op，25mg / 次，1～3 次 / d，量不超過 100mg / d，3～5d 為 1 療程。iv：25～50mg / 次，偶需要第 2 次時，應更換部位，以免發生血栓性靜脈炎。

吡咯他尼 Piretanide，Arelix（苯氧吡酸）

【作用與用途】同呋塞米。

【製劑、用法】片劑：6mg；緩釋膠囊：6mg / 粒。用法：op 6～24mg / d。

托拉塞米 Torasemide

【作用與用途】同呋塞米，利尿作用比呋塞米強，用於心衰和各種原因引起的水腫。

【製劑、用法】片劑：10mg；注射劑：10mg。用法：op 高血壓：2.5mg / d；利尿 10～20mg / d。iv 10～20mg。

●氫氯噻嗪（雙氫克尿噻 DHCT）☆△

【作用與用途】作用於髓袢升枝粗段皮質部達到利尿作用，也可用於腎性尿崩症及加壓素無效的垂體性尿崩症。

【製劑、用法】片劑：25mg。用法：op 25～50mg，qd～tid。

氟噻嗪Bendrofiumethiazide☆△

【作用與用途】同氫氯噻嗪，作用比其強。

【製劑、用法】片劑：5mg。用法：op 5mg，qd～tid。

環戊噻嗪Cyclopenthiazide（環戊氯噻嗪，Navidrex）

【作用與用途】同氫氯噻嗪。

【製劑、用法】片劑：0.25mg。用法：op 0.25～0.5mg，bid。

維持量 0.2mg / d。

希帕胺 Xipamide（氯磺水楊酸）

【作用與用途】同氫氯噻嗪。

【製劑、用法】片劑：20mg。用法：op 初服 40mg / d，維持量 40mg / d。

●螺内酯 Spironolactone
（安體舒通 Antisterone，Aldactone）

【作用與用途】該藥具有抗醛固酮作用，利尿作用不強，起效慢而維持久，常與噻嗪類利尿藥或高效利尿藥合用以增強利尿效果，並減少 K^+的喪失。

【製劑、用法】片劑：20mg。用法：20mg，tid～qid。

●氨苯蝶啶 Triamterene
（三氨蝶呤，Dyazide，Dyrenium）

【作用與用途】作用於遠曲小管及集合管，阻滯 Na^+通道而減少 Na^+的再吸收達到利尿。

【製劑、用法】片劑：50mg，100mg。用法：op 50mg，qd～tid。

●阿米洛利 Amiloride（氨氯吡咪，武都力，Amipromizide）

【作用與用途】作用同氨苯蝶啶。

【製劑、用法】片劑：複合劑。用法：op 1～2 片，qd～tid。

乙酰唑胺 Acetazolamide（醋氮酰胺，醋唑磺胺，Diamox）

【作用與用途】作用近曲小管，為碳酸酐酶抑制，減少細胞

內 H^+形成而達利尿效果。

【製劑、用法】片劑：0.25g。用法：op 利尿：0.25g，qd～qod；治療青光眼：0.25g，bid～tid。

二、脫水藥

●甘露醇 Mannital ★

【作用與用途】應用於腦水腫及青光眼和預防急性腎功能衰竭。

【製劑、用法】注射劑：20%250ml。用法：iv 125～250ml，q4～6h。

山梨醇 Sorbitol

【作用與用途】作用與臨床應用同甘露醇，但其水溶性較高。

【製劑、用法】注射劑：25%250ml。用法：iv 250～500 ml，q6～12h。

高滲葡萄糖 Hypertonic Glucose

【作用與用途】有脫水及滲透利尿作用，但高滲作用維持不久，易被代謝，常與甘露醇合用治療腦水腫。

【製劑、用法】注射劑：50%20ml。用法：iv 60～100ml，q4～6h。

●低分子右旋糖酐 Dextran

【作用與用途】升高滲透壓達利尿及脫水作用。

【製劑、用法】注射劑：每瓶 500ml。用法：iv 250～500ml，qd。

三、治療尿毒症藥

必需氨基酸 Essential amino acid

【作用與用途】補充必需氨基酸促進氮平衡，減輕氮質血症，用於氮質血症病人及尿毒症非透析病人。

【製劑、用法】注射劑：250ml。用法：ivdrip 80～100ml 加 10%葡萄糖 250ml，qd。

開酮片 Ketosteril（腎靈膠囊）

【作用與用途】作用同腎必須氨基酸，但口服效果更好。

【製劑、用法】片劑。用法：op 4～6 片，tid。

包醛氧化澱粉 Dialdehyce

【作用與用途】口服後與腸腔中尿素氮結合從糞便中排出，適用於氮質血症及非透析的尿毒症病人。

【製劑、用法】粉劑：5.0g / 包。用法：op 5.0g，bid～tid。

氧化澱粉 Oxystarch

【作用與用途】作用同包醛氧化澱粉。

【製劑、用法】粉劑：每包 10g。用法：op 10g，bid。

愛西特片

【作用與用途】主要是經由腸腔中吸附毒素，促進毒素排泄，適用於氮質血症、非透析尿毒症病人及透析不充分的尿毒症病人。

【製劑、用法】片劑：0.3g。用法：op 1.2g，tid。

保腎膠囊

【作用與用途】促進大便排出，減少對毒素吸收，促進腸道排鉀。適用於氮質血症、尿毒症非透析及透析病人。

【製劑、用法】用法：op 5 粒，tid。

三黃片

【作用與用途】作用同保腎膠囊。

【製劑、用法】用法：op 3～5 片，tid。

大黃蘇打片

【作用與用途】作用同保腎膠囊。

【製劑、用法】用法：op 5 片，tid。

尿毒清顆粒

【作用與用途】作用同保腎膠囊。

【製劑、用法】5.0g / 包。用法：op 5.0g，tid。

阿爾法 –D3

【作用與用途】促進腸道對鈣的吸收，改善低鈣血症。

【製劑、用法】片劑：0.25 μg。用法：op0.5 μg，qd。

●羅鈣全 Rocaltrol（骨化三醇）

【作用與用途】促進腸道對鈣的吸收，抑制 PTH 的分泌，適用於尿毒症病人糾正鈣磷代謝異常。

【製劑、用法】片劑：0.25 μg。用法：op 0.25 μg，qd。

碳酸鈣（納米鈣）

【作用與用途】補鈣同時糾正酸中毒，適用於低鈣血症、尿毒症及氮質血症的病人。

【製劑、用法】用法：1片，qd。

四、前列腺增生用藥及其他藥物

●非那雄胺 Finasteride（保列治）

【作用與用途】抑制睪丸酮代謝為雙氫睪丸酮，使前列腺體積縮小，尿路梗阻症狀得以改善。不良反應有乳房增大和壓痛、口唇腫脹和皮疹等過敏反應。適用於良性前列腺增生。

【製劑、用法】片劑：5mg。用法：op 5mg，qd，3個月為1療程。

保前列 Cefasabal

【作用與用途】選擇性達到泌尿系統，有穿透前列腺脂膜作用於致病部位。適用於前列腺增生，急、慢性前列腺炎及泌尿系感染。

【製劑、用法】中藥複方片劑。用法：op 1～2片，tid～qid。

護前列 Urgerin

【作用與用途】具有消除膀胱及前列腺的充血，增強抗感染能力。適用於前列腺炎、前列腺增生等。

【製劑、用法】複方片劑。用法：op 1～2片，bid～tid。

●坦羅辛 Tamsulosin（哈樂膠囊）

【作用與用途】為α_1受體亞型α_{1A}的特異拮抗劑，對尿道、膀胱頸部及前列腺平滑肌具有高選擇性的阻斷作用。適用於前列腺增生症引起的排尿障礙。

【製劑、用法】片劑：0.2mg。用法：op 0.2mg，qd。

舍尼通 Cernilton（前列泰 Prostat）

【作用與用途】花粉提取物可阻斷雄激素受體，抑制前列腺增生。

【製劑、用法】用法：op 1～2 片／次，bid。

鹽酸酚苄明片 Phenoxybenzamine Hydrochloride（竹林胺片）

【作用與用途】選擇阻斷前列腺中 α^- 受體，使前列腺體纖維肌肉組織鬆弛，尿道梗阻症狀得到緩解和減輕。適用於前列腺增生症引起的非機械性梗阻所致的排尿困難。

【製劑、用法】片劑：10mg。用法：op 10mg，bid，1～3d 後 qd。7～14d 為 1 療程。

前列康片

【作用與用途】同鹽酸酚苄明片。

【製劑、用法】片劑：0.5g。用法：op 3～4 片，tid。

消石素 Uralyt

【作用與用途】具有利尿、抗炎和增進腎血液循環的作用。適用於泌尿系結石。

【製劑、用法】用法：op 2 片，tid。

消石靈 Duplinal

【作用與用途】同消石素。

【製劑、用法】用法：op 2 片，tid。

排石沖劑

【作用與用途】同消石素。

【製劑、用法】用法：1 包 / 次，tid。

●前列地爾 Alprostadil（前列腺素 E_1，Prostaglandin E_1）

【作用與用途】用於治療神經性、血管性、心因性或綜合性勃起功能障礙。

【製劑、用法】注射劑：20 μg。用法：陰莖海綿體內注射：10～20 μg / 次。

膀胱靈 Cystocaps

【作用與用途】具有抗菌消炎作用，減輕膀胱刺激症狀。適用於泌尿系感染。

【製劑、用法】片劑：複方製劑。用法：op 2 片，bid～tid。

尿感靈沖劑

【作用與用途】同膀胱靈。

【製劑、用法】用法：op 每次 1 包，tid。

五淋丸

【作用與用途】同膀胱靈。

【製劑、用法】用法：op 每次 4～6g，tid。

寧泌泰膠囊

【作用與用途】同膀胱靈。

【製劑、用法】用法：op 3 片，tid。

尿通寧 Pyridum

【作用與用途】作用尿道黏膜、迅速解除尿道及膀胱不適、灼熱。適用於泌尿系感染。

【製劑、用法】片劑：100mg。用法：op 200mg，tid。

第七節　血液系統藥物

一、抗貧血藥

●硫酸亞鐵 Ferrous Sulfate（福乃得，鐵維隆）

【作用與用途】口服吸收較好，主要用於缺鐵性貧血。有一定的胃腸道反應。

【製劑、用法】片劑：300mg。用法：op 300mg，qd；兒童每天 15～30mg / kg。

●琥珀酸亞鐵 Ferrous Succinate（速力菲）

【作用與用途】口服吸收好，主要用於缺鐵性貧血，胃腸道反應較輕。

【製劑、用法】片劑：100mg。用法：op 100mg，tid；兒童每天 3mg / kg。

●枸櫞酸鐵銨 Ferric Ammonium Citrate

【作用與用途】用於缺鐵性貧血，口服吸收較差，胃腸道反應較輕。

【製劑、用法】溶液：500ml。用法：op 10～20ml，tid；兒

童每天 1ml / kg，分 3 次。

●富馬酸亞鐵 Ferrous Fumarate（富血鐵）

【作用與用途】用於缺鐵性貧血。

【製劑、用法】片劑：200mg。用法：op 200～400mg，tid；兒童每天 50～100mg / kg，分 3 次。

葡萄糖酸亞鐵 Ferrosi Gluconns

【作用與用途】作用同硫酸亞鐵，胃腸道反應較輕。

【製劑、用法】片劑：300mg。用法：op 300mg～600mg，qd。

力蜚能 Niferex
（多糖鐵複合物 Polysaccharide iron complex）

【作用與用途】用於缺鐵性貧血。

【製劑、用法】膠囊：150mg。用法：op 150mg，qd；兒童每天 2.5～5mg / kg。

乳酸亞鐵 Ferrous Lactate

【作用與用途】用於缺鐵性貧血。

【製劑、用法】片劑和膠囊：0.15g。用法：op 0.15g～0.6g，tid。

硫酸甘氨酸鐵 Ferrous Glycine Sulphate

【作用與用途】用於缺鐵性貧血，也用於孕婦預防缺鐵性貧血。

【製劑、用法】片劑：100mg。糖漿劑：含鐵 0.5%。用法：

op 100mg，qd；兒童 10～20mg /（kg・d）。

右旋糖酐鐵 Iron Dextran（葡聚糖鐵）

【作用與用途】用於不適於口服鐵劑的缺鐵性貧血患者。

【製劑、用法】注射劑：50mg，100mg。用法：深部 im 100 mg / d；兒童每天 2.5mg / kg。

●山梨醇鐵 Iron Sorbitol

【作用與用途】用於不適於口服鐵的缺鐵性貧血患者。作用較快，局部反應少。

【製劑、用法】注射劑：50mg。用法：深部 im 75～100mg / d；兒童每天 2.5～5mg / kg。

複方二甲胂酸鐵注射液 Compound Iron Cucodylate Injection

【作用與用途】用於慢性貧血，神經衰弱及病後恢復期。嚴重腎功能減退者慎用。

【製劑、用法】注射劑：1ml。用法：ih / im，1ml / d。

●維生素 B_{12} Vitaminum B_{12}（氰鈷胺 Cyanocobalamin）

【作用與用途】用於巨幼細胞貧血、惡性貧血、藥物中毒引起的貧血、再生障礙性貧血等。惡性腫瘤、傳染性肝炎急性期患者慎用。

【製劑、用法】注射劑：100 μg，500 μg。用法：op 50～500 μg / d。

肝精 Liver Extract

【作用與用途】用於巨幼細胞貧血、惡性貧血、藥物中毒引起的貧血、再生障礙性貧血等。惡性腫瘤、傳染性肝炎急性期患者慎用。

【製劑、用法】片劑：125mg，注射劑：5U（1ml），50U（10ml）。用法：op 2～10片，tid；im 1～2ml /d。

●葉酸 Folic acid（蝶酰谷氨酸，維生素）

【作用與用途】主要用於巨幼細胞貧血，亦可與 Vit B_{12} 合用治療惡性貧血。

【製劑、用法】注射劑：15mg；片劑：5mg。用法：op5～10mg，tid；兒童 5mg，tid。im 15～30mg / d。

●甲酰四氫葉酸鈣 Calic Folinas（醛氫葉酸鈣）

【作用與用途】主要用於惡性貧血，亦可用於粒細胞減少症、解救氨甲喋呤中毒。

【製劑、用法】注射劑：3mg。用法：im 3mg，tid；兒童 3mg，qd。

●潑尼松 Prednisone（強的松）

【作用與用途】用於自身免疫性溶血性貧血、陣發性睡眠性血紅蛋白尿的治療。

【製劑、用法】片劑：5mg。用法：op 10～20mg，tid；兒童每天 1～1.5mg / kg。

●地塞米松 Dexamethasone（氟美松）

【作用與用途】用於自身免疫性溶血性貧血、陣發性睡眠性血紅蛋白尿的治療。

【製劑、用法】片劑：0.75mg；注射劑：5mg。用法：op 1.5～

3mg，tid；兒童每天 0.05mg / kg。im 5～10mg。iv5～20mg。

●達那唑 Danazol ★▲

【作用與用途】用於再生障礙性貧血、自身免疫性溶血性貧血、難治性貧血的治療。

【製劑、用法】膠囊：100mg。用法：op 200mg，tid；兒童每天 5～10mg / kg。

●維生素 B_6 Vitaminum B_6（吡哆醇）

【作用與用途】用於難治性貧血的治療。

【製劑、用法】片劑：10mg；注射劑：100mg。用法：op 20～40mg，tid；兒童每天 1mg / kg。iv 200～600mg / d。

●丙酸睾丸素 Testosterone propionate（丙酸睾丸酮）★▲□

【作用與用途】用於再生障礙性貧血、骨髓增生異常綜合徵及其他貧血的治療。

【製劑、用法】片劑：10mg；注射劑：25mg，50mg。用法：op 20mg，tid。深部 im 50～100mg / d。

●甲基睾丸素 Methyltestosterone（甲睾酮）★

【作用與用途】用於再生障礙性貧血、骨髓增生異常綜合徵及其他貧血的治療。

【製劑、用法】片劑：5mg，10mg。用法：op 10mg，tid；兒童每天 1～2mg / kg，分 2 次。

●苯丙酸諾龍 Nandroloni phenylpropionas（多樂寶靈）★

【作用與用途】用於再生障礙性貧血、骨髓增生異常綜合徵及其他貧血的治療。

【製劑、用法】注射劑：10mg，25mg。用法：im 20～50mg / d。

●司坦唑 Stanozolol（康力龍）☆

【作用與用途】用於再生障礙性貧血、骨髓增生異常綜合徵及其他貧血的治療。

【製劑、用法】片劑：2mg。用法：op 4～6mg / d；兒童 2～4mg / d。

●促紅細胞生成素 Erythropoietin
（利血寶、益比奧、寧紅欣，EPO）☆

【作用與用途】用於腎性貧血、再生障礙性貧血、癌性貧血及其他慢性病性貧血等的治療。

【製劑、用法】注射劑：2000U，3000U，6000U，12000 U。用法：iv / ih 治療量：50～100U / kg，每週 3 次。HCT 增加>4%時，應減量，當 HCT 達 30%～36%時，採用維持量：50～100U / kg，每週 2～3 次。

●環孢素 A Cyclosporin A（新山地明、賽思平）☆

【作用與用途】用於再生障礙性貧血、自身免疫性溶血性貧血、骨髓增生異常綜合徵等的治療。

【製劑、用法】溶液劑：5000mg；膠囊：25mg。用法：op 每天 2.5～10mg / kg，分 3 次。

●丙種球蛋白（人血丙種球蛋白）

【作用與用途】用於自身免疫性溶血性貧血的治療。

【製劑、用法】注射劑：2500mg。用法：iv 每天 400mg /kg，連用 5d。

硝酸士的寧 Strychnine

【作用與用途】用於再生障礙性貧血的治療。

【製劑、用法】注射劑：1mg，2mg。用法：im 1～4mg / d。

一葉萩鹼 Securinine

【作用與用途】用於再生障礙性貧血的治療。

【製劑、用法】注射劑：4mg，16mg。用法：im 8～24mg / d。

抗淋巴（胸腺）細胞球蛋白
Antilymphocyte（antithymocyte）globulin, ALG / ATG

【作用與用途】用於再生障礙性貧血、自身免疫性溶血性貧血。

【製劑、用法】注射劑：250mg。用法：iv 15～20 mg /（kg・d）。

二、促進白細胞生長藥

利血生 Leucogen

【作用與用途】用於預防和治療各種原因引起的白細胞減少症、粒細胞減少症。

【製劑、用法】片劑：10mg，20mg。用法：op 20mg，tid；兒童 10mg，tid。1 個月為 1 個療程。

●肌甘 Inosine（次黃嘌呤核甘）

【作用與用途】用於各種原因引起的白細胞減少症及血小板減少的治療。

【製劑、用法】片劑：200mg；注射劑：100mg。用法：op 200mg， tid。iv / ivdrip 200～600mg / d。

鯊肝醇 Batylalcohol

【作用與用途】治療各種原因引起的白細胞減少症及骨髓增生不良性疾病。

【製劑、用法】片劑：50mg。用法：op 100mg，tid。兒童每天 20mg / kg。

氨肽素 Ampeptide elemente

【作用與用途】治療各種原因引起的白細胞減少症及骨髓增生不良性疾病。

【製劑、用法】片劑：200mg。用法：op 1.0g， tid；兒童每天 100mg / kg。

●維生素 B_4 VitamiumB_4（磷酸腺嘌呤）

【作用與用途】用於各種原因引起的白細胞減少症的治療。

【製劑、用法】片劑：10mg，25mg；注射劑：20mg。用法：op 10～20mg，tid；兒童減半。im / iv 20mg / d。

多抗甲素 Ployactina

【作用與用途】用於各種原因引起的白細胞減少症的治療。

【製劑、用法】片劑：5mg；注射劑：5mg。用法：op 5～10 mg，tid。iv 10～20mg / d。im 5～10mg，bid。

升白安 Berfamine（小蘗胺）

【作用與用途】用於各種原因引起的白細胞減少症的治療。

【製劑、用法】片劑：280mg。用法：op 560～1120mg，tid。

地菲林葡萄糖苷 Cileistanthin-B（升白新）

【作用與用途】用於各種原因引起的白細胞減少症的治療，升白細胞作用較強，波動幅度小。長期大量應用時應定期檢查肝功能。

【製劑、用法】膠囊劑：200mg，微粒膠囊：50mg。用法：op 200mg（膠囊）或 50mg（微粒膠囊），tid。

茜草雙脂 Rubidate

【作用與用途】用於各種原因引起的白細胞減少症，與利血生、鯊肝醇、Vit B_4 有協同作用。

【製劑、用法】片劑：100mg。用法：op300～400mg，tid；兒童 op15～20mg/kg，tid。

茴香烯 Anothole（升血寧）

【作用與用途】用於各種原因引起的白細胞減少症。

【製劑、用法】腸溶膠囊劑：150mg。用法：op450mg，tid。

苦參總鹼 Alkaloids Sophioa

【作用與用途】用於各種原因引起的白細胞減少症。

【製劑、用法】注射液：0.2g（1ml）。用法：im 0.2g，bid。

●重組粒細胞集落刺激因子 Granulocyte colony stimulatine factor（惠爾血，吉粒芬，瑞血新，G–CSF）

【作用與用途】用於骨髓移植、腫瘤化療和放療後白細胞過低及各種原因引起的骨髓抑制、粒細胞減少或缺乏的治療。亦可用於嚴重感染的治療。

【製劑、用法】注射劑：75 μg，150 μg，300 μg。用法：ih / iv 每天 50～300 μg / m^2。

●重組粒細胞巨噬細胞集落刺激因子
Granulocyte macrophage colony stimulatine factor
（生白能，特爾立，里亞爾，GM–CSF）

【作用與用途】用於骨髓移植、腫瘤化療和放療後白細胞過低及各種原因引起的骨髓抑制、白細胞減少症的治療。亦可用於嚴重感染的治療。

【製劑、用法】注射劑：50 μg，150 μg，300 μg。用法：ih / iv 每天 3～5 μg / kg。

重組人白細胞介素 –3 Recombinant Human Interleukin–3

【作用與用途】用於骨髓移植、腫瘤化療和放療後血細胞過低及各種原因引起的骨髓抑制、血細胞減少症的治療。與重組粒 – 巨噬細胞集落刺激因子有協同作用。

【製劑、用法】注射劑：100 μg，200 μg。用法：ih 2～4 μg /（kg・d）

三、止血藥

維生素 K_1 Vitamine K_1

【作用與用途】用於治療凝血酶原過低、維生素 K 缺乏症、新生兒或早產兒出血症、服用水楊酸及抗凝藥過量所致的出血；亦可用於治療肝病所致的出血。

【製劑、用法】注射劑：10mg。用法：im / iv 10mg，bid。

●維生素 K_3　Vitamine K_3（亞硫酸氫鈉甲萘醌）

【作用與用途】治療凝血酶原過低、維生素 K 缺乏症、新生兒出血症、水楊酸及抗凝藥過量所致的出血。

【製劑、用法】注射劑：4mg。用法：im 8mg，tid。

酚磺乙胺 Etamsylate（止血定，止血敏， Dicynone）

【作用與用途】用於防治各種手術前後出血、血小板減少或功能不良、血管壁異常所致的出血。

【製劑、用法】片劑：0.25g；注射劑：0.25g，0.5g，1.0g。用法：op 0.5～1.0g， tid。im 0.25～0.75g，tid。ivdrip2.0～4.0 g / d，加 5%葡萄糖 500ml 稀釋，不超過 5mg / min。

●氨甲苯酸 Aminome thylbenzoic acid
（止血芳酸，對羧基苄胺，PAMBA）

【作用與用途】用於纖維蛋白溶解亢進所致的出血，消化道和產後出血及手術後出血。

【製劑、用法】注射劑：100mg。用法：ivdrip 200～400mg / d。每日總量不超過 600mg。

安特諾新 Adrenosem（安絡血，腎上腺色腙）

【作用與用途】用於毛細血管通透性增加引起出血的治療。

【製劑、用法】片劑：5mg；注射劑：5mg。用法：op 2.5 ～ 5mg，tid。im 5～10mg，tid。

●**硫酸魚精蛋白 Protamine sulfate☆△**

【作用與用途】用於肝素過量引起的出血及自發性出血的治療。

【製劑、用法】注射劑：50mg，100mg。用法：iv 每天 5mg / kg。抗肝素過量與最後 1 次肝素用量相當，每次不超過 50mg，需要時重複用藥。

●**氨甲環酸 Tranexamic acid**
（止血環酸，凝血酸，AMCA）

【作用與用途】用於纖維蛋白溶解亢進所致的出血，消化道和產後出血及手術後出血。

【製劑、用法】片劑：0.25g；注射劑：0.1g，0.25g。用法：op 0.25～0.5g，tid。ivdrip 0.5～1.0g / d。

6- 氨基己酸 6-aminocapraic acid（EACA）

【作用與用途】用於纖維蛋白溶解亢進所致的出血，消化道和產後出血及手術後出血。

【製劑、用法】片劑：0.5g。注射劑：1.0g，2.0g。用法：op 2.0g，tid；兒童每次 0.1g / kg，tid。ivdrip 6.0～12.0g / d，維持量 1g / h，每日總量不超過 20g。

纖維蛋白原 Fibrinogen

【作用與用途】用於纖維蛋白原缺乏及 DIC 的治療。

【製劑、用法】注射劑：1.5g。用法：iv 1.5～3.0g / d。

●**凝血酶 Thrombin**

【作用與用途】加速血液凝固，用於消化道出血及局部出血的治療。

【製劑、用法】粉劑：200U，500U。用法：op 500～1000U/d。

凝血質 Thrombplastin

【作用與用途】加速血液凝固，用於各種出血的治療。

【製劑、用法】注射劑：15mg（2ml）。用法：im 7.5～15 mg，qd 或 bid；局部止血時可濕敷。

●抑肽酶 Aprotinin

【作用與用途】阻止蛋白酶原的激活，能阻止纖維蛋白溶酶原的活化，可用於各種纖維蛋白溶解引起的急性出血；也可增加毛細血管通透性，用於各種休克。

【製劑、用法】注射劑：1 萬 U / 5ml。用法：iv / ivdrip：首次 8 萬～12 萬 U，然後 2 萬 U，q2h。

明膠海綿 Spongia gelatini

【作用與用途】淺表部位及鼻腔出血、手術局部壓迫止血。

【製劑、用法】滅菌海綿片：局部壓迫。

●血凝酶 Hemocoagulase（立止血，巴曲酶）

【作用與用途】用於各種出血的治療。

【製劑、用法】注射劑：1U。用法：op / im 1～2U，qd～bid。

醋甘氨酸乙二胺 Ethlenediamine Diaceturate（新凝靈，雙乙酰氨乙酸乙二胺）

【作用與用途】用於各種出血的治療。對血小板數量極少和嚴重肝功能不良的出血、咯血、顱腦出血及泌尿系統出血療效不佳。

【製劑、用法】注射劑：200mg（2ml）。用法：im 200mg，qd 或 bid；iv 200～400mg，qd 或 bid；ivdrip 200～600mg，qd。

●凝血酶原複合物 Prothrombin complex

【作用與用途】用於血友病乙、凝血因子Ⅱ、Ⅶ、Ⅸ、Ⅹ缺乏症及肝硬化引起凝血因子缺乏的治療。

【製劑、用法】注射劑：200U。用法：iv 200～400U，q6h。

重組抗血友病因子 A ntihemophilic Factor

【作用與用途】用於先天性和繼發性Ⅷ缺乏的治療。

【製劑、用法】粉針劑：250U、500U、1000U。用法：根據公式計算用量：所需劑量（單位）＝體重（kg 數）× 所需提高水平（%）÷ 2 或（3）。輕度出血應使Ⅷ：C 水平到 20%～30%，ivdrip 5～10U / kg，qd 或 bid × 3～5d；中度出血應使Ⅷ：C 提高到 30%～50%，ivdrip 10～30U / kg，bid × 7～14d；大量出血或大手術應使Ⅷ：C 提高到 100%，ivdrip 40～50U / kg，tid × 7～14d，直至症狀消失或傷口癒合。

1 去氨基－8－右旋精氨酸加壓素（彌凝）DDAVP

【作用與用途】治療血友病甲。

【製劑、用法】注射劑：1 μg，4 μg。用法：iv 0.3～0.5 μg / kg，q12h。

四、抗凝、溶栓藥

●華法林 Warfarin（苄丙酮香素）

【作用與用途】治療血管內血栓形成及血栓性靜脈炎。

【製劑、用法】片劑：2.5mg，5mg，10mg。用法：op 開始量 5～20 mg / d，維持量 2.5～5 mg / d。

●醋硝香豆素 Acenocoumarol（新抗凝）

【作用與用途】治療血管內血栓形成及血栓性靜脈炎。

【製劑、用法】片劑：4mg。用法：op 第一天 8～24mg / d，第二天 4～8mg，以後根據 PT 調節維持量，一般為 2～8mg。

●肝素 Heparin

【作用與用途】治療各種原因引起的彌散性血管內凝血，防治血栓形成或栓塞。

【製劑、用法】注射劑：100mg。用法：iv 0.5～1mg / kg，q6h。ih 5mg / kg，q6h。

●低分子量肝素 Low molecular-weight heparins（立邁青、法安明、速避凝、依諾肝素，LMWH）

【作用與用途】治療各種原因引起的彌散性血管內凝血，防治血栓形成或栓塞。

【製劑、用法】注射劑：2500U。用法：ih 2500～5000U / d。

水蛭素 Hirudin（重組水蛭素）

【作用與用途】可與凝血酶形成一種不可逆複合物，阻斷凝血酶作用。用於急性心肌梗塞溶栓治療的輔助用藥，以及預防冠脈再閉塞，動脈和靜脈血栓性疾病防治，血管成形術，大劑量可引起出血。

【製劑、用法】注射劑：5mg，10mg。用法：im / iv / ih 首次 0.1mg / kg，以後每小時 0.1mg / kg。

雙香豆素 Dicoumarol

【作用與用途】治療血管內血栓形成及血栓性靜脈炎。

【製劑、用法】片劑：50mg，100mg。用法：op 50～200mg / d。

雙香豆素乙酯 Etyl Biscoumacetate（新雙香豆素）

【作用與用途】治療血管內血栓形成及血栓性靜脈炎，口服吸收快，停藥後作用可持續 2d。

【製劑、用法】片劑：50mg。用法：op 第 1 天 0.6～0.9g / d，以後根據 PT 調節維持量，一般為 0.15～0.6 g/ d。

●雙嘧達莫 Persantin（潘生丁）☆△□

【作用與用途】抑制血小板聚集，治療 DIC 及防治血栓形成。

【製劑、用法】片劑：25mg。注射劑：100mg。用法：op 25～75mg， tid，餐前服。iv 100mg / d。

●噻氯匹定 Ticlopidine（抵克力得）

【作用與用途】抑制血小板聚集，治療彌散性血管內凝血及防治血栓形成。

【製劑、用法】片劑：250mg。用法：op 250～500mg，qd～bid。

●阿司匹林 Aspirin（乙酰水楊酸）

【作用與用途】抑制血小板聚集，治療彌散性血管內凝血及防治血栓形成。

【製劑、用法】片劑：25mg，300mg。用法：op 25～75mg /

d。可用到100～300mg。

西洛他唑 cilostazol（培達 pletaal）

【作用與用途】抑制血小板及平滑肌磷酸二酯酶的活性，具有抗血小板聚集作用，改善因慢性動脈閉塞所致的潰瘍、肢痛、間歇性跛行等缺血性症狀，輔助治療動脈硬化，大動脈炎，有出血傾向患者禁用。

【製劑、用法】片劑：50mg。用法：op 100mg bid。

●尿激酶Urokinase

【作用與用途】溶解纖維蛋白，治療血栓性疾病。

【製劑、用法】注射劑：1萬U，5萬U，10萬U，20萬U，25萬U，50萬U，100萬U，150萬U。用法：心肌梗塞，ivdrip 50萬～150萬／次或狀動脈內灌注20萬～100萬U。

●鏈激酶Streptokinase

【作用與用途】溶解纖維蛋白，治療血栓性疾病。

【製劑、用法】注射劑：10萬U，20萬U，50萬U。用法：ivdrip 首次劑量25萬～50萬U30min內滴注完畢。維持量為60萬U，ivdrip 6h，速度以10萬U / h為宜。

●蚓激酶Lysozyme（博洛克）

【作用與用途】可將血液中的纖維蛋白直接降解以及將纖溶酶原激活為纖溶酶加速血栓的溶解。用於血栓性疾病，尤其是有纖維蛋白原增高及血小板聚集率增高的患者，不良反應少，可出現皮膚瘙癢、噁心。有出血傾向者慎用。

【製劑、用法】腸溶膠囊：200mg。用法：op 2粒，tid。

纖溶酶Plasmin

【作用與用途】溶解纖維蛋白，治療血栓性疾病。

【製劑、用法】注射劑：5 萬 U。用法：ivdrip 5 萬～10 萬 U / h，1～6h / d，連用 3～4d。

重組組織型纖溶酶原激活劑 Recobinant tissue type plasminogen activitor（栓體舒，r –TPA）

【作用與用途】同尿激酶。

【製劑、用法】注射劑：50mg。用法：iv 10～100mg / d。

單鏈尿激酶型纖溶酶原活化劑 Single Chain Urokinase Type Plasminogen Activator, SCU–PA

【作用與用途】治療高凝狀態和血栓性疾病。

【製劑、用法】粉針劑：10mg。用法：ivdrip 40～70mg / d。

茴香酰化纖溶酶原 – 鏈激酶激或劑複合物 Anisoylated Plasminogen–Streptokinase Activator Complex, APSAC

【作用與用途】治療高凝狀態和血栓性疾病。

【製劑、用法】粉針劑：30U。用法：iv 30U / 次，隨後給肝素以預防再梗塞。

去纖酶Defibrinogenase

【作用與用途】治療高凝狀態和血栓性疾病。

【製劑、用法】注射劑：1U。用法：ivdrip 每天 0.025～0.05 U / kg，每隔 4～7 天 1 次，3～4 次為 1 療程。

●降纖酶Defibrase

【作用與用途】治療高凝狀態和血栓性疾病。

【製劑、用法】注射劑：5U。用法：iv 10U / d。

複蛇抗栓酶Ahylysantinfarctase

【作用與用途】治療高凝狀態和血栓性疾病。

【製劑、用法】注射劑：0.25U。用法：ivdrip 0.008U / kg，用5%葡萄糖250ml稀釋，＜40gtt / min，qd。2～3週為1療程。

達那帕瑞得 Danaparoid

【作用與用途】用於預防深部靜脈血栓形成及其併發症，也用於預防高危外科手術的深部靜脈血栓形成。

【製劑、用法】注射劑：750U（0.6ml）。用法：ih 750U，bid。

抗凝血酶Ⅲ濃縮物 Antithrombin Ⅲ

【作用與用途】用於防治急性血栓、先天性和獲得性AT-Ⅲ缺乏症。

【製劑、用法】注射劑：500U、1000U。用法：iv / ivdrip 1U / kg可提高AT-Ⅲ活性1%，先天性缺乏者需定期不斷補充。獲得性AT-Ⅲ缺乏者則需補充至病因去除、病情好轉時。AT-Ⅲ＜50%的嚴重病例，應每小時1次，使維持在100%左右。常用劑量為1500U，qd～qid。可單用或與肝素合用。

五、治療血液系統疾病的中成藥

血寶膠囊

【作用與用途】治療貧血、血小板及白細胞減少，調節免疫功能。

【製劑、用法】膠囊：每盒20粒。用法：op 4～6粒，tid。

複方皂礬丸

【作用與用途】治療貧血、血小板及白細胞減少，AA、MDS、放、化療後血細胞減少。

【製劑、用法】膠囊：每盒72粒。用法：op 7～9粒，tid。

止血寶膠囊

【作用與用途】治療各種出血性疾病。

【製劑、用法】膠囊：每盒60粒。用法：op 2～4粒，tid。

肝血寶膠囊

【作用與用途】治療各種原因引起的白細胞減少症。

【製劑、用法】膠囊：每盒60粒。用法：op 3～4粒，tid。

葉綠酸銅鈉片

【作用與用途】治療各種原因引起的白細胞減少症。

【製劑、用法】片劑：每盒24片。用法：op 1～2粒，tid。

強力升白片

【作用與用途】治療各種原因引起的白細胞減少症狀及血小板減少。

【製劑、用法】片劑：每盒40片。用法：op 2片，tid。

健脾生血顆粒

【作用與用途】治療缺鐵性貧血。

【製劑、用法】顆粒劑：每盒 24 包。用法：op 2～4 包，tid。

生血寧片

【作用與用途】治療缺鐵性貧血。

【製劑、用法】片劑：每盒 24 片。用法：op 2 片，tid。

複方阿膠漿

【作用與用途】治療白細胞減少症。

【製劑、用法】液體劑：每支 10ml。用法：op 10ml，tid。

養血飲口服液

【作用與用途】治療各種原因引起的貧血、白細胞減少及血小板減少。

【製劑、用法】液體劑：每支 10ml。用法：op 10ml，tid。

血康口服液

【作用與用途】治療血小板減少症。

【製劑、用法】液體劑：每支 10ml。用法：op 10ml，tid。

血美安膠囊

【作用與用途】治療血小板減少症。

【製劑、用法】膠囊：每瓶 60 粒。用法：op 4～6 粒，tid。

升血小板膠囊

【作用與用途】治療血小板減少症。

【製劑、用法】膠囊：每盒 24 粒。用法：op 5～6 粒，tid。

第八節　內分泌及代謝疾病藥物

一、下丘腦垂體激素及類似藥

●促皮質激素 Adrenocorticotropic Hormone（促腎上腺皮質激素，ACTH）★▲

【作用與用途】可刺激腎上腺皮質增生、肥厚，增加類固醇合成，使皮質激素及雄激素合成均增加。可用於 ACTH 刺激試驗，鑒別原發性或繼發性腎上腺皮質功能低下症；也可用於刺激腎上腺皮質功能的恢復。

【製劑、用法】注射劑：25U。用法：im / ivdrip 25U，qd。

●基因重紅人生長激素 Recombinant Somatropin☆△

【作用與用途】主要用於內源性腦垂體生長激素分泌不足而引起的生長障礙、身體矮小的侏儒症、短小病患兒。

【製劑、用法】注射劑：4U。用法：im 每次 0.1U / kg，6～7 次 / 週。

●抗利尿激素 Antidiuretic Hormone（ADH）

【作用與用途】用於治療尿崩症及食管靜脈曲張、結腸息室出血；也可用於麻痹性腸梗阻。

【製劑、用法】注射劑：10U，20U。用法：im 5～10U，q 3～6h。iv 5～10U，q3～6h。ivdrip 10～20U 加葡萄糖 250ml。

●絨促性素 Chorionic Gonadotrophin（絨膜激素，普羅蘭）

【作用與用途】可刺激和維持黃體功能，促其分泌雌激素和孕酮，維持子宮內膜增生和形成脫膜變化，可誘發排卵；臨床用於無排卵型宮血、閉經、性功能障礙、習慣性流產、不孕症等。

【製劑、用法】注射劑：1000U，5000U。用法：im1000～5000 U，1～2 次 / 週。

二、腎上腺皮質激素及類似藥

●可的松 Cortisone（皮質素，考的松，Adreson）

【作用與用途】主要用於腎上腺皮質功能減退症的替代治療。抗炎作用弱，水鈉瀦留作用明顯。

【製劑、用法】混懸液：125mg / 5ml；片劑：5mg，10mg，25 mg。注射劑：25mg。用法：op 每次 12.5mg～25mg，25～100mg / d，於 8am 服全日量的 2 / 3，於 4pm 服 1 / 3。im 25～125mg，qd～bid。

●氫化可的松 Hydrocortisone（氫可的松，Cortisol）

☆△□

【作用與用途】同可的松。抗炎作用強，已替代可的松。

【製劑、用法】片劑：20mg；注射劑：10mg/2ml，50 mg/ 10 ml。用法：op 20～30mg/d，於 8am 服全日量的 2/3，於 4pm 服 1/3。im 每次 0.5～2ml。iv 每次 100～200mg。

●潑尼松 Prednisone（強的松，去氫可的松）

【作用與用途】抗炎及糖代謝作用為可的松 4～5 倍，水鈉瀦留作用是可的松的 1/2 倍，主要用於過敏性疾病、腎上腺皮質功能紊亂、自身免疫性疾病、排斥反應、急性白血病、惡性淋巴瘤，及某些肝病、眼病等。

【製劑、用法】片劑：5mg。用法：5～20mg，tid，兒童每天 1 ～1.5mg / kg。

●潑尼松龍 Prednisolone（強的松龍）

【作用與用途】同上。

【製劑、用法】片劑：每片 5mg；注射劑：25mg。用法：op 5～20mg，tid～qid。ivdrip 每次 10～25mg。

●甲潑尼龍 Methylprednisolone（甲強龍）☆△

【作用與用途】作用同氫化可的松，但抗炎及糖代謝作用強 4～5 倍，水鈉瀦留作用很弱。

【製劑、用法】片劑：2mg，4mg；注射劑：20mg / ml。用法：op 4～48mg / d，分次服。iv / im 10～40mg，qd～qid。

●倍氯米松 Beclomethasone（倍氯松）★▲

【作用與用途】為一種局部的抗炎皮質激素，用於慢性哮喘減輕症狀。

【製劑、用法】氣霧劑：10mg。用法：氣霧吸入。

●地塞米松 Dexamethasone（氟美松）

【作用與用途】作用同氫化可的松，但抗炎作用為氫化可的松的 25 倍，用於診斷柯興綜合徵的病變性質，並用於先天性腎上腺皮質增生症的抑制─替代治療。

【製劑、用法】片劑：0.5mg，0.75mg；注射劑：5mg。用法：op 1.5 ～3mg，tid；兒童每天 0.05mg / kg。im 5 ～10mg，qd。

ivdrip 5～10mg。

去氧皮質酮 Deoxycortone, DOCA

【作用與用途】促進遠端腎小管鈉的再吸收及鉀的排泄，對糖代謝影響小。用於原發性腎上腺皮質功能減退症的替代治療。

【製劑、用法】注射劑：5mg，10mg。用法：iv 開始 2.5～5 mg / d，維持量 1～2mg / d。

三、胰島素及口服抗糖尿病藥

1. 胰島素

●正規胰島素 Regular Insulin（普通胰島素）

【作用與用途】主要用於 I 型糖尿病、妊娠期糖尿病、糖尿病合併急性代謝紊亂等。

【製劑、用法】注射劑：400U / 10ml。用法：餐前 30min，ih 8～10U 開始，用量根據血糖、尿糖情況而定，tid～qid。急診時可 iv，劑量個體化。

中性精蛋白鋅胰島素 Isophane Insulin
（中效胰島素，Insulin NPH）

【作用與用途】用於輕中度糖尿病，尤其血糖波動大、不易控制者。

【製劑、用法】注射劑：400U / 10ml，800U / 10ml。用法：ih 餐前 30～60min，qd～bid。

珠蛋白鋅胰島素 Glodin Zinc Insulin

【作用與用途】用於輕中度糖尿病尤其血糖波動大，不易控制者。

【製劑、用法】注射劑：400U / 10ml。用法：ih 早餐前或晚餐前 30～60min，qd～bid。

精蛋白鋅胰島素 Protamine Zinc Insulin
（長效胰島素，PZI）

【作用與用途】用於輕中度糖尿病，可與正規胰島素合用於重度 2 型或 1 型糖尿病患者。

【製劑、用法】注射劑：400U / 10ml，800U / 10ml。用法：早餐前或晚餐前 1h，qd。與正規胰島素合用，用量比為 1：（2～3）。

2.口服抗糖尿病藥

(1)磺酰脲類

磺酰脲類藥物主要作用於胰島素 β 細胞，促進內源性胰島素的分泌，還能由增加靶細胞膜上胰島素受體數目和親和力，改善靶組織對胰島素反應性，增加胰島素的敏感性，即胰外作用。不同藥物作用強度有別。主要不良反應有胃腸道不適、噁心、腹痛，還可引起粒細胞減少，膽汁鬱積性黃疸，肝臟損害，低血糖症，過敏（皮膚紅斑或蕁麻疹）等。

甲苯磺丁脲Tolbutamide（甲磺丁脲，D－860）★

【作用與用途】主要用於單用飲食控制無效而胰島功能尚存的輕中、度糖尿病患者，亦可用於胰島腫瘤的診斷。

【製劑、用法】片劑：0.5g。用法：op 0.5～1.0g，bid～tid，

餐前 30min 服用，單日最大劑量不超過 3.0g。

氯磺丙脲Chlorpropamide（Diabinese，P－607）★

【作用與用途】作用較甲苯磺丁脲久，還可促進抗利尿激素的分泌，治療尿崩症。

【製劑、用法】片劑：0.1gm，0.25g。用法：op 0.5g，bid～tid，餐前 30min 服用，最大劑量不超過 3.0g / d。

●格列苯脲Glibenclamide（優降糖）★

【作用與用途】胰島素促泌劑，還可抑制胰島 α 細胞減少胰高血糖素產生。

【製劑、用法】片劑：2.5mg，5mg。用法：op 開始 2.5～5 mg / d，早餐前服，以後逐漸增至 10mg / d，分早晚 2 次服，一般不超過 15mg / d，出現療效後再減量至 2.5～5mg / d。

●格列齊特 Glipizide（達美康，甲磺吡脲，Diamicron）★

【作用與用途】胰島素促泌劑，有抗血小板作用。用於 2 型糖尿病，糖尿病伴肥胖症或伴有血管病變者。

【製劑、用法】片劑：80mg。用法：op 80mg，qd～bid，最大劑量不超過 320mg / d，餐前 30min 服。

●格列吡嗪Glipizide（美吡達，Minidiab）

【作用與用途】主要用於單用飲食治療未能良好控制的輕、中度 2 型糖尿病，對胰島素有抗藥者。

【製劑、用法】片劑：2.5mg；膠囊：5mg。用法：2.5～10 mg，經 5～7d 增加 2.5～5mg，早餐前口服；超過 15mg / d 時，分 2 次早晚餐前服。最大用量 30mg / d，分 3 次口服。

●格列喹酮 Glipuidon（糖適平）★

【作用與用途】主要從膽汁排泄，約5%經腎排泄。主要用於輕、中度腎功能減退的糖尿病患者。

【製劑、用法】片劑：30mg。用法：op 15～30mg，bid～tid。單劑量不超過60mg，最大劑量不超過120mg / d，餐前口服。

格列波脲Glibornuride（克糖利，Glutril）★▲

【作用與用途】主要用於輕、中度2型糖尿病。

【製劑、用法】片劑：2.5mg，5mg，12.5mg，25mg。用法：op 12.5～25mg，qd～bid，餐前口服。

格列美脲Glimepiride★

【作用與用途】新型磺　脲降血糖藥，起效快作用時間持久，胰外作用較強，主要用於2型糖尿病。

【製劑、用法】片劑：1mg，2mg。用法：op 1～6mg，qd。

(2)雙胍類

雙胍類主要是促進脂肪組織攝取葡萄糖，使肌肉組織無氧酵解增加葡萄糖利用，抑制糖原異生，減少葡萄糖經腸道吸收，使血糖降低，提高胰島素敏感性，可抑制胰高糖素的釋放。口服後2～3h使血糖下降，維持4～6h，在肝內代謝，腎臟排泄，主要用於2型糖尿病、部分1型糖尿病及糖耐量減低（IGT）干預治療。不良反應有噁心、嘔吐、腹瀉、口中金屬味等胃腸道反應，可引起乳酸酸中毒，尤以苯乙雙胍發生率高。

●苯乙福明 Phenformin（降糖靈，DBI）★▲

【作用與用途】主要用於2型糖尿病，尤其肥胖型及部分1

型糖尿病。

【製劑、用法】片劑：25mg，50mg。用法：op 25～50mg，bid～tid。最大劑量不超過 150mg / d，餐後服。

●二甲雙胍 Dimethybiguanide

（甲福明，降糖片，Metformin）★▲

【作用與用途】同苯乙雙胍。

【製劑、用法】片劑：0.25g，0.5g。用法：op 0.25～0.5g，bid～tid。

(3) α－糖苷酶抑制劑

為一新型口服降血糖藥，在腸道內競爭性抑制葡萄糖苷酶而降低碳水化合物分解為單糖（主要為葡萄糖）減少並延緩吸收，降低餐後高血糖及血漿胰島素濃度。不良反應有腸道多氣、腹脹、腹痛、腹瀉等，個別可出現低血糖反應。大劑量可引起轉氨酶升高。

阿卡波糖 Acarbose（拜糖平，Glucobay）

【作用與用途】主要用於糖尿病，降低餐後高血糖，亦可用於 IGT 干預治療。

【製劑、用法】片劑：50mg，100mg。用法：op 50～100 mg，tid。餐前服用。

伏格列波糖 Voglibose

【作用與用途】同阿卡波糖。

【製劑、用法】片劑：200 μg。用法：op 200～300 μg，tid。餐前服用。

(4)非磺酰脲促胰島素分泌藥

瑞格列奈 Repaglinide（諾和龍，Novo Norm）

【作用與用途】苯甲酸衍生物，促進β細胞分泌胰島素，餐後血糖調節劑。主要用於2型糖尿病，老年糖尿病、糖尿病腎病。

【製劑、用法】片劑：0.5mg，0.5～4mg，bid～tid。餐前10～15min服。

(5) 唑烷二酮類

屬胰島素增敏劑，主要由特異激活過氧化物酶增值體激活受體γ，來增加骨骼肌、肝臟、脂肪組織對胰島素的敏感性而發揮降糖作用。主要副作用為肝功能損害。

羅格列酮（Rosiglitazone，文迪雅）

【作用與用途】主要用於經飲食控制和鍛鍊治療仍不滿意的Ⅱ型糖尿病患者。亦可用於多囊卵巢綜合徵的治療。

【製劑、用法】片劑：2mg，4mg，2～4mg，qd～bid。空腹或進餐時服用。

吡格列酮（Pioglitazone）

【作用與用途】同羅格列酮。

【製劑、用法】片劑：15mg，15～45mg，qd。空腹或進餐時服用。

四、甲狀腺激素類藥物及抗甲狀腺藥物

1.甲狀腺激素類藥物

甲狀腺分泌的甲狀腺激素包括甲狀腺素（T_4）和三碘甲狀腺原氨酸（T_3）。T_3 是主要生理活性物質，能維持生長發育，增強生物氧化，提高代謝率。T_4 主要轉變為 T_3 起作用，甲狀腺激素藥物口服易於吸收，$T_{1/2}$ 較長，T_4 為 5d，T_3 為 2d，主要在肝臟代謝，腎臟排泄，並可由胎盤及進入乳汁。主要用於甲狀腺功能減退症，單純性甲狀腺腫，甲狀腺癌術後的輔助治療及診斷甲亢抑制試驗。

●甲狀腺粉 Powdered Thyroid（幹甲狀腺，Thyrocrine）

【作用與用途】主要用於黏液性水腫，單純性甲狀腺腫，呆小病等。

【製劑、用法】片劑：10mg，40mg，60mg。用法：op 開始 10 mg，tid，每 1～2 週增加 10～20mg，至 80～120mg / d 為止，維持量 60～120mg / d。兒童劑量隨年齡與病情而異。

碘塞羅寧 Liothyroxine

（三碘甲狀腺氨酸，Trilodothyronin, T_3）

【作用與用途】主要用於黏液性水腫及其他嚴重甲狀腺功能不足狀態。

【製劑、用法】片劑：20 μg。用法：op 10～20 μg，bid～tid；兒童：體重 7.5kg 以下者 2.5 μg / d，7.5kg 以上者 5 μg / d，分 2～3 次服。

●**左甲狀腺素 Levothyroxine（Thyroxine，T_4）**

【作用與用途】主要用於甲狀腺激素的替代治療。

【製劑、用法】片劑：25 μg，50 μg，100 μg。注射液：100 μg / ml。用法：op 開始 50～100 μg / d，以後每 3～4 週增加 50 μg / d 至甲減糾正。一般維持劑量 100～200 μg / d；兒童每天 4 μg / kg（1 歲以上），分次口服。

2. 抗甲狀腺藥物

抗甲狀腺藥物類主要作用是抑制甲狀腺過氧化物酶介導的酪氨酸碘化及偶聯，使氧化碘不能結合到甲狀腺球蛋白上，從而抑制甲狀腺激素的生物合成，此外尚有免疫抑制作用，使 TRAb 下降。這類藥物口服吸收迅速，體內分佈廣泛，易進入乳汁和通過胎盤，主要肝內代謝。不良反應：瘙癢、藥疹等過敏反應，肝功損害，白細胞減少，嚴重出現粒細胞缺乏。而碘劑主要用於甲狀腺危象和甲亢術前準備。

●**丙硫氧嘧啶 Propylthiuracil（PTU）**☆△

【作用與用途】主要用於甲亢、甲亢危象治療、甲亢術前準備等。

【製劑、用法】片劑：50 mg，100mg。用法：op 100～200 mg，tid，最大劑量不超過 600mg / d，維持劑量 50～100mg / d。

●**甲硫咪唑 Methimazole（他巴唑，Tapazole）**☆△

【作用與用途】作用較 PTU 強 10 倍，主要用於甲亢，甲亢術前準備等。

【製劑、用法】片劑：5mg，10mg。用法：op 10～20mg，tid，最大劑量不超過 60mg / d；兒童開始每天 400 μg / kg，分 2 次口

服，半量為維持劑量。

卡比馬唑 Carbimazole（甲亢平）☆△

【作用與用途】在體內水解游離出甲硫咪唑而發揮作用。

【製劑、用法】片劑：5mg，10mg。用法：op 10～20mg，tid，最大劑量不超過 60mg / d。

●複方碘口服溶液 Compound Iodine Oral Solutione（盧戈液，Lugol's solution）☆△

【作用與用途】主要抑制甲狀腺激素的釋放，大劑量還可抑制甲狀腺激素的合成。主要用於甲亢危象、甲亢術前準備。

【製劑、用法】含碘 5%，碘化鉀 10%的水溶液。用法：op 每次 0.1～0.5ml，0.3～0.8ml / d；甲亢危象：首劑 2～4ml，以後每次 1～2ml，q4h，危象消除後即停藥；甲亢術前準備 0.3～0.5ml，tid，連用 10～14d，直至手術。

五、甲狀旁腺藥物

●骨化三醇 Calcitriol（羅鈣全，Rocaltrol）

【作用與用途】維生素 D_3 的一種重要活性代謝產物，促進小腸吸收鈣，並調節骨的無機鹽等作用，主要用於甲狀旁腺機能減退症和腎性骨營養不良。

【製劑、用法】膠囊：0.25μg，0.5μg。用法：op 腎營養不良：0.5～1μg，qd；甲狀旁腺機能減退症：6 歲以上至成人，0.25～2μg / d；1～5 歲兒童：0.25～0.75μg，qd。用量須個體化。

●阿法骨化醇 Alfacalcidol（阿法 D3）

【作用與用途】骨化三醇類似物，在肝臟羥化成為 1，25（OH）$_2$ D$_3$，主要用於甲狀旁腺機能減退症，慢性腎衰合併骨質疏鬆症及抗維生素 D 的佝僂病。

【製劑、用法】膠囊：0.25 μg，0.5 μg。用法：op 慢性腎衰合併骨質疏鬆症成人；0.5～1.0 μg，qd；甲旁低和抗維生素 D 的佝僂病，成人：1.0～4.0 μg，qd。

●雙氫速甾醇 Dihydrotachysterol（雙氫速變固醇）☆△

【作用與用途】與骨化三醇相似，作用緩慢持久，長期應用無耐受性，主要用於甲狀旁腺機能減退症及手足搐弱症。

【製劑、用法】油溶液：100mg / 100ml。用法：op 開始 0.2～2.5mg / d。維持量 0.2～1.0mg / d。用量須個體化。

●降鈣素 Calcitonin ★▲

【作用與用途】作用抑制骨的吸收，增加尿鈣排泄而降低血鈣。主要用於高鈣血症、骨質疏鬆症、變形性骨炎的治療。

【製劑、用法】注射劑：密鈣息 50U / ml，100U / ml；益鈣寧 10U，40U。用法：im 密鈣息每次 50～100U，每週 2～6 次；或益鈣寧每次 10U，每週 2 次，或每次 20U，每週 1 次。用量個體化。

●羥乙膦酸鈉 Etidronate Sodium ★▲■

【作用與用途】預防和治療骨質疏鬆症。

【製劑、用法】片劑：200mg。用法：op 200～400mg，qd～bid。

●阿侖膦酸鈉 Alendronate Sodium ★▲■

【作用與用途】預防和治療骨質疏鬆症。

【製劑、用法】片劑：10mg。用法：op 10mg / d，飯前 30 min 服用。6 個月為 1 療程。

六、雄激素及同化激素

●甲睾酮 Methyltestosterone（甲基睪丸素）★

【作用與用途】用於原發性睪丸功能減退症，性器官發育不良，發育延遲，功血和再障等。

【製劑、用法】片劑：5mg，10mg。用法：op 5～10mg，bid；兒童每天 1～2mg / kg，分 2 次口服。

●丙酸睾酮 Testosterone propionate（丙酸睪丸素）★▲□

【作用與用途】用於治療男性性腺功能低下，做替代治療；更年期乳腺癌及貧血；促進蛋白質合成的治療。

【製劑、用法】片劑：10mg；注射劑：25mg，50mg。用法：op 20mg，tid。深部每次 im 25～50mg，每週 1～2 次。兒童酌減。

●司坦唑醇 Stanozolol（康力龍）☆

【作用與用途】促進蛋白合成，可用於白細胞、血小板減少症。

【製劑、用法】片劑：2mg。用法：op 4～6mg / d，分 1～3 次；兒童 2～4mg / d，分 1～3 次。

●苯丙酸諾龍 Nandroloni phenylpropionas（多樂寶靈）★

【作用與用途】治療低蛋白血症、營養不良、創傷、燒傷、消耗性疾病、蛋質血症及骨質疏鬆等。

【製劑、用法】注射劑：10mg，25mg。用法：im 20～50mg，每週 1 次。

七、雌激素及孕激素

己烯雌酚 Diethylstilbestrol（乙底酚，Stilbestrol）★

【作用與用途】促進女性器官及第二性徵發育，促使子宮內膜增生，減輕更年期或其他婦科病所致性腺功能不足而產生的症狀，拮抗雄激素，臨床用於治療卵巢性閉經和子宮發育不良、宮血、更年期綜合徵、前列腺癌等。

【製劑、用法】片劑：0.1mg，0.25mg，0.5mg，1mg。用法：op 卵巢性閉經和子宮發育不良：0.25～3mg，qd，共 21d，服藥第 17d 加服黃體酮 10mg，5d，出血 5d 後，重複 3 週期為 1 療程，更年期綜合徵 0.25～1mg，qd。

●雌二醇 Ethinylestradiol，Estradiol（乙炔雌二醇）

【作用與用途】作用同己烯雌酚，但活性強 20 倍。

【製劑、用法】片劑：0.0125mg，0.05mg。用法：op 性腺發育不全 0.02～0.05mg，tid；停經期綜合徵 0.02～0.05mg / d。

●尼爾雌醇 Nilestriol（戊炔雌三醇）★

【作用與用途】主要作用於陰道，對子宮內膜影響小。對停經期症狀如潮熱、出汗、頭痛、神經過敏及外陰乾燥有效。

【製劑、用法】片劑：1mg，2mg，5mg。用法：op 5mg，1 次 / 月，症狀改善後改為每次 1～2mg，1～2 次 / 月。3 個月為 1 個療程。

●黃體酮（孕酮，助孕素）Progestin，Progesterone ★

【作用與用途】有利於子宮內膜生長、子宮充血、為受精卵植入作準備，抑制子宮活動，使胎兒安全生長，閉合宮頸口，用於習慣性流產、宮血、閉經、痛經等。

【製劑、用法】注射劑：10mg，20mg。用法：im 習慣性流產、宮血 10～20mg / 次，1～3d 1 次；痛經 5～10mg / d。

●甲地孕酮（去氧甲孕酮）

【作用與用途】具有顯著的排卵抑制作用，臨床用於短效口服避孕藥，並治療宮血、痛經、子宮內膜異位症、子宮內膜癌等。

【製劑、用法】片劑：1mg，4mg。用法：op 4mg，tid。

●炔諾酮 Noretherone ★

【作用與用途】有較強的孕激素樣作用，及抗雌激素作用，抑制排卵，臨床用於宮血、月經不調、子宮內膜異位症等。

【製劑、用法】片劑：0.625mg，2.5mg。用法：op 2.5mg / d。

第九節　鎮痛、解熱、抗炎、抗痛風藥

一、鎮痛藥

●嗎啡 Morphine★▲■

【作用與用途】鎮痛、鎮靜、鎮咳。

【製劑、用法】片劑：5mg，10mg；注射劑：5mg，10mg。用法：op 5～15mg，tid～qid，極量 30mg/次，100mg/d。im/ih 5～10mg，tid，極量 20mg/次，60mg/d。

●哌替啶 Pethidine（杜冷丁，Dolantin）★△□

【作用與用途】鎮痛、麻醉前給藥、人工冬眠。

【製劑、用法】片劑：25mg，50mg；注射劑：50mg，100 mg。用法：op 每次 50～100mg，200～400mg / d，極量每次 150mg，600mg / d。ih / im 每次 25～100mg，100～400mg / d，極量每次 150mg，600mg / d。

●布桂嗪 Bucinnazine（強痛定，Ap－237）

【作用與用途】皮膚、黏膜 、運動器官疼痛。

【製劑、用法】片劑：30mg，60mg；注射劑：50mg。用法：op 60mg，tid；兒童每次 1mg / kg。ih：每次 50mg。

●芬太尼 Fentanyl☆△□

【作用與用途】麻醉用藥及術後鎮痛，鎮痛效力為嗎啡的 80 倍。

【製劑、用法】注射劑：0.05mg / ml，0.1mg / 2ml。用法：im / iv 0.05～0.1mg / 次。2 歲以下幼兒禁用。

美沙酮 Methadone ★▲■

【作用與用途】用於劇痛，口服易吸收，鎮痛效力與嗎啡相當。

【製劑、用法】片劑：2.5mg，7.5mg，10mg；注射劑：5mg / ml，7.5mg / 2ml。用法：op 5～10mg，tid；ih / im 每次 2.5～5mg。極量每次 10mg，20mg / d。

●曲馬多 Tramadol ★▲

【作用與用途】癌痛、骨折及術後疼痛、牙痛。

【製劑、用法】膠囊：50mg；注射劑：50mg / 2ml，100mg / 2ml。用法：op / im 每次 50～100mg，必要時重複給藥，但不超過 400mg / d。

●丁丙諾啡 Buprenorphine ★▲■

【作用與用途】新型阿片受體激動-拮抗藥，成癮性低，可用於戒毒，各種疼痛。

【製劑、用法】注射液：0.15mg / ml。用法：im 0.15～0.3 mg，q6～8h。

●苯噻啶 Pizotifen★

【作用與用途】5-HT 受體拮抗劑偏頭痛，也可用於慢性蕁麻疹，早搏。

【製劑、用法】片劑：0.5mg。用法：op 0.5～1mg，qd～tid。

顱痛定 Rotundine

【作用與用途】鎮痛、催眠。

【製劑、用法】片劑：30mg，60mg；注射劑：60mg。用法：op 60～120mg，qd～qid。im 每次 60mg。

二、解熱止痛、抗炎、抗風濕藥

阿司匹林 Aspirin（乙酰水楊酸，Acetylsalicylic acid）

【作用與用途】口服吸收好，主要用於解熱、鎮痛，亦用於血栓性疾病的防治。

【製劑、用法】片劑 0.025g，0.1g，0.3g，0.5g。用法：解熱鎮痛 0.3～0.6g，tid～qid；抗風濕 1.0g，tid～qid；抗血栓形成：50～75mg，qd。

複方阿司匹林（解熱止痛片，APC）

【作用與用途】用於發熱、頭痛、神經痛。

【製劑、用法】片劑：每片含阿司匹林 0.2268g、非那西丁 0.162g、咖啡因 0.035g。用法：op 1～2 片，tid。

二氟尼柳 Diflunisal☆■

【作用與用途】主要用於抗炎、鎮痛。

【製劑、用法】片劑：250mg，500mg。用法：op 鎮痛：250～500mg，bid；抗風濕：首劑 1.0g，以後 0.5g，tid。

●對乙酰氨基酚 Paracetamol

（撲熱息痛，醋氨酚，Acetaminophen）

【作用與用途】中樞作用強，外周作用弱，主要用於解熱鎮痛。

【製劑、用法】片劑：0.1g，0.3g，0.5g。用法：op 0.3～0.6 g，tid～qid；兒童 10～15mg / kg，q4～6h，12 歲以下 24h 不超過 5 次量，療程不超過 5d。

氨基比林 Aminopyrine

【作用與用途】主要用複方製劑。

【製劑、用法】複方氨基比林片：100mg；複方氨基比林注射劑：2ml。用法：op 100～300mg，bid。im，2ml，prn。

安乃近 Analgin

【作用與用途】氨基比林的衍生物。

【製劑、用法】片劑：0.25g，0.5g；滴劑：10%～20%溶液。用法：op 0.5g，tid。滴鼻 1～2 滴 / 次。

安痛定 Antondin

【作用與用途】發熱、頭痛、牙痛、關節痛、神經痛等。

【製劑、用法】片劑：含氨基比林 0.2g、非那西丁 0.2g、苯巴比妥 0.005g；注射液：2ml。用法：op 1～2 片，prn。im，每次 2ml 。

柴　胡

【作用與用途】解熱作用強。

【製劑、用法】注射液：2ml。用法：im，2ml / 次。

●吲哚美辛 Indometacin（消炎痛，Indocin）★▲□

【作用與用途】主要用於類風濕關節炎、痛風、骨關節炎、強直性脊柱炎、退熱。

【製劑、用法】片劑：25mg；膠囊：25mg，50mg；緩釋劑：75mg；糖漿：25mg / 5ml 注射劑：1mg；栓劑：50mg，100mg。用法：op 25mg，tid，餐後服。iv 1mg，qd。

●舒林酸 sulindac（奇諾力）★▲■

【作用與用途】主要用於抗炎、鎮痛，其對腎功能影響小，適合於腎功能不全及老年患者。

【製劑、用法】片劑：0.2g。用法：op 0.2g，bid。

保泰松 phenylbutazone（布他酮，Butadion）

【作用與用途】主要用於類風濕關節炎、強直性脊柱炎、痛風等。

【製劑、用法】片劑：100mg，200mg；腸溶片：100mg；栓劑：250mg。用法：op / im 100～200mg，tid。

●布洛芬 Ibuproten（異丁苯丙酸 Brufen）

【作用與用途】主要用於類風濕關節炎、骨性關節炎、痛經。

【製劑、用法】片劑：200mg；膠囊：300mg；糖漿：100mg/5ml。用法：op 鎮痛：200mg，tid；抗風濕：300～400mg，qid，最大劑量 2400mg/d。

酮洛芬 Ketoprofen

【作用與用途】同布洛芬。

【製劑、用法】片劑：50mg，75mg，100mg；緩釋劑：100 mg，200mg。用法：op 100～200mg / d。

●萘普生 Naproxen（消痛靈，Naprosyn）

【作用與用途】同布洛芬。

【製劑、用法】片劑：250mg，500mg；糖漿：25mg / ml；栓劑：500mg。用法：op 鎮痛：250mg，bid；抗風濕 500mg，bid。

●雙氯芬酸 Diclofenac（扶他林、英太青）

【作用與用途】主要用於骨性關節炎、創傷後疼痛、術後疼痛及炎症、痛經和附件炎。

【製劑、用法】片劑：25mg，50mg；膠囊：50mg；緩釋片：75mg；注射劑：75mg / 3ml；栓劑：12.5mg，50mg，100mg；乳膠劑：1g。用法：op100～150mg / d，分 2～3 次。

●雙氯芬酸－米索前列醇★

【作用與用途】主要用於類風濕性關節炎、骨性關節炎、創傷後疼痛、對胃黏膜、腎組織無損害作用。

【製劑、用法】片劑：每片含雙氯芬酸鈉 50mg 和米索前列醇 25μg。用法：op 1 片，bid～tid。

●青黴胺 Penicillamine☆

【作用與用途】主要用於硬皮病、類風濕關節炎等治療。

【製劑、用法】片劑：0.1g；膠囊：0.25g。用法：op 1.5～1.8g / d，分 4 次服。

●吡羅喜康 Piroxicam（炎痛嘉康）★

【作用與用途】用於治療類風濕關節炎、骨關節炎、痛風等。

【製劑、用法】片劑：20mg，注射劑 10mg / 1ml。用法：op 20mg，qd，im，10～20mg / d。

三、抗痛風藥

●丙黃舒 Probencid（羧苯磺胺，Probalan）☆

【作用與用途】抑制腎小管對尿酸的再吸收，增加尿酸排泄，主要用於慢性痛風。

【製劑、用法】片劑：0 .25g。用法：op 0.25～0.5g，bid～qid。每日最大劑量不超過 2.0g。

●別嘌醇 Allopurinol（別嘌呤醇，Isopurinol）▲

【作用與用途】抑制黃嘌呤氧化酶、使尿酸合成減少，主要用於痛風、痛風性腎病。

【製劑、用法】片劑：0.1g。用法：op 開始 0.05g，bid～tid，逐漸增量，2～3 週後增至 0.1g，bid～tid，每日最大劑量不超過 0.6g。兒童每天 8mg / kg。

●苯溴馬隆 Benzbromarone（苯溴香豆素，Exunate）

【作用與用途】作用抑制腎小管對尿酸的重吸收，而促進排泄，主要用於痛風。

【製劑、用法】片劑：50mg。用法：op 開始 25mg / d，逐漸增量到 100mg / d。

●秋水仙鹼 Colchicine★

【作用與用途】抑制急性發作時粒細胞浸潤，主要用於急性痛風關節炎。

【製劑、用法】片劑：0.5mg，1.0mg。用法：op 首劑 0.5～1mg，以後 0.5mg，q2h，一旦疼痛停止或出現中毒症狀即應停藥，總量不超過 6mg / 24h；以後 0.5mg，bid～tid，1 個療程 7d；預防發作：0.5mg，qd～bid。

第十節　影響免疫系統藥物

一、免疫抑制劑

●硫唑嘌呤 Azathioprinum（依木蘭）★

【作用與用途】主要用於異體器官移植時抑制免疫排斥，也用於類風濕關節炎、系統性紅斑狼瘡、自身免疫性溶血性貧血、血小板減少性紫癜、硬皮病、潰瘍性結腸炎。

【製劑、用法】片劑：50mg。用法：op 每天 1～4mg / kg，一般 100mg / d，可連服數月。

●環磷酰胺 Cyclophosphamidum ★▲

【作用與用途】主要用於類風濕性關節炎、系統性紅斑狼瘡、腎病綜合徵、特發性血小板減少性紫癜及器官移植時抗排斥反應。

【製劑、用法】片劑：50mg，100mg；注射劑：200mg。用法：op 50～150mg / d，分 2 次服。iv 每次 200～1000mg。

●甲氨喋呤 Methotrexatum（氨甲喋呤，MTX）★

【作用與用途】主要用於類風濕關節炎、皮肌炎、韋格氏肉芽腫、系統性紅斑狼瘡等。

【製劑、用法】片劑：2.5mg。注射劑：5mg。用法：op / im / iv 每週 10～20mg。

●苯丁酸氮芥 Chlorambucil（痛可寧，Leukeran）★▲

【作用與用途】主要用於系統性紅斑狼瘡、類風濕關節炎、白塞氏綜合徵、腎病綜合症、慢粒白、淋巴瘤、胃癌等。

【製劑、用法】片劑：2mg，5mg。用法：op 3～12mg / d，分 1～2 次服，出現骨髓抑制後減量，總量 300～500mg 為 1 療程。

●環孢素 Ciclosporin A
（環孢素 A，Cyclosporin A，CSA）☆

【製劑、用法】主要用於器官移植及自身免疫性疾病如類風濕關節炎、系統性紅斑狼瘡、皮肌炎、銀屑病等治療。

【製劑、用法】膠囊：25mg，100mg；口服液：0.1g / ml；注射液：50mg / ml。用法：op 器官移植前 4～24h 至術後 1～2 週：每天 15mg / kg，qd，以後減量維持每天 3～10mg / kg；自身免疫性疾病：每天 3～5mg / kg。靜脈給藥為口服劑量的 1 / 3。

●**抗淋巴細胞球蛋白 Antilymphocyte Globulin ALG**

【作用與用途】為抗淋巴細胞血清製劑，能封閉淋巴細胞的抗原識別部位或使淋巴細胞溶解破壞，與其他免疫抑制劑合用於器官移植、重症肌無力、系統性紅斑狼瘡、交感性眼炎等。

【製劑、用法】馬 ALG 凍乾劑，用法：im / ih 每次 2～20 mg / kg，qd～qod；兔 ALG 凍乾劑：im / ih 每次 0.5～1mg / kg，qd～qod。

●**塞替派 Thiotepa**

【作用與用途】為烷化劑，主要用於腎病綜合徵、系統性紅斑狼瘡、類風濕關節炎、硬皮病、自身免疫性溶血性貧血等。

【製劑、用法】注射劑：5mg / ml，10mg / ml。用法：iv / im 每次 0.2mg / kg，qd。

●**雷公藤多甙片 Tripterigium Glycosides☆△**

【作用與用途】有較強的抗炎作用和免疫抑制作用，用於類風濕關節炎、系統性紅斑狼瘡、皮肌炎等自身免疫病的治療。

【製劑、用法】片劑：10mg。用法：op 10mg，qid，或 1～1.5mg / kg，分 3 次服。

乙亞胺 Ethylenediamine Tetruacetylimide

【作用與用途】為週期特異性抗癌瘤藥，抑制細胞內核糖核酸的合成，用於其他藥物無效或復發的各型銀屑病。

【製劑、用法】片劑：0.1g。用法：op 0.1g，tid～qid，1 療程為 30d 左右。

乙雙嗎啉Bimolane

【作用與用途】為週期特異性抗癌瘤藥，作用於 DNA 合成期，能抑制體液免疫，但不抑制細胞免疫，用於銀屑病及交感性眼炎及葡萄膜炎。

【製劑、用法】片劑：0.2g。用法：op 0.6～1.2g / d，分 2～3 次服用。

二、免疫增強藥

左旋咪唑 Levamisole★

【作用與用途】主要用於免疫機能低下者、兒童多發性及慢性感染，亦用於自身免疫性疾病（系統性紅斑狼瘡、類風濕關節炎）。

【製劑、用法】片劑：25mg，50mg。用法：op 50mg，bid～tid。

轉移因子 Transfer Factor（TF）

【作用與用途】用於原發性或繼發性細胞免疫缺陷、某些病毒或黴菌性細胞內感染的補充治療，對自身免疫性疾病和痲風也有一定療效。

【製劑、用法】注射劑：2ml。用法：2ml / 次，每週 1～2 次，1 個月後改為 2 週 1 次。

胸腺素 Thymosin（胸腺多肽）

【作用與用途】為一種小分子多肽，可促進 T 細胞分化成熟，並增強它們的功能，主要用於治療細胞免疫缺陷所致疾病。

【製劑、用法】注射劑：4mg，10mg。注射劑：2mg / 2ml，5mg / 2ml。用法：im 2～12mg，qd～qod；治療晚期腫瘤 20～

40mg，qd～qod。

免疫核糖核酸 Immune RNA（免疫核酸，iRNA）

【作用與用途】與轉移因子相似，主要用於免疫功能低下患者以及惡性腫瘤的輔助治療，亦試用於慢性 B 型肝炎和流行性 B 腦。

【製劑、用法】注射劑：2mg，3mg。用法：iv / ih 每週 1 支 / 次，4～6 個月為 1 療程，後改為每 2 週注射 1 支。

植物血凝素 Phytohemogglutinin（PHA）

【作用與用途】用於免疫功能受損所致疾病以及惡性腫瘤的輔助治療，亦用於再生障礙性貧血、慢遷肝和流行性出血熱等。

【製劑、用法】注射劑：10mg。用法：im / iv 10～20mg，qd，20d 為 1 療程。

●白細胞介素 -2 Interleukin-2（IL-2）

【作用與用途】是淋巴細胞產生的一種淋巴因子，為一種糖蛋白，試用於各種腫瘤治療。

【製劑、用法】注射劑（凍乾粉）50 萬 U，100 萬 U。用法：iv 每次 50 萬～100 萬 U，連續 28d。

●干擾素 Interferon

【作用與用途】能增強免疫功能，促進自然殺傷細胞和巨噬細胞的功能，對迅速分裂的腫瘤細胞有選擇性抑制作用，主要用於各種腫瘤的治療。

【製劑、用法】注射劑（凍乾）：100 萬 U，300 萬 U，500 萬 U。用法：ih 第 1 週每次 300 萬 U，每週 2～3 次，第 2 週每

次 500 萬～600 萬 U，第 3 週加到每次 900 萬～1000 萬 U，連續 6 週，共 8 週為 1 療程。

●聚肌苷酸－聚胞苷酸 Polyinosinic Acid–Polycytidylic Acid（聚肌胞，PolyI：C）

【作用與用途】為高級干擾素誘導劑，試用於帶狀疱疹、傳染性肝炎、流感，還可作為癌瘤的輔助治療。

【製劑、用法】注射劑：1mg / 2ml，2mg / 2ml。用法：im 1～2mg，q2～3d，治療肝炎時療程為 2～3 個月。

替洛隆 Tilorone（泰洛龍、乙氨芴酮）

【作用與用途】能誘導產生干擾素，有廣譜抗病毒的抑制癌瘤的作用，試用於各種病毒感染，作為癌瘤的輔助治療。

【製劑、用法】膠囊：0.3g，0.5g。用法：op 0.3～0.5g / d，連用 7～10d。

●卡介苗 Vaccine Culmette–Guerin（結核活菌苗，BGG）

【作用與用途】為減毒的牛型結核桿菌活菌苗，可起免疫佐劑作用，促進抗體產生，刺激多種免疫活性細胞，增強非特異性免疫功能，用於預防結核病、黑色素瘤，腔內注射用於肺癌術後，還用於慢性支氣管炎治療。

【製劑、用法】注射劑：75mg / ml。用法：每次75～150mg，每週 1～2 次，漸減至每月 1 次，共 1 年以上。

短棒菌苗 Vuccine Corynebacterial★

【作用與用途】與抗癌藥合用於各種腫瘤治療。

【製劑、用法】注射劑：7mg / ml，35mg / ml。用法：ih / im

/ iv / 腔內、瘤內注射 4～10mg / 次，每週 1～2 次，2～4 週為 1 療程。

●**香菇多糖 Lentinan（能治難，瘤停能）**

【作用與用途】為 T 細胞的特異性免疫佐劑，使受抑制的輔助性 T 細胞功能恢復，對體液免疫無效，臨床與化療合用治療多種腫瘤。

【製劑、用法】片劑：2.5mg；注射劑：2mg / 2ml。用法：op 5 片，bid。im 2～4mg，qd。iv 0.5～5mg，1～2 次 / 週。

三、抗變態反應藥物

1. 抗組胺藥物

●**氯苯那敏 Chlopheniramine（撲爾敏、氯苯吡胺）☆△□**

【作用與用途】為烴胺類抗組胺藥，其特點是抗組胺作用較強，用量少，副作用小，用於各種過敏性蟲咬、藥物過敏反應等，與解熱鎮痛藥配伍用於治療感冒。

【製劑、用法】片劑：4mg；注射液：10mg。用法：op 4 mg，tid；兒童每天 0.35mg / kg，分 3～4 次服。im 5～20mg，qd～bid。

●**苯海拉明 Diphenhydramine（苯那君）★▲■**

【作用與用途】為乙醇胺類抗組胺藥，能對抗或減弱組胺對血管、胃腸和支氣管平滑肌的作用，適用於皮膚黏膜的過敏性疾病，也可用於乘船、乘車引起的噁心、嘔吐。

【製劑、用法】片劑：25mg，50mg；注射液：20mg / ml。用法：op 25～50mg，tid。im 20mg，qd～bid。嚴重過敏：iv

10～20mg，qd～bid。

●異丙嗪Promethazine

（非那根，抗胺蕁，普魯米近，Phenergan）☆△

【作用與用途】為吩　嗪類抗組胺藥，作用較苯海拉明持久，亦具有明顯的中樞安定作用，適用於各種過敏症、孕期嘔吐、乘舟等引起的眩暈，亦可與氨茶鹼合用治療哮喘，與氯丙嗪等配伍成冬眠合劑。

【製劑、用法】片劑：12.5mg，50mg；注射液：25mg / ml，50mg / ml。用法：op 12.5～25mg，tid。im 每次 25～50mg。

曲比那敏 Tripelennamine

（去敏靈、撲敏寧、吡乍明、芐吡二胺 Pyribenamin）

【作用與用途】為乙二胺類抗組胺藥，抗組胺作用比苯海拉明略強而持久，用於過敏性皮炎、濕疹、過敏性鼻炎、哮喘等。

【製劑、用法】片劑：25mg，50mg。用法：op 25～50mg，tid。

●去氯羥嗪Decloxizine（克敏嗪、克喘嗪）★

【作用與用途】為哌嗪類抗組胺藥，可用於支氣管哮喘、急慢性蕁麻疹、皮膚劃痕症、血管神經性水腫等。

【製劑、用法】片劑：25mg，50mg。用法：op 25～50mg，tid。

奧沙米特 Oxatomide（苯咪唑嗪Tinset）☆

【作用與用途】為哌嗪的衍生物，選擇性地阻斷 H_1 受體，具有較強的抗組胺作用，用於蕁麻疹、過敏性鼻炎或結膜炎、食物過敏。

【製劑、用法】片劑：30mg。用法：op 30～60mg，bid。

●阿司咪唑 Astemizole（息斯敏，Hismanal）★△

【作用與用途】本品可選擇性阻斷 H_1 受體而產生抗組胺作用，適用於過敏性鼻炎或結膜炎、慢性蕁麻疹和其他過敏反應症狀。

【製劑、用法】片劑：10mg。用法：op 10mg，qd。

阿伐斯汀 Acrivastine（新敏靈，新敏樂，Duact）

【作用與用途】為 H_1 受體阻滯劑，用於過敏性鼻炎及蕁麻疹。

【製劑、用法】膠囊：8mg。用法：op 8mg，tid。不超過 24 mg / d。

苯印胺 Phenindamine（抗敏胺，Thephorin）

【作用與用途】為抗組胺藥，對各種常見過敏性疾病有效，尚可局部應用，止癢效果好。

【製劑、用法】片劑：25mg。用法：op 25～50mg，bid～tid。

●賽庚啶 Cyproheptadine☆△

【作用與用途】有拮抗 H_1 受體作用，並具有輕中度抗 5- 羥色胺作用及抗膽鹼作用，用於蕁麻疹、濕疹、偏頭痛、支氣管哮喘等。

【製劑、用法】片劑：2mg。用法：op 2～4mg， tid；兒童每天 0.25mg / kg，分次服用。

●**氯雷他定 Lorutadine（克敏能，Fristamin）☆△**

【作用與用途】具有選擇性阻斷外周 H_1 受體的作用，用於過敏性鼻炎、急性或慢性蕁麻疹及其他過敏性皮膚病。

【製劑、用法】片劑：10mg。用法：op 10mg，qd。

●**特非那丁 Terfenadine（司立泰，敏迪，得敏功 Teldan，Seldane，Tamagon）☆△**

【作用與用途】選擇性阻斷 H_1 受體，用於過敏性鼻炎和蕁麻疹，也用於過敏性皮膚病和枯草熱。

【製劑、用法】片劑：60mg。用法：op 60mg，bid。

2. 過敏反應介質阻釋劑

色苷酸鈉 Sodium Cromoglicate（咽泰，Intal）

【作用與用途】為肥大細胞膜穩定劑，用於預防過敏性哮喘的發作，也可用於潰瘍性結腸炎、慢性過敏性濕疹及某些皮膚瘙癢症，2%滴眼液適用於枯草熱、結膜炎等。

【製劑、用法】氣霧劑：14g。膠囊：20mg。用法：乾粉噴霧吸入：20mg/次，80mg/d，症狀減輕後漸減。op 100～600 mg，tid。滴眼：2%滴眼液，一日數次。

紮普司特（敏喘寧、苯氮嘌呤酮）Zaprinast

【作用與用途】可抑制組胺、慢反應物質等過敏介質的釋放，用於支氣管哮喘、過敏性鼻炎、過敏性皮炎。

【製劑、用法】片劑：20mg。用法：op 20mg，tid。氣霧吸入：10mg，tid。

3. 其他抗變態反應藥物

粉塵蟎注射液

【作用與用途】是由粉塵蟎提取的有效抗原，為一種強烈的過敏原。用於脫敏治療，適用於吸入型哮喘、過敏性皮炎、泛發性濕疹、慢性蕁麻疹。

【製劑、用法】注射液：1：10000 / ml，1：5000 / ml。 用法：ih 每週 1 次，第 1～3 週用 1：100000，第 4～6 週用 1：10000，第 7～15 週用 1：5000，15 次為 1 療程。

四、抗毒素及免疫血清

●精製破傷風抗毒素（精破抗 TAT）

【作用與用途】中和破傷風毒素的作用，用於治療破傷風或外傷可能感染破傷風時作預防用，宜早期用。

【製劑、用法】注射劑：1500U，10000U。用法：ih / im 預防：每次 1500～3000U。治療：第 1 次 5 萬～20 萬 U，以後視病情而定。

●精製狂犬病血清

【作用與用途】能中和狂犬病人體液中的游離病毒。宜早期用，同時用狂犬病疫苗。

【製劑、用法】注射劑：1000U / 5ml。用法：im 40U / kg。局部浸溶：5ml。

第十一節　抗腫瘤藥

一、烷化劑

●環磷酰胺 Cyclophosphamide

（環磷氮芥，癌得星，CTX，Endoxan）★▲

【作用與用途】本藥在肝臟轉化成活性成分，與 DNA 發生交叉聯結，抑制 DNA 合成，作用於各期細胞，主要是 G_2 期。

【製劑、用法】注射劑：100mg，200mg；片劑：50mg。用法：iv 400～600mg / m^2，溶於生理鹽水 20ml，總量 8g 為 1 療程。op 50mg，tid，總劑量 10～15g。

●異環磷酰胺 Ifosfamide

【作用與用途】是環磷酰胺的異構體，需在肝臟轉化，毒性低於環磷酰胺，化療指數高於環磷酰胺。

【製劑、用法】注射劑：1g。用法：iv 1.5g / m^2，qd，連續 5d，間隔 3 週重複。

●卡莫司汀 Carmustine（卡氮芥，BCNU）

【作用與用途】與 DNA 發生共價結合，破壞 DNA 的結構與功能屬細胞週期非特異性傷物。

【製劑、用法】注射劑：125mg。用法：iv 75～100mg / m^2，qd，間隔 6 週重複。

●司莫司汀 Semustine（甲環亞硝脲 MeccNu）

【作用與用途】與 BCNU 結構相似，對 M 期和 G_1 / S 期作用明顯。

【製劑、用法】膠囊：50mg，100mg。用法：op 75～150mg / m^2，每 6 週 1 次。

●氮芥 Nitrogen mustard（恩比興，HN_2，NM）☆

【作用與用途】主要抑制 DNA 合成，同時對 RNA 和蛋白質合成也有抑制作用。對 G_1 期和 M 期殺傷作用最強。對 G_2 期也有殺傷作用。

【製劑、用法】注射劑：5mg / 1ml，10mg / 2ml。用法：iv 3～6mg / m^2。腔內注射：5～10mg / 次，用鹽水稀釋，每週 1 次，連續 2 次，休息 2 週重複。

●米爾法 Melphalan
（米法侖，左旋苯丙氨酸氮芥，L PAM，MEL）★

【作用與用途】在體內迅速轉變成具有高度活性的中間產物乙撐亞胺離子，後者能與生物大分子中含有豐富電子的基因共價結合發生烷化反應。用於多發性骨髓瘤。

【製劑、用法】片劑：2mg；注射劑：2mg。用法：op 0.25 mg / kg，連續 4d，3 週重複，iv 20～40mg 加鹽水 30ml。

●洛漠司丁 Lomustine（氯乙環己亞硝脲，CCNU）☆△

【作用與用途】在體內降解的產物能部分阻斷胸腺嘧啶類核苷摻入 DNA，抑制核酸及蛋白質合成。作用於增殖細胞各期及非增殖細胞，處於 G_1→S 期邊界或 S 期的細胞對之最敏感，對 G_2 期抑制作用強於 BCNU。該藥具有烷化作用，但與一般烷化劑無交叉耐藥性。

【製劑、用法】膠囊：40mg，100mg。用法：op 每次 100～

130mg / m^2，每 6 週服藥 1 次，3 次為 1 療程。

●消瘤芥 Nitrocaphane（硝卡芒芥，AT−1258）

【作用與用途】為合成的烷化劑，作用於 DAN，對增殖和非增殖細胞都有作用，對多種動物腫瘤有抑制作用。抗瘤譜較廣，毒性較低，靜注後能通過血腦屏障。

【製劑、用法】注射劑：20mg，40mg；片劑：10mg。用法：op 20mg，tid，10～14d 為 1 療程。iv 20～40mg，加生理鹽水 40ml。

●苯丁酸氮芥 Chlorambucil（瘤可寧，CLB）★▲

【作用與用途】屬氮芥類衍生物，作用機制與氮芥相同。對細胞增殖週期中 M 期和 G_1 期作用最強。

【製劑、用法】片劑：2mg。用法：op 0.1～0.2mg / kg，qd，連續 3～6 個月之後以 2mg / d 維持。

●塞替派 Thiotepa（三胺硫磷，TSPA）

【作用與用途】是乙撐亞胺類抗腫瘤藥物，能抑制核酸的合成，從而改變 DNA 的功能。其作用機制與氮芥相似，為細胞週期非特異性藥物。

【製劑、用法】注射劑：5mg，10mg。用法：iv 0.2mg / kg 或 10mg，qd，連用 5d，以後每週 3 次，總量 200～300mg 為 1 療程。

●白消安 Busulfan（馬利蘭，BUS）★

【作用與用途】對多種動物腫瘤有抑制作用，在較低劑量時主要影響骨髓粒細胞的形成，對淋巴細胞幾乎無影響，如增大劑量，也可引起全血象抑制。主要隨尿排出，2h 內可排出 1/3，主要為甲烷磺酸鹽。

【製劑、用法】片劑：0.5mg，2mg。用法：op 開始 2～4mg / d，3d 後改為 6～8mg / d，直至白細胞下降至（10～20）×10^9 / L 後停藥；或改為維持量 1～3mg，qd。

●替莫唑胺 temozolomide

【作用與用途】在生理 PH 下，它經非酶途徑快速轉化為活性化合物 MTIC，主要用於成人惡性神經膠質瘤，惡性黑色素瘤，退行性星形細胞癌。

【製劑、用法】片劑：5mg / 片、20mg / 片、100mg / 片、250mg / 片，以 150mg / m^2 為起始劑量，連續 5d、28d 重複 1 次，下一週期如服用後白細胞正常，本品劑量可增至 200mg /（m^2・d），如一週期後白細胞小於 1000 / μl，劑量應減小 50mg / m^2，但最低不應小於 100mg /（m^2・d）。

二、抗代謝藥

●甲氨蝶呤 Methotrexate（氨甲葉酸 MTX）★

【作用與用途】本抗葉酸類藥物，使葉酸不能轉變為具有生理活性的四氫葉酸，阻止 DNA 合成，作用於 S 期、為細胞週期特異性藥物。

【製劑、用法】注射劑：5mg，10mg，25mg，50mg，100 mg。片劑：2.5 mg，5 mg，10mg。用法：op 5～10mg，qd，1 療程安全劑量 50～100mg。iv 20～40mg / m^2，4 週重複。動脈滴注：5～10mg 緩慢滴注 24h。im5～10mg，qd 或 qod，總量小於 100mg。鞘內注射：每次 5～12 mg，每週重複。

●硫嘌呤 Mercaptopurime（6– 巰基嘌呤 6MP）★

【作用與用途】抗嘌呤類藥物、在體內轉化後，干擾嘌呤代謝，作用於 G_1 期，用於急性白血病治療。

【製劑、用法】片劑：25mg，50mg，100mg。用法：op 50～100mg / m^2，tid 連續服用，根據血象調節劑量。

●氟尿嘧啶 Fluorouracil（5– 氟尿嘧啶，5Fu）★▲

【作用與用途】為嘧啶類抗代謝藥物，作用於 S 期。

【製劑、用法】膠囊：50mg，100 mg；注射劑：125 mg，250 mg。用法：iv 650～700 mg / m^2，qd，5d，4 週重複。動脈滴注：5～10 mg / kg，滴注 6～8h。腔內給藥：每次 500～1000 mg，每週 1 次。op 200mg，tid，總劑量 10～15g。

●卡莫氟 Camafar（嘧福祿 Mifurol）

【作用與用途】是氟尿嘧啶衍生物，較 5–Fu 具有更強的抗腫瘤作用。

【製劑、用法】膠囊：150mg，100mg。用法：op 200mg，qid，總量 20g 為 1 療程。

●喃氟啶 Tegafur

【作用與用途】為氟尿嘧啶的衍生物，毒性只有 5–Fu 的 1 / 4～1 / 7，化療指數是 5–Fu 的 2 倍，可以通過血腦屏障。

【製劑、用法】注射劑：0.2g。用法：iv 500～1000mg，qd ×5，總量 20～40g 為 1 療程。

●阿糖胞苷 Cytarabine（阿糖胞嘧啶 Ara–C）★

【作用與用途】為抗嘧啶類抗腫瘤藥物，主要作用於 S 期。

【製劑、用法】注射劑：50mg，100mg。用法：ivdrip 100 mg / m^2。iv qd 5～10d，兒童每天 3～5mg / kg。鞘內注射：20～30mg / m^2 每週 1 次。

●羥基脲Hydroxycarbumide★

【作用與用途】抑制核苷酸還原酶，除作為週期特異性抗癌藥物外，用於治療銀屑病。

【製劑、用法】膠囊：0.4g。用法：0.4～1.6g / d，分 2 次服，4～8 週為 1 療程。

●卡培他濱（Capecitabine，xeloda，希羅達）

【作用與用途】口服後經腸黏膜迅速吸收在肝臟被羧基酯酶轉化為無活性的中間體 5′-DFCR，再經肝或腫瘤組織的胞苷脫氨酶的作用轉化為 5′-DFuR，最後在腫瘤組織內徑胸苷磷酸化酶催化為 5′-Fu 而起作用。因此具有高選擇性與療效增強作用，減少全身性 5-Fu 分布，從而減少不良反應。

【製劑、用法】片劑：150mg / 片。用法：1250mg/ m^2，op，bid，1～14d，為一週期，每 3 週 1 個療程，用 4～6 個療程。

●吉西他賓 Gemcitabine（健擇 Gemzar）

【作用與用途】為胞嘧啶核苷衍生物，進入體內後由脫氧胞嘧啶激酶活化，由胞嘧啶核苷脫氨酶代謝，主要參入 DNA，作用於 G_1 / S 期，還能制核苷酸還原酶，導致細胞內脫氧核苷三膦酸酯減少，對多種實體腫瘤有效。如胰腺癌、肺癌等。

【製劑、用法】針劑：1000mg / 支，20mg / 支。ivdrip800～1250mg / m^2，30～60min 滴完，每週 1 次，連續 2 週停 1 週，為 1 週期，3～4 個週期為 1 個療程。

三、抗腫瘤抗生素

●絲裂黴素 Mitomytin（自力黴素 MMC）

【作用與用途】與 DNA 雙螺旋形成效聯，抑制 DNA 複製，屬細胞週期非特異性藥物。

【製劑、用法】注射劑：2mg，4mg，8mg。用法：iv 10mg / m^2，四週重複。動脈注射：同靜注量。胸腹腔內注射 8～10 mg，每週 1 次。

●平陽黴素 Pingyangmycin
（爭光黴素 A5，博來黴素 A5，Bleomycin）☆△

【作用與用途】與 MMC 作用機制相似。

【製劑、用法】注射劑：4 mg，8 mg，10 mg。用法：im 8～10 mg，每 2～3 週重複，總量小於 250mg。靜脈、動脈注射每次 8～10mg。

●柔紅黴素 Daunorubicin（正定黴素，柔毛黴素 DNR）

【作用與用途】由嵌合於 DNA 鹼基對之間並緊密地結合到 DNA 上，抑制 DNA 合成，為細胞週期非特異性藥物。

【製劑、用法】注射劑：10mg，20mg。用法：iv 30～40mg / m^2，qd × 3d，每 3～4 週重複。總累積劑量成人小於 550mg / m^2，兒童 330 mg / m^2。

●阿黴素 Doxorubicin（多柔比星 Adriamycin, ADM）★▲

【作用與用途】作用機制與柔紅黴素相似，但抗瘤譜廣，化療指數高，而毒性略低。

【製劑、用法】注射劑：10mg，20mg。用法：iv 40～50 mg

/ m^2，每 3 週 1 次，總量不宜超過 450～550mg / m^2。

●表柔比星 Epirubicin（表阿黴素 Pharmorubicin）

【作用與用途】作用與阿黴素相似，對心臟毒性低於 ADM。

【製劑、用法】注射劑：10mg，50mg。用法：iv 60～90mg / m^2，每 3 週重複。

●吡柔比星 Pirarubicin（吡喃阿黴素 THP-ADM）

【作用與用途】直接嵌入 DNA 雙螺旋鏈抑制 DNA 聚合酶，使瘤細胞終亡於 G_2 期不能進入 M 期。

【製劑、用法】注射劑：10mg，20mg。用法：iv 35～45 mg / m^2，每 3 週 1 次，或 20 mg / m^2，每 3 週 1 次。動脈灌注 10～20mg，每日或隔日應用 5 次。

●米托蒽醌 Mitoxantrone

【作用與用途】與 DNA 分子結合，導致細胞死亡。

【製劑、用法】注射劑：2mg，5mg，10mg。用法：ivdrip 12～14mg / m^2，每 3 週 1 次。

放線菌素 D Actinomycin D（更生黴素，ACTD）★

【作用與用途】主要是抑制 RNA 的合成，作用於 mRNA，干擾細胞的轉錄過程。尚能嵌合於 DNA 雙鏈內，從而抑制了 DNA 依賴的 RNA 聚合酶的活力。對細胞各期均敏感，尤以 G_1 期的前段更敏感。

【製劑、用法】注射劑：100 μg，200 μg。用法：ivdrip 每次 6～8 μg / kg（成人 300～400 μg）溶於 5%葡萄液中靜滴，qd × 10d 為 1 療程。iv 6～8 μg / kg 溶於生理鹽水 20～40ml，qd×

10d。

●阿柔比星 Aclacinomycin（克拉黴素，ACM）★▲

【作用與用途】為第二代蒽環類抗癌藥，具有親脂性，易迅速進入細胞內並維持較高濃度，主要抑制 RNA 合成，使細胞阻滯於 G_1，S 期本品特點：心臟毒性小，沒有明顯的免疫抑制和骨髓抑制作用。

【製劑、用法】注射劑：ACM-A（日本產）10mg，20mg；ACM-B（國產）6mg。用法：iv ACM-B 5～10mg 溶於生理鹽水 20ml，7～10d 為 1 療程。腔內注射 10mg，每週 1 次。

四、抗腫瘤植物藥

●長春鹼 Vinblastine（長春花鹼、VLB）☆△

【作用與用途】主要抑制微管蛋白的聚合，妨礙紡錘體、微管的形成，使細胞分裂停止於中期，為對 M 期有效的細胞週期特異性藥物。

【製劑、用法】注射劑：10mg。用法：iv 6mg / m^2，每週 1 次，共 4～6 週，總量 60～80mg；兒童 250 μg / kg 用 5%～10% 葡萄糖 20～30ml 稀釋後 iv，每週 1 次，4～6 週為 1 療程。

●長春新鹼 Vincristine（VCR）★

【作用與用途】作用與 VLB 相似，療效優於長春鹼。

【製劑、用法】注射劑：0.5 mg，1mg。用法：iv 1.4mg / m^2，每週 1 次；兒童 75 μg / kg。

●長春地辛 Vindesine（長春花鹼酰胺 VDS）

【作用與用途】為長春花鹼的衍生物，細胞週期特異性藥物，與 VCR、VLB 無完全的交叉耐藥性。

【製劑、用法】注射劑：1mg，4mg。用法：iv 3mg / m^2，每週 1 次，4～6 週為 1 療程。

●依託泊甙 Etoposide（足葉乙甙 VP–16）

【作用與用途】抑制細胞有絲分裂，作用於 S 和 G2 期。

【製劑、用法】膠囊：25mg，50mg，100mg；注射劑：100mg。用法：op 50mg，bid×21d。iv 50～100mg / m^2，加糖水稀釋，qid×5d。休息 3～4 週重複用藥。

●異長春花鹼 Vinorelbine（諾維本，長春瑞賓，Narelbine NVB）

【作用與用途】為半合成的長春花生物鹼，但神經毒性低，抗瘤譜廣，療效高。

【製劑、用法】注射劑：10mg，50mg。用法：iv 25～30mg / m^2，每週 1 次連用，2 次為 1 個療程。

●替尼泊苷 Teniposide（鬼臼噻吩甙，威猛 Vm–26）

【作用與用途】阻斷癌細胞的有絲分裂，抑制拓撲異物酶Ⅱ，作用於 G2 期，化療指數是 VP–16 的 2～10 倍，分子量小，脂溶性高，易透過血腦屏障。

【製劑、用法】注射劑：50mg。用法：iv 30～50mg / m^2，qd × 5d，3 週可重複。

●高三尖杉酯鹼 Homoharringtonine（HHRT）★

【作用與用途】抑制真核細胞的蛋白質合成，使多聚核糖體解聚，主要作用於 G1、G2 期。

【製劑、用法】注射劑：1mg，2mg。用法：ivdrip 0.05～0.1 mg / kg，qd × 5，間隔 2 週重複。

●泰素 Taxol（紫彬醇）

【作用與用途】抑制微管蛋白的合成的藥物，主要作用 G2、M 期。

【製劑、用法】注射劑：30mg，150mg；膠囊：0.3g。用法：op 0.6g，tid，21d 為 1 療程。iv 135～175 mg / m^2，每 3 週可重複。

●羥基喜樹鹼 Hydroxycamptothecim（10- 羥基喜樹鹼 OPT）

【作用與用途】為拓撲異構酶抑制劑，引起 DNA 斷裂。

【製劑、用法】注射劑：2mg。用法：ivdrip 10～20mg / m^2，每週 2 次，4 週為 1 療程。

●多西紫衫醇（docetaxel，多西他賽，taxotere，泰索帝）

【作用與用途】作用機制與紫杉醇相同，穩定微管作用比紫杉醇大 2 倍，並能誘導微管束的裝配，不改變原絲數量。是細胞周期特異性藥物，能將細胞阻斷於 M 期。對增殖細胞作用大於非增殖細胞，對肺癌，卵巢癌、結腸癌、乳腺癌、黑色素瘤均有效。

【製劑、用法】針劑：20mg / 支，單藥劑量為 100mg / m^2，國內用 75～85mg / m^2，ivdrip，ih，每 3 週重複 1 次，3～4 週期為 1 個療程。

●伊立替康（Irinotecan，商品名：Campo、開普拓，CPT-11，艾力）

【作用與用途】CPT-11 是細胞週期 S 期特異性藥物，是特異性 DNAToopoI 抑制劑。TopoI 與 DNA 特殊位點結合，引起 DNA 單鏈斷裂，形成 TopoI-DNA 斷裂單鍵複合物，催化超螺旋 DNA 鏈鬆解，利於複製、促進修復。CPT-11 主要作用是與 TopoI-DNA 斷裂單鍵複合物結合為穩定複合物，影響修復。

【製劑、用法】針劑：100mg / 支，國內用法：150～180 mg / m^2，ivdrip，90min，每週 1 次，連續 4 週，休息 2 週。

●拓撲替康（Topotecan，Hycamtin，和美新，金喜素，喜典，簡寫為 TPT）

【作用與用途】為 TPT 為半合成的拓撲異物酶I 抑制劑，與拓撲異物酶I 形成的複合物並導致 DNA 不能正常複製，導致 DNA 雙鏈損傷，適應小細胞肺癌、卵巢癌。

【製劑、用法】針劑 2mg / 支、4mg / 支，單藥 1.2～1.5mg / m^2，先用注射用水溶解濃度為 1mg / ml，再用生理鹽水或 5%葡萄糖液 150～200ml 稀釋，30min 滴完，連用 5d、21d 為 1 週期，4～6 個週期為 1 療程。

●紫杉醇脂質體（力撲素）

【作用與用途】作用機制與紫杉醇相似，但是將紫杉醇與脂質體結合，能增加與癌細胞親和力，克服耐藥性，增加藥物被癌細胞的攝取量，提高療效，降低毒副作用。另外，過敏發生率大幅度降度。

【製劑、用法】針劑：20mg / 支，單藥 135mg / m^2，ivdrip 第 1d，3 週重複，為 1 週期，3～4 週期為 1 療程。

五、抗腫瘤激素類

●他莫昔芬 Tamoxifen（三苯氧胺，TAM）★

【作用與用途】抑制雌激素與腫瘤組織相結合，阻斷腫瘤組織中的雌激素水平，使雌激素依賴性癌細胞停止生長。

【製劑、用法】片劑：10mg。用法：op 10mg，bid。連續服用 3～5 年。

氨魯米特 Aminoglutethimied（氨基導眠能，AG）★▲

【作用與用途】主要阻滯腎上腺中的膽固醇轉變為孕烯酮，來抑制腎上腺皮質中甾體激素的生物合成，還能阻止雄激素轉變為雌激素。在周圍組織中具有強力的芳香化酶抑制作用。

【製劑、用法】片劑：125mg，250mg。用法：op 開始 250 mg，bid×14d，無反應後，250mg，tid 或 qid，每日總量不要超過 1000mg。8 週後改為維持量 250mg，bid。

●來曲唑片 Letrozole（芙瑞）

【作用與用途】為芳香化酶抑制劑，抑制雄甾烯二酮，和睾丸素轉化成雌酮、雌二醇。

【製劑、用法】片劑：2.5mg。用法：op 2.5mg，qd，連續服用 3～5 年。

●蘭他隆 Lentaron（福美斯坦 Formestane）

【作用與用途】機制同來曲唑片。

【製劑、用法】注射劑：750mg。用法：im 750mg，半月重複。

●氟他胺 Flutamide（氟硝小酰胺）

【作用與用途】特異性阻斷雄性激素受體，達到抗雄性激素作用。用於前列腺癌。

【製劑、用法】片劑：250mg。用法：op 250mg，tid，連續服用。

●甲地孕酮 Magace（佳迪）

【作用與用途】抑制下丘腦—垂體性軸，使 E_2 減少，特異性結合 PgR 受體，產生受體介導的細胞生長抑制。

【製劑、用法】片劑：160mg。用法：op 160mg，qd，連續服用半年以上。

●托瑞米芬（Toremifene，法樂通，Fareston）

【作用與用途】新一代抗雌激素抗腫瘤新藥，是非甾體類三苯乙烯的衍生物。化學結構與三苯氧胺相似，作用與三苯胺接近或高於三苯氧胺，副作用低於三苯氧胺，推薦用於乳腺癌雌激素受體陽性病人的一線治療，或三苯氧胺無效的二線治療。

【製劑、用法】片劑：60 mg / 片，一線治療口服 60 mg / d，3～5 年。二線治療 200～240 mg / d，6～8 週，然後改用 60 mg / d，3～5 年。

●阿那曲唑（Anastrozole，瑞寧得）

【作用與用途】是新一代選擇性、非類固醇、口服有效的芳香化酶抑制劑。使雄激素不能轉化為雌激素，從而降低雌二醇水準，達到治療乳腺癌的目的，用於治療停經後晚期乳腺癌。

【製劑、用法】片劑，1mg / 片，口服每次 1mg，qd，長期服用，至病情進展。

●依西美坦（Exemestare，Aromasin）

【作用與用途】是新型類固醇芳香化酶滅活劑，停經婦女的雌激素則主要來自腎上腺和卵巢的雄性激素通過香化酶轉化，所以，由阻斷這一環節達到治療停經後對激素敏感的乳腺癌患者。

【製劑、用法】片劑 25 mg / 片。口服 25 mg / d，至病情進展，可根據病人反應增加劑量，一般不超過 200 mg / d。

●諾雷德（Zoladex），抑那通（Enantone）

【作用與用途】為一類垂體釋放激素和黃體生成素的激動劑／拮抗制，由副回饋作用抑制垂體功能而起治療作用，主要用於前列腺癌、乳腺癌、子宮內膜異位症。

【製劑、用法】諾雷德：針劑：3.6 mg / 支，3.6 mg，im，每 4 週 1 次），連續 3～6 次為 1 個療程。抑那通：針劑 3.75 mg / 支，3.75mg，im，每 4 週 1 次，連用 3～6 次，為 1 療程。

●比魯卡胺片（Bicalutamicde tablet，Casodes，康士得）

【作用與用途】是促黃體生成素釋放激素（LHRH）類似物或與外科睾丸切除術聯合應用於晚期前列腺癌治療。

【製劑、用法】片劑：50mg / 片，口服 50mg，qd，服至病情進展停藥。

六、其他抗腫瘤藥物

●丙卡巴肼 Procarbazine

（甲基苄肼，甲苄肼，Methylhydrazine）★

【作用與用途】在紅細胞、肝臟轉化成活性物質抑制 DNA、RNA 合成。

【製劑、用法】片劑：50mg。用法：op 100mg / m^2，連服 14 d，四週重複。

●順鉑 Cisplatin（順氯氨鉑 DPP）

【作用與用途】是金屬鉑的絡合物，引起 DNA 鏈間或鏈內的交聯，抑制 DNA 合成。

【製劑、用法】注射劑：10mg，20mg。用法：普通劑量 iv 20mg / m^2，qd×5d；高劑量 ivdrip 80～120mg / m^2，同時需水化。胸腹腔注射每次 60～100g，間隔 10～15d 1 次。

●卡鉑 Carboplatin（碳鉑，卡波鉑 Paraplatin）

【作用與用途】為二代鉑類化合物，作用機制與 DDP 相同，毒性低於 DDP。

【製劑、用法】注射劑：100mg，150mg。用法：ivdrip 300～400 mg / m^2，4 週重複。

●奧沙利鉑 Oxaliplatin

【作用與用途】為三代鉑類藥物。

【製劑、用法】注射劑：50mg，100mg。用法：iv 130mg / m^2，4 週重複。

●氮烯咪胺 Dacarbazine（達卡巴嗪）

【作用與用途】非典型烷化劑，需在體內轉化，機制類似氮芥。

【製劑、用法】注射劑：100mg。用法：iv 200～400 mg / m^2，qd×5d，4 週重複為 1 療程。

●亞葉酸鈣 Calcium folinate（甲酰四氫葉酸鈣）

【作用與用途】在體內轉化成 CH_2FH_2 增加不可分離的三聯複合物，增加 5–Fu 的效果。

【製劑、用法】注射劑：100mg。用法：ivdrip 200mg，qd×5d，4 週重複。

●帕米膦酸鈉 Pamidronate（博寧）

【作用與用途】抑制破骨細胞的活性，阻止骨質吸收，對骨轉移有明顯的止痛作用。

【製劑、用法】注射劑：15mg。用法：iv 每次 90mg，間隔 1 月應用。

●恩丹西酮 Ondansetron

【作用與用途】5– 羥色胺受體，阻斷劑，親合力比滅吐靈強 100 倍。

【製劑、用法】片劑：4mg；注射劑：4mg，8mg。用法：ivdrip 8mg 化療前 30min 用，以後酌情 4～8h 重複。op 8mg，用法同靜脈。

●米托蒽醌 Mitoxantrone（MTT）

【作用與用途】主要是嵌入 DAN，引起 DNA 鏈間和鏈內的交叉聯接，導致 DNA 單鏈、雙鏈的斷裂，引起細胞畸變染色體潰散。為細胞週期非特異性藥物。

【製劑、用法】乾粉劑：5mg，10mg；注射液：2mg / 2ml。用法：iv 單一用藥 12～14mg / m^2；聯合用藥 8～10mg / m^2，每 3 週 1 次。腔內注射每次 20mg。動脈灌注：每次 10～15mg。

●美司鈉 Mesna（美安）

【作用與用途】對腫瘤無作用，靜注主要濃集於腎臟，與 CTX 和 IFO 的毒性代謝產物丙烯醛結合成無毒化合物，降低膀胱刺激及出血性膀胱炎的發生。

【製劑、用法】注射劑：400mg / 4ml。用法：iv 400mg 於給 IFO 開始，4h，8h 後用 1 次。

●干擾素（interferon. IFN）

【作用與用途】本品具有抗增殖作用，體外試驗亦表明有明顯的免疫調節活性，可阻止病毒的複製，另發現 IFN 對於內皮細胞和血管生成具有特殊作用，能抑制內皮細胞增長，達到抗腫瘤效應，同時亦可增強巨噬細胞的吞噬活性，用於毛細胞白血病，慢性粒細胞白血病、淋巴瘤、類癌、腎癌等。

【製劑、用法】針劑：3MIu / 支，4.5 MIu / 支，一般為 3 MIu，im，每週 2、5。8 週為 1 療程。

●白細胞介素 – 2

【作用與用途】主要由 T 細胞、B 細胞、NK 細胞、巨噬細胞表面的受體而激活，誘導其他細胞因子的活性，誘導抗原刺激 T 細胞增殖，增強 MHC 限制性抗原特異性 T 細胞毒作用；誘導大顆粒淋巴細胞，NK 細胞的 MHC 非限制性 LAK 活性，而達到抗腫瘤目的，主要用於黑色素瘤，腎癌的治療。

【製劑、用法】針劑 50 萬 U / 支，100 萬 U / 支，200 萬 U / 支，大多數低劑量 IL2 可由皮下注射，5 萬 U，im，每週 2、5。大劑量需靜脈給藥，180 萬 U / m^2，連續 5d，ivdrip，2 週重複。

●培美曲塞（Pemetrexed，力比泰 ALimta）

【作用與用途】主要成分為培美曲塞二納，具有獨特的多靶點作用機制，能同時高效抑制胸苷酸合成酶，二氫葉酸還原酶，甘氨酰胺核糖核苷酸甲酰基轉移酶，三靶點協同抑制嘧啶及嘌呤合成，抑制 DNA、RNA 合成，目前 FDA 批准治療惡性胞膜間皮瘤的一線藥物。

【製劑、用法】針劑：500 mg / 支，推薦劑量 500mg / m^2 在超過 10min 滴完，3 週重複，為一週期，3～4 週期為 1 療程。

●唑來膦酸注射液（艾朗）

（Zoledronic acid for in jection）

【作用與用途】艾朗是第三代磷酸鹽化合物，是骨吸收的有效抑制劑，可抑制破骨細胞的活性並誘導其凋亡，抑制骨質再吸收，預防骨事件發生，治療高血鈣，主要用於各種晚期惡性腫瘤引起骨轉移及高鈣血症。

【製劑、用法】針劑：4 mg / 支，推薦劑量，4mg，用 100 ml 生理鹽水溶解，15min 滴完，每 3 週或 4 週 1 次，3～4 次為 1 療程，如治療高血鈣血症，應充分水化，先給 4mg，單次 iv，如沒有降至正常，可考慮再次應用，但二次間隔應大於 7d。

●欖香烯注射液（Elemene injection）

【作用與用途】本品主要成分為β^-，γ^-，δ^-欖香烯，為溫鬱金提取物，能降低腫瘤細胞有絲分裂能力，誘導腫瘤細胞凋亡，抑制腫瘤細胞生長，合併放化療方案對肺癌、肝癌、食管癌等均可以提高療效，並可腔內化療，控制惡性胸腹水。

【製劑、用法】針劑：25mg / 支，100 mg / 支，每次 400～600 mg，iv，qd，15d 為 1 療程，一般進行 4～6 療程，胸腹腔注射一般 400mg，每週 1～2 次，2 週 1 個療程。

●金龍膠囊

【作用與用途】本品為鮮守宮、鮮金錢白花蛇等多種名貴中藥，採用現代低溫冷凍乾燥技術，最大限度地保留了動物的有效成分的生物活性及分子生態平衡，是衛生部批准生產的第一例鮮動物抗癌藥，用於原發性肝癌、肺癌、胃癌、食道癌、腸癌、膀胱癌、腎癌等。

【製劑、用法】膠囊 0.25g，op，1 次 4 粒，tid，1～3 月為 1 療程。

●康賽迪膠囊

【作用與用途】主要由斑蝥，刺五加，黃芪，人參，女貞子，半枝蓮等中藥製成，具有益氣養陰，清熱解毒，破血消徽，攻毒蝕瘡之功效，用於肝癌、肺癌、直腸癌等。

【製劑、用法】膠囊，0.25g，op，1 次 3 粒，bid，30d 為 1 療程。

●瑞欣寧注射液（鹽酸雷莫司瓊注射液）

【作用與用途】瑞欣寧是新一代高選擇性 5-HT3 受體拮抗

劑，對 5-HT3 與 5-HT3 受體結合的抑制作用為格拉司瓊的 41 倍，阿紮司瓊的 56 倍，昂丹司瓊的 74 倍，是強效持久的鎮吐劑，用於預防或治療化療藥物引起的噁心、嘔吐等消化道症狀。

【製劑、用法】針劑 0.3mg / 支，通常成人 0.3mg，iv，qd，日用量不應超過 0.6mg。

●氟達拉濱注射液（Fludarabine phosphate inejection，福達華）

【作用與用途】福達華在體內被快速地磷酸化成為 2F-are－A，後者可以被細胞攝取，然後被細胞內的去脫氧胞苷激酶磷酸化後成為有活性的三磷酸鹽 2F-are-AFP，該成分可能由影響 DNA，RNA 和蛋白質的合成而抑制細胞生長，主要是抑制 DNA 的合成，現用於 B 細胞性慢性淋巴細胞白血病（CLL）的治療。

【製劑、用法】50mg / 支，成人 25mg / m^2，連續用 5d，用 100ml 鹽水稀釋，滴注時間應超過 30min，兒童用藥的安全性和有效性還沒確定。

●參一膠囊（shenyi jianamg）

【作用與用途】主要成分為人參皂苷Rg3 單一成分組成，對多種動物移植實體瘤具有抑制作用，與化療合用，可增加療效，並具有調節免疫功能。尚可抑制腫瘤血管內皮細胞的增殖和新生血管的形成，用於肝癌、肺癌等種實體瘤治療。

【製劑、用法】膠囊：100g / 粒，飯前空服用，每次 2 粒，bid。

●IL–11（邁格爾，依星，吉巨芬）

【作用與用途】是目前唯一可用臨床治療放化療後血小板減少症的特效藥物，可直接刺激造血幹細胞和巨核細胞的增殖，誘導巨核細胞的成熟分化，增加體內血小板的生成，從而提高血液中血小板數，適用實體瘤，非髓系白血病化療後Ⅲ，Ⅳ度血小板減少症的治療。

【製劑、用法】針劑 0.75mg / 支，1.5mg / 支，推薦本品劑量為 25～50 μg / kg，於化療結束後 24～48h 開始或發生血小板減少症後使用，皮下注射，qd，7～14d 為 1 療程，血小板恢復正常後及時停藥。

●三氧化二砷

【作用與用途】本品對急性早幼粒細胞（APL）有一定療效，其作用機制尚不明確。三氧化二砷由調節 NB4 細胞內 PML- RAR 的水平，使細胞重又納入程序化死亡的正常軌道。並可抑制肝癌株 SMMC–7721 細胞生長，誘導了肝癌細胞的凋亡，且呈劑量與時間依賴性，適用於急性早幼粒細胞白血病及肝癌。

【製劑、用法】針劑 10mg / 支。成人，1 次 5～10mg，用生理鹽水 500ml 稀釋後 ivdrip，qd，4～6 週 1 療程；兒童：每日 0.16 mg / Kg，用法同上。

七、分子靶向治療藥物

●美羅華（Rituximab，商品名 MabThera，Rituxan，西妥昔單抗）

【作用與用途】為人源化的單克隆抗體，能和人 B 淋巴細胞表面抗原 CD20 具有高度專一和很強的緊密結合，由 CDC 和

ADCC 作用介導發揮細胞毒效應從而破壞腫瘤細胞，主要用於 CD20 陽性的淋巴瘤，是個體化靶向治療的典範之一。

【製劑、用法】針劑 500mg / 50ml，100mg / 50ml。推薦劑量為 365 mg / m^2，用生理鹽水稀釋到 1mg / ml 後搖勻靜脈緩慢滴注，每週 1 次），4～8 次為 1 療程，部分病人可以對本品過敏，所以必須在給藥 30～60min 前給予撲熱息痛和苯海拉明。滴注開始時應當緩慢，並密切觀察。

●赫賽汀（Trastuzumab，商品名 Herceptin）

【作用與用途】赫賽汀為一種重組 DAN 人源化 IgG 型單克隆抗體，輕鏈可變區由鼠源部分可以識別 P185 糖蛋白，而重鏈固定區和大部分輕鏈區是人源部分。能選擇性與 P185 糖蛋白的結合，是 ADCC 的潛在介質，本身具有抗腫瘤作用，此外還可以提高腫瘤細胞對化療的敏感性，是針對細胞核 Her–2 基因調控表面的 P185 糖蛋白而研製的重組 DNA 衍生的人化單克隆抗體，目前主要用於 Her–2 過度表達的晚期乳腺癌。

【製劑、用法】440mg / 支。首次應用劑量為 4mg / kg，ivdrip，用生理鹽水 250ml 稀釋，以後每週 2mg / kg，ivdrip，連續 4～8 週為 1 個療程，不能推注或由其他途徑給藥。

●易瑞沙（gifitinib，Iressa，ZD1839）

【作用與用途】是苯胺奎哪唑啉化合物，一個強有力的 EGFR 酪氨酸激酶抑制劑，對癌細胞的增殖生長、存活的信號轉導通路起阻斷作用，是由促凋亡，抗血管生成，抗合化增殖和抗細胞遷移等方面而實現抗癌的。對非小細胞肺癌有較好的療效。

【製劑、用法】膠囊：250mg / 粒。首次應用 op500mg / d，

症狀改善後改為 250mg / d，服至病情進展停藥。

●伊馬替尼

（Imatinib，格列衛，Glivic，美國商品名 Gleevec）

【作用與用途】是苯胺嘧啶的衍生物，新型蛋白酪氨酸激酶抑制劑，能有效地抑制 Bcr–Abl。特異性地抑制 V–abl 的表達和 bcr–abl 細胞的增殖，此外，還是血小板衍化生長因子受體（PDGFR）和幹細胞因子（SCF）受體 c–kit 的強抑制劑，能抑制 PDGF 和 SCF 介導的生化反應，但不影響 EGFR 因子的信號傳遞。主要用於胃腸間質瘤，慢性粒細胞的白血病。

【製劑、用法】膠囊，100mg / 粒。一般病人，op400mg / d，服用至病情進展或不能耐受副作用，急性粒細胞白血病，加速期或急變期，op600mg / d。

●貝伐單抗（Avastin）

【作用與用途】是一種與血管內皮生長因子結合的單克隆抗體，可以由抑制血管發生來阻止腫瘤的血管，氧供和其他營養支持，從而阻礙腫瘤生長和轉移，FDA 已批准用於結直腸癌治療。

【製劑、用法】100mg/支，400mg/支。推薦劑量，5mg/kg，iv，qd，連用 14d，28d 重複，最大劑量每日小於 20mg / kg。

●埃羅替尼（erlotinib Tarcera OSI–744）

【作用與用途】是喹啉類化合物，是人 I 型表皮生長因子受體（HER_1 / EGFR）。酪氨酸激酶抑制劑，主要抑制 EGFR 酪氨酸激酶胞內磷酸化達到抗腫瘤作用，用於局部晚期或轉移性非小細胞肺癌，胰腺癌。

【製劑、用法】片劑：150mg / 片，100mg / 片。推薦劑量為 150mg / d，飯前至少 1h 或飯後 2h 口服，服至疾病進展或出現不能耐受的毒副作用。

●萬珂（Velcade Bortezomib）

【作用與用途】主要成分是硼替佐米，是哺乳動物細胞中 26s 蛋白酶樣活性的可逆抑制劑，26s 蛋的酶體是一種大的蛋白質複合體，可降解泛蛋白，具有誘導細胞凋亡，化療增敏等作用，是目前全球批准唯一的用於臨床治療的蛋白酶體抑制劑，目前應用於多發性骨髓瘤，惡性淋巴瘤，非小細胞肺癌。

【製劑、用法】針劑 3.5mg / 支。推薦單次劑量 1.3mg / m^2，ivdrip，d1、4、8、11，每 3 週重複。

第十二節　調整水電解質及酸鹼平衡藥物

一、電解質製劑

氯化鈉 Sodium Chloride

【作用與用途】用於各種缺鹽性失水症、胃腸灌洗等。等滲氯化鈉不宜與能量合劑、乳糖酸紅黴素、乳酸鈉配伍。

【製劑、用法】注射液：0.9%（2ml，5ml，10ml）；0.9%（250 ml，500ml）。用法：iv 每次 2～20ml。ivdrip 0.9% 250～1000ml，qd。

●複方氯化鈉（林格氏液，Ringer's solution）

【作用與用途】用於補充體液，補充 Na^+、Cl^-、K^+、Ca^{++}。水、鈉代謝障礙者慎用。

【製劑、用法】注射液：500ml。用法：ivdrip 500～1000ml / d。

●複方乳酸鈉（乳酸鈉林格液）

【作用與用途】同上。乳酸血症、鉀鹽排泄不良及鹼中毒者禁用；心腎肝功能不良者慎用。

【製劑、用法】注射液：500ml。用法：ivdrip 500～1000ml / d，滴速不超過 300ml / h。

●氯化鉀 Pot Chloride（補達秀）

【作用與用途】可維持細胞新陳代謝、細胞滲透壓和酸鹼平衡的必須陽離子，參與維持神經傳導、肌肉運動和心臟的正常活動。用於各種原因引起的低鉀血症、強心甙中毒及服用排鉀利尿藥等。禁止靜脈推注。無尿、高鉀血症禁用。少尿慎用。

【製劑、用法】片劑：0.25g，0.5g；注射液：1g/10ml。用法：op 1～2g，tid。ivdrip 1.5～3g/d，稀釋濃度不得高於 0.03%。

●安達鎂 Addamel

【作用與用途】用於成人靜脈營養時補充每日電解質和微量元素的喪失。

【製劑、用法】注射液：10ml。用法：ivdrip10ml / d（加葡萄糖或氨基酸 500ml）

●門冬氨酸鉀鎂 Potassium magnesium aspartate（潘南金，脈安定）

【作用與用途】可補充鉀鹽，能促進 K 離子逆濃度差進入細胞內，Na 離子逆濃度差排出細胞外，可改善心肌收縮功能。嚴禁靜注。

【製劑、用法】片劑：0.15g；注射液：10ml。用法：op 0.3～0.45，bid～tid。ivdrip20～60ml 加葡萄糖 250ml～500ml，靜滴 3h。

氯化鈣 Calcium Chloride

【作用與用途】維持神經肌肉組織的正常興奮性，促進心肌興奮—收縮偶聯；對鎂離子有拮抗作用；促進骨骼和牙齒的鈣化；增加細胞膜的穩定性，具有消腫、抗過敏的作用。鈣鹽與強心甙有協同作用，增加強心甙的毒性，禁止同用。

【製劑、用法】注射液：0.5g / 10ml，1g / 20ml。用法：op 0.5 ～1g， tid。iv 每次 0.5～1g，用葡萄糖液稀釋。

●葡萄糖酸鈣 Calcium-Cluconate

【作用與用途】同上。

【製劑、用法】片劑：0.1g，0.5g。注射液：1g / 10ml。用法：op 0.5～2.0，tid；兒童 0.5～1.0g，tid。iv 每次 1.0～2.0，用等量 10%葡萄糖液稀釋後緩慢靜注，速度不超過 2ml / min。

●降鉀樹脂 Sodium Polystyrenesulfonate（聚苯乙烯磺酸鈉）

【作用與用途】為一種藥用的鈉式離子交換樹脂，經口服或灌腸，可在腸道內產生離子交換作用，吸收鉀後隨大便排出體外，達到降低血鉀的目的。

【製劑、用法】用法：op15～30g / 次，1～2 次 / d。直腸給藥：30g / 次，用水或 20%甘露醇 100～200ml 混勻作高位保留灌腸。

口服補液鹽 Oral Rehydreation Salts（ORS）

【作用與用途】防治急性腹瀉或大量水分丟失造成的脫水。

【製劑、用法】口服，每包藥粉溶水 1000ml，隨時服用。

二、調整酸鹼平衡製劑

●碳酸氫鈉 Sodium Bicabonate（小蘇打、重碳酸鈉）

【作用與用途】可中和胃酸、鹼化尿液、調節機體酸鹼度。用於糾正機體代謝性酸中毒或增強氨基甙類抗生素對泌尿系感染的療效及防止磺胺類對腎臟的損害。用於制酸、糾正酸中毒等。

【製劑、用法】片劑：0.3g，0.5g。注射 5%20ml，5%200 ml。用法：op 0.1～1g，tid。iv / ivdrip 5%每次 100～200 ml。

●乳酸鈉 Sodium Lactate

【作用與用途】為弱鹼性溶液。主要用於代謝性酸中毒、高鉀血症等。肝臟病變、休克、缺氧時不宜使用。

【製劑、用法】注射液：2.24g。用法：ivdrip 按病情給藥。

三、葡萄糖及其他製劑

●葡萄糖 Glucose（右旋糖）

【作用與用途】補充液體，增加肝臟解毒功能，高滲溶液還有脫水、利尿作用，與胰島素合用治療高鉀血症。

【製劑、用法】注射液：12.5g / 250ml，25g / 500ml，25g / 250ml，50g / 500ml，5g / 20ml，10g / 20ml。用法：op 50g，tid。靜脈用藥視病情而定。

●**葡萄糖氯化鈉注射液**

【作用與用途】補充液體和鈉鹽。

【製劑、用法】注射液：含 5%葡萄糖及 0.9%氯化鈉，500 ml。靜脈用藥視病情而定。

木糖醇 Xylitolum

【作用與用途】能補充能量，改善糖代謝。

【製劑、用法】針劑：25g / 500ml，50g / 500ml。粉劑：500 g。用法：口服，25～50g / d，3～4 次 / d。靜滴：25～30g / 次。

第十三節　維生素類、生化製劑及生物製品類藥物

一、維生素

●維生素 A Vitamin A☆□

【作用與用途】參與視桿細胞中視紫紅質的合成，增強視網膜的感光性能，保護上皮組織的完整結構。用於維生素 A 的缺乏症如：夜盲症、眼乾症、角膜軟化症、皮膚粗糙、乾燥、潰瘍等。1 次大量服用，可致急性中毒。

【製劑、用法】膠丸：5000U，2.5 萬 U。用法：op 2.5 萬～5 萬 U，tid；兒童：預防：2000～4000U / d，治療：2.5 萬～5 萬 U / d。

●維生素 AD VitaminAD

【作用與用途】補充維生素 A、D。

【製劑、用法】膠丸：每粒含維生素 A1 萬 U、維生素D

1000U；滴劑：10ml, 50ml。注射液：0.5ml，含維生素 A 2.5 萬 U、維生素 D 0.25 萬 U。用法：膠丸：1 粒，qd～tid；滴劑：3～6 滴 / d。im 0.5 ml / d。

●維生素 B_1　Vitamin B_1（鹽酸硫胺，硫胺素）

【作用與用途】主要用於防止腳氣病、神經炎、中樞神經損傷、心肌炎、營養不良、甲亢等。不與鹼性藥物配伍。

【製劑、用法】片劑：5mg，10mg；注射液：50mg / ml，100 mg / 2ml。用法：op 10～30mg，tid。im / ih 50～100mg，qd～bid。

●維生素 B_2　Vitamin B_2（核黃素）

【作用與用途】參與糖、脂肪和蛋白質的代謝，與維持視網膜的功能有關。主要用於角膜炎、結膜炎、角膜血管增生、口角炎、舌炎、脂溢性皮炎等。飯後服用。

【製劑、用法】片劑：5mg，10mg；注射液：5mg / 2ml，10 mg / 2ml。用法：op 5～10mg，tid；兒童 10mg / d，分 3 次服。im / ih 10～30mg，qd；1～5mg，qod。

●維生素 B_6　Vitamin B_6（吡多辛、吡多醇）

【作用與用途】參與氨基酸的代謝，影響脂肪的代謝，可降低血膽固醇，刺激白細胞的生成。用於治療周圍神經炎、脂溢性皮炎、痤瘡、白細胞減少症、肝炎、肝硬化、噁心、嘔吐等。長期應用可抑制抗凝系統。

【製劑、用法】片劑：10mg；注射液：50mg / ml，100mg / 2ml。用法：op 10～20mg，tid。im / iv 50～100mg，qd。

●複方維生素 B

【作用與用途】補充 B 群維生素，用於維生素 B 群缺乏症。

【製劑、用法】片劑：每片含 B_1 3mg、B_2 1.5mg、B_6 0.2mg，煙酸胺 10mg；注射液：2ml，含 B_1 20mg，B_2 2mg，B_6 2mg，煙酸胺 30mg。用法：op1～3 片，tid。兒童 1 片，bid～tid。注射：2ml，qd。

●煙酰胺 Nicotinamide（煙鹼胺，NAA）☆

【作用與用途】與糖、脂肪代謝有關，能促進組織的新陳代謝。用於糙皮病、舌炎、口炎、腹瀉、皮膚病等。妊娠初期可致畸形。

【製劑、用法】片劑：50mg，100mg。注射液：50mg / ml，100mg / ml。用法：op 50～100mg，tid。ivdrip 50～200mg，qd。

●煙酸 Niacin（維生素 PP）

【作用與用途】體內轉化為煙酰胺，作用與煙酰胺相同，用於冠心病、血栓閉塞性脈管炎、高血脂症、血管性偏頭痛等。糖尿病、青光眼、潰瘍病、肝功能不全者慎用。

【製劑、用法】片劑：50mg，100mg；注射液：50mg / ml，100mg / ml。用法：op 50～200mg，tid。ivdrip 50～200mg，qd。

●維生素 C　Vitamin C（抗壞血酸）

【作用與用途】參與體內還原性羥化反應，與膠原、神經遞質、糖皮質激素的合成有關。可減低毛細血管脆性，加速血液的凝固；參與合成還原性谷胱甘肽，有解毒、促進抗體形成、抗組胺的作用。用於壞血病、急慢性中毒、過敏性疾病、心肌炎、慢性肝炎、貧血等。忌與鐵劑、氧化劑、重金屬鹽等配伍。

【製劑、用法】片劑：50mg，100mg；注射液：100mg / 5ml，250mg / 5ml，500mg / 5ml。用法：op 100～200mg，tid。ivdrip 250～500mg，qd。

●維生素 D_2 Vitamin D_2（骨化醇）

【作用與用途】促進鈣磷的吸收，調節鈣磷代謝，促進骨骼的正常鈣化。主要用於防治佝僂病、骨軟化症、骨質疏鬆症、嬰兒手足搐溺症等。腎功能不全者慎用。

【製劑、用法】膠丸：1 萬 U；注射液：40 萬 U / ml。用法：op 1 萬 U，tid；兒童：預防 400U / d，治療：每次 40 萬 U。

●維生素 E Vitamin E（生育酚、產妊酚）

【作用與用途】能維持生殖器官正常機能，增強毛細血管的抵抗力、維持正常的肌肉結構和功能，解毒、延長紅細胞壽命。用於預防習慣性流產、先兆流產和治療不育症、停經期綜合徵、肌營養不良、肌萎縮、肝硬化等。

【製劑、用法】丸劑：5mg，10mg，50mg，100mg。注射液：5mg / ml、50mg / ml。用法：op 10～100mg，qd～tid。im 5～50 mg / d。

二、生化製劑及生物製品類藥物

細胞色素 C Cytochrome C

【作用與用途】是一種自由基清除劑，對組織中氧化還原具有迅速的酶促作用。用於各種組織缺氧的急救或輔助治療。用前先皮試。

【製劑、用法】注射液：15mg。用法：im / iv 15～30mg，

bid。ivdrip 30mg 加液體 500ml，qd。

●三磷酸腺苷（ATP）

【作用與用途】參與體內能量代謝過程，供給所需能量。用於心絞痛、肝炎、進行性肌萎縮、神經性耳聾、視力減退等。腦出血者禁用。有致心臟驟停的危險。

【製劑、用法】片劑：20mg；注射液：20mg。用法：op 20～40mg，tid。im 20mg / d。ivdrip20mg 加溶液 250～500ml。

輔酶Q_{10}　Coenzyme Q_{10}（葵烯醌）

【作用與用途】是細胞代謝和細胞呼吸激活劑，並具有非特異性免疫增強作用。用於充血性心力衰竭、冠心病、高血壓病的輔助治療、急慢性肝炎、減輕放化療的輔助治療。

【製劑、用法】片劑：5mg；注射液：5mg。用法：op 10～15mg，tid。im 5～10mg / d。

●複方氨基酸 Amino Acid-co

【作用與用途】促進蛋白質代謝，糾正負氮平衡、補充蛋白質、加快傷口癒合。適用於嚴重創傷、各種疾病所致的低蛋白血症等。肝昏迷、氮質血症、嚴重腎功能衰竭和蛋白質代謝障礙者禁用。

【製劑、用法】注射劑：250ml。用法：ivdrip250～1000ml / d。

●凡命 Vamin

【作用與用途】同複方氨基酸。

【製劑、用法】注射劑：250ml。用法：ivdrip250ml～2000ml / d。

凍乾人體血漿（乾血漿）

【作用與用途】提高血漿膠體滲透壓，增加血容量，補充血漿蛋白和抗體。用於失血、燒傷、外傷、休克等。

【製劑、用法】瓶裝：200ml。用法：ivdrip 200ml，qd，3h輸完。

●脂肪乳

【作用與用途】靜脈營養藥，可提供熱能和必需脂肪酸。用於需要高熱量病人、腎損害、禁用蛋白質者及全胃腸道外營養者。忌與其他藥物伍用。

【製劑、用法】注射劑：10%250ml，500ml；20%100ml，250ml，500ml。用法：ivdrip 每天 1g / kg。

●人體白蛋白

【作用與用途】可提高血漿膠體滲透壓、擴容、補充蛋白質。用於失血性休克、腦水腫、腎病、肝硬化腹水等病。

【製劑、用法】注射液：25%20ml、50ml。用法：ivdrip，用量視病情而定。

●人血丙種球蛋白

【作用與用途】可增強抵抗力和防治病毒性疾病，也可用於丙種球蛋白缺乏症。

【製劑、用法】注射液：0.3g。用法：im 每次 0.3～0.6g，2～3 週重複 1 次。

三、血漿代用品

●右旋糖酐-70 Dextran-70（中分子右旋糖酐）

【作用與用途】能維持血漿滲透壓，增加血容量，用於出血、創傷性、燒傷性等低血容量性休克。用量太大，有出血傾向。充血性心力衰竭忌用、肝腎功能不全者慎用。

【製劑、用法】溶液：6%500ml。用法：ivdrip500～1500ml，qd。

●右旋糖酐-40 Dextran-40（低分子右旋糖酐）

【作用與用途】分子量較小，擴容作用短暫，有助於改善微循環，並有抗血栓及滲透性利尿作用。用於休克及血栓栓塞病等。用量太大，有出血傾向。充血性心力衰竭忌用、肝腎功能不全者慎用。

【製劑、用法】溶液：6%、10%：250 ml、500ml。用法：ivdrip 每天 20ml / kg。

●右旋糖酐-10 Dextran-10
（小分子右旋糖酐，409 代血漿）

【作用與用途】同低分子右旋糖酐、改善微循環、利尿的作用較明顯。嚴重的腎病、血小板減少症、出血性疾病患者禁用。

【製劑、用法】溶液：6%100ml、250ml、500ml。用法：ivdrip 500～1000ml，qd。

●羥乙基澱粉代血漿（706 代血漿）

【作用與用途】血容量擴張劑。中分子用於失血、燒傷性休克，防止手術中休克。低分子用於心肌梗塞、心絞痛、腦血栓等。用量過大，有出血的危險。

【製劑、用法】溶液：6%、10%：低分子 500ml，6%低分子 500ml。用法：ivdrip 500～1500ml，qd。

羧甲基澱粉代血漿（403 代血漿）

【作用與用途】能提高血滲透壓，增加血容量。出血、創傷性休克。

【製劑、用法】溶液：5%250ml，500ml。用法：ivdrip 500～1000ml，qd。

四、腸內營養藥

●安素（能全素）Ensure

【作用與用途】均衡含有各種營養素，適用於各種營養不良需補充營養者。勿靜注。

【製劑、用法】粉劑：400g。用法：400g / d，可管餵或口服。

第十四節　特殊解毒藥物

一、金屬中毒解毒藥

●依地酸鈣鈉（解鉛樂 $CaNa_2$–EDTA）

【作用與用途】能與多種重金屬離子絡合形成可溶性複合物，排出體外，用於鉛中毒。腎病患者禁用。

【製劑、用法】片劑：0.5g；注射液：0.2g / 2ml。用法：op 1.0g，bid。ivdrip 1.0g，bid。

依地酸二鈉（依地酸鈉 Na_2-EDTA）

【作用與用途】能絡合鈣離子，降低細胞外液中游離鈣濃度。用於血鈣過高及洋地黃中毒引起的心律失常。靜注過快可引起心臟驟停。

【製劑、用法】注射液：1g / 5ml。用法：iv / ivdrip 每次 1～3g。

二巰基丙醇 Dimercaprol（巴爾，BAL）

【作用與用途】主要用於砷、汞、金中毒，與依地酸鈣鈉並用治療兒童急性鉛腦病。禁用於鐵、鎘、硒中毒。

【製劑、用法】注射液：100mg / ml，200mg / 2ml。用法：im 2.5mg / kg。

谷胱甘肽

【作用與用途】能激活多種酶，促進糖、脂肪及蛋白的代謝。用於各種中毒。用維生素 C 稀釋後應用。

【製劑、用法】注射液：50mg。用法：im / iv 50～100mg，bid。

●二巰基丙磺酸鈉 Sodium Dimercapto – Sulfonate（二巰丙磺鈉，Unithiol）

【作用與用途】為汞、砷中毒的首選藥物。不適用於鉛中毒。

【製劑、用法】注射液：0.25g / 5ml。用法：im 5～5mg / kg。

●硫酸鈉

【作用與用途】鋇中毒解毒藥。

【製劑、用法】10%～20%溶液靜脈緩注；或 1%～5%溶液

500～1000ml，ivdrip。

二、有機磷農藥中毒解毒藥

(1)膽鹼酯酶復能劑

●碘解磷定（派姆，PAM）

【作用與用途】對急性有機磷殺蟲劑抑制的膽鹼酯酶活力有復活作用。對1605、1059、乙硫磷有良好的解毒作用，對敵百蟲、敵敵畏、樂果、馬拉硫磷效果差。中毒早期用藥，禁止與鹼性藥物配伍。

【製劑、用法】注射液：0.5g / 20ml, 0.4g / 10ml。靜脈用藥：視病情而定。

●氯磷定（氯化派姆）

【作用與用途】作用同碘解磷定，但較強，水溶性高。

【製劑、用法】同碘解磷定。

雙複磷（DMO4）

【作用與用途】作用同碘解磷定，但作用強而持久，且有阿托品樣作用，療效好安全性大，可由血腦屏障，對有機磷中毒引起的煙鹼樣、毒蕈鹼樣作用及中樞症狀均有效。

【製劑、用法】注射液：0.25g / 2ml。用法：im 輕度：每次0.125～0.25g；中度：每次0.25～0.5g；重度：每次0.5～0.75g。

(2)膽鹼能藥

以阿托品為代表，用於有機磷農藥、氨基甲酸酯類農藥、毒蕈、毛果雲香鹼、新斯的明、銻劑中毒引起的心律失常，阻斷節後膽鹼能神經支配的效應器中的乙　膽鹼受體對抗各種藥物引起的毒蕈鹼樣作用，如瞳孔縮小、支氣管痙攣、呼吸道、汗腺、唾液腺分泌增加，噁心、嘔吐等；對中樞神經症狀也有效，對煙鹼樣症狀無效。無復活膽鹼酯酶的作用，故須與膽鹼酯酶復活劑合用。前已詳述，此處略。

●阿托品 Atropine

【作用與用途】阻斷 M- 受體，大劑量阻斷 N1 受體，主要用於胃腸道疾患、解除平滑肌痙攣、抑制胃酸及胰液分泌、治療心動過緩及有機磷農藥中毒、感染性休克、散瞳。

【製劑、用法】注射劑：0.5mg，1mg，2mg，5mg，10mg。用法：輕度中毒：開始 1～2mg，ih 每 1～2h 1 次，阿托品化 0.5mg，ih 每 4～6h 1 次；中度中毒：開始 2～4mg，iv 立即，1～2mg，每 0.5h 1 次 iv，阿托品化 0.5～1mg，ih 每 4～6h 1 次；重度中毒：開始 3～10mg，iv 立即，2～5mg，iv 每 10～30min 1 次，阿托品化 0.5～1mg，ih 每 2～6h 1 次。

三、氰化物中毒解毒藥

●亞硝酸鈉 Sodium Nitrite

【作用與用途】主要用於氰化物中毒，可使血紅蛋白氧化成高鐵血紅蛋白，後者與細胞色素酶中高鐵離子競爭性與氰離子結合，解除氰離子的毒性。

【製劑、用法】注射液：0.3g / 10ml。用法：iv 3%溶液 10～15ml。

●亞硝酸異戊酯 Amyl Nitrite

【作用與用途】作用亞硝酸鈉。

【製劑、用法】吸入劑：0.2ml。

●硫代硫酸鈉（大蘇打）Sodium Thiosulfate

【作用與用途】可與氰離子及砷、鉍、汞、鉛等金屬離子結合，形成硫化物排出體外。勿與氧化劑配伍。

【製劑、用法】注射液：0.32g，0.64g。用法：靜脈用藥，用量視病情而異。

四、其他中毒解毒藥

●亞甲藍 Methylthioninum Chloride（美藍，甲烯藍）

【作用與用途】小劑量可使高鐵血紅蛋白還原成血紅蛋白，治療亞硝鹽、硝基苯類中毒及腸源性青紫，也可用於氰化物中毒。與維生素 C 合用效果更佳。

【製劑、用法】注射液：20mg / 2ml。用法：iv 1～2mg / kg。

●納洛酮 Naloxone

【作用與用途】為嗎啡的完全拮抗劑，可消除嗎啡的中毒症狀，可迅速誘發嗎啡成癮者的戒斷作用。常用於治療痲醉性鎮痛藥的急性中毒，也可用於酒精中毒。

【製劑、用法】注射液：0.4mg / ml。用法：iv / im 每次 0.4～0.8 mg。

南通蛇藥（季德勝蛇藥）

【作用與用途】用於各種毒蛇咬傷。

【製劑、用法】用法：op 首次 3～20 片，以後 5～10 片／次。

第十五節　耳鼻咽喉科局部常用藥

一、耳部常用藥

雙氧水 hydrogen peroxide solution

【作用與用途】初生態及氧與膿液有機物結成泡沫，具有清潔、消毒、除臭作用。用於化膿性中耳炎及外耳道炎。

【製劑、用法】滴耳劑，濃度：3%。用法：洗耳，每日 2～3 次。

●氧氟沙星滴耳液（泰利必妥滴耳液）

【作用與用途】用於彌漫性外耳道炎、耳癤、鼓膜炎、急性和慢性化膿性中耳炎、乳突手術後感染。

【製劑、用法】滴耳劑，成分：0.3%氟嗪酸。用法：先拭淨外耳道內分泌物，頭偏向一側，滴入氧氟沙星 5～10 滴，耳浴 5～10min，每日早晚各 1 次。

氯黴素滴耳液 Chloromycetin solution

【作用與用途】具有廣譜抗菌作用，對變形桿菌、綠膿桿菌也有效。用於急、慢性化膿性中耳炎。

【製劑、用法】滴耳劑，濃度：0.25%～0.5%。用法：滴耳，每日 3 次。

酚甘油滴耳液 Phenol in glycerine

【作用與用途】殺菌、止痛和消腫。用於急性中耳炎鼓膜未穿孔時，以及外耳道炎。

【製劑、用法】滴耳劑，濃度：1%～2%。用法：滴耳，每日 3 次。

硼酸甘油滴耳液 Boric acid glycerine

【作用與用途】抑菌，並可吸收黏膜內的水分，消腫。用於急、慢性化膿性中耳炎。

【製劑、用法】滴耳劑，濃度：4%。用法：滴耳，每日 3 次。

硼酸乙醇滴耳液 Boric acid alcohol

【作用與用途】消毒、殺菌，滴用時可有短時刺痛感。用於慢性化膿性中耳炎。

【製劑、用法】滴耳劑，濃度：4%。用法：滴耳，每日 3 次。

金黴素滴耳液 Auristilla chlortetracyclin

【作用與用途】對革蘭陽性菌和陰性菌有抑菌作用。用於急性和慢性化膿性中耳炎。

【製劑、用法】滴耳劑，濃度：0.5%。用法：滴耳，每日數次。

水楊酸乙醇滴耳液 Salicylic acid in alcohol

【作用與用途】抑制細菌和真菌，並有止癢作用。用於外耳道真菌病。

【製劑、用法】滴耳劑，濃度：2%～3%。用法：滴耳，每日 3 次。

碳酸氫鈉滴耳液 Sodium bicarbonate solution

【作用與用途】鹼性溶液，溶解並軟化耵聹。

【製劑、用法】滴耳劑，濃度：3%～5%。用法：滴耳，每日 4～5 次，每次數滴，2～3d 後再作外耳道沖洗。

鼓膜麻醉劑 Bonain solution

【作用與用途】可卡因借助石炭酸破壞鼓膜表皮層，達到鼓膜深層，充分發揮其表面麻醉作用。鼓膜穿刺或鼓膜切開術使用。

【製劑、用法】成分：純石炭酸、可卡因粉、薄荷腦各等量。用法：用細捲棉簽蘸鼓膜麻醉劑少量，塗於鼓膜穿刺切開處。

複方氧化鋅油 Zine oxide oil compound

【作用與用途】具有收斂、消毒作用。用於外耳道濕疹。

【製劑、用法】成分：氧化鋅粉 30g、利凡諾 1g，溶於花生油 100g。用法：局部塗藥。

冰醋酸酒精滴耳液 Acetic acid alcohol

【作用與用途】用於綠膿桿菌感染的慢性化膿性中耳炎、乳突炎或外耳道炎。

【製劑、用法】滴耳劑，濃度：冰醋酸濃度為 1%～2%。用法：滴耳或塗擦外耳道，每日 3 次。

二、鼻部常用藥

鹽酸麻黃鹼滴鼻液 Ephedrine in N.S.

【作用與用途】血管收縮可維持約 2h，對鼻黏膜上皮纖毛活動影響較小。常用以改善鼻腔通氣，促進鼻竇引流並可減輕局部炎症。用於急性或慢性鼻炎、鼻竇炎。

【製劑、用法】成分：鹽酸麻黃鹼 1g，用生理鹽水加至 100 ml。滴鼻或噴入鼻腔，兒童宜用 0.5%溶液，每日至多 3 次，每次 2～4 滴。鼻出血時可用浸有此液的棉片塞入鼻腔。

阿複林（羥甲唑啉）滴鼻液 Oxgmetazoline in N.S.

【作用與用途】血管收縮作用強而持久，可維持 12h，繼發性血管擴張作用較輕。用於急、慢性鼻炎，急、慢性鼻竇炎。

【製劑、用法】滴鼻劑，成分：羥間唑啉0.05g，用生理鹽水加至 100ml。用法：滴鼻，每日 1～2 次。

麻黃鹼地塞米松滴鼻液

Ephedrine and dexamethasone solution

【作用與用途】抗過敏，通氣，使鼻黏膜水腫減輕。用於變應性鼻炎。

【製劑、用法】滴鼻劑，成分：1%鹽酸麻黃鹼、0.5%地塞米松。用法：滴鼻，每日 3～4 次。

必通鼻噴劑 Bitong nasal spray

【作用與用途】變應性鼻炎，急性或慢性鼻炎、急性或慢性鼻竇炎、氣壓損傷性鼻竇炎、中耳炎、鼻出血。

【製劑、用法】成分：1：2000 鹽酸羥甲唑　生理鹽水水劑。用法：噴鼻，每日 2 次。

複方薄荷樟腦滴鼻劑 Nebula menthol compound

【作用與用途】潤滑鼻黏膜，刺激神經末梢，除臭，促進鼻黏膜的分泌功能。用於萎縮性鼻炎，乾燥性鼻炎。

【製劑、用法】滴鼻劑，成分：薄荷 1g、樟腦 1g，石蠟加至 100ml。用法：滴鼻，每日 3 次。

鏈黴素滴鼻液 Streptomycin solution

【作用與用途】抑制鼻內桿菌生長和消炎。用於萎縮性鼻炎。

【製劑、用法】滴鼻劑，濃度：0.5%～1%。用法：滴鼻，每日 3 次。

●複方硼酸軟膏 Boric acid ointment

【作用與用途】消炎，消腫。用於鼻前庭炎，鼻前庭癤，鼻黏膜乾燥。

【製劑、用法】成分：硼酸 5g、薄荷 2ml、石蠟油 40ml、無水羊毛脂 100 g。用法：局部塗布，每日 3 次。

●複方魚肝油滴鼻劑

【作用與用途】清魚肝油加冰片、薄荷等，有潤滑鼻腔黏膜作用，刺激神經末梢，促使黏膜恢復功能，用於萎縮性鼻炎、乾燥性鼻炎。

【製劑、用法】滴鼻劑。用法：滴鼻每日 3～4 次，每次 3～4 滴。

石蠟油

【作用與用途】潤滑鼻腔黏膜，使乾痂排出，用於萎縮性鼻炎、乾燥性鼻炎。

【製劑、用法】用法：滴鼻每日 3～4 次，每次 3～4 滴。

薄荷油

【作用與用途】石蠟油加薄荷而成，用於萎縮性鼻炎、乾燥性鼻炎。

【製劑、用法】滴鼻每日 3～4 次，每次 3～4 滴。

50%三氯乙酸

【作用與用途】腐蝕鼻腔黏膜小血管，使其栓塞封閉，達到止血目的。用於鼻出血或其他創面小滲血的止血。

【製劑、用法】用細捲棉簽蘸少許三氯乙酸塗於出血處。注意事項：塗抹範圍不要太廣，只塗於出血點處或創面處，以免損傷正常黏膜，只能醫生為病人治療時用，病人自己不能用。

三、咽喉部常用藥物

●複方硼砂溶液 Dobell solution

【作用與用途】防腐、抗菌、消毒、收斂。用於急、慢性咽炎，扁桃體炎。

【製劑、用法】成分：硼砂 1.5g、碳酸氫鈉 1.5g、石炭酸 0.3ml、甘油 3.5ml、蒸餾水加至 100ml。用法：稀釋後漱口，每日數次。

呋喃西林漱口液 Furacillin solution

【作用與用途】消炎、抗菌。用於急、慢性咽炎，扁桃體炎。

【製劑、用法】成分：呋喃西林 1g、蒸餾水加至 500ml、配成 0.02%濃度。用法：漱口，每日數次。

複方碘甘油 Compound iodine glycerine

【作用與用途】消毒、潤滑及溫和刺激。慢性咽炎及萎縮性咽炎，也適用於萎縮性鼻炎。

【製劑、用法】成分：碘 1.25g、碘化鉀 2.5g、薄荷油 0.42ml、乙醇 0.37ml、蒸餾水 2.5ml、甘油加至 100ml。用法：塗於咽後壁等患處，每日 2～3 次。

杜滅芬喉片 Domiphene tablet

【作用與用途】對葡萄球菌、鏈球菌有殺菌能力，局部消炎。用於急、慢性咽喉炎、扁桃體炎等。

【製劑、用法】每片含杜滅芬 0.5mg。用法：含化，每日數次，每次 1～2 片。

銀黃含化片

【作用與用途】消炎、清熱解毒、減輕局部炎症反應。用於急、慢性扁桃體炎、咽炎、上呼吸道感染。

【製劑、用法】片劑：主含銀花、黃芩。用法：含化，每日 6～8 次，每次 1 片。

利林喉片 Delinium tables

【作用與用途】消炎、殺菌，無明顯毒性和刺激性。用於急、慢性咽喉炎，扁桃體炎等。

【製劑、用法】片劑：每片含克菌定 0.25g。用法：含化，每 2～3h1 片。

複方地喹氯銨噴劑（原名大佛喉露，現達芬拉露）

【作用與用途】殺菌，兼有鎮咳化痰、止痛止癢、清咽潤

喉功效。用於急性或慢性咽喉炎、扁桃體炎、咽異感症、牙齦炎、口腔黏膜病等

【製劑、用法】成分：每瓶 25ml 含地喹氯銨 10mg、甘草浸膏 125mg。用法：對準口腔，撳壓噴霧。成人每次 2 撳，兒童減半。每 4～6h1 次。

霧化吸入溶液

【作用與用途】抑菌或殺菌，促使炎性腫脹消退。用於急性咽、喉炎。

【製劑、用法】成分：慶大黴素 80mg、地塞米松 5mg，蒸餾水加至適量。用法：霧化吸入，每日 1 次。

丁卡因（地卡因）溶液

【作用與用途】用於耳、鼻、咽喉黏膜表面麻醉，由黏膜吸收發揮麻醉作用。用於咽喉部檢查、內鏡檢查。注意：本藥劇毒，1 次劑量不超過 60mg。

【製劑、用法】濃度：0.5%～2%。用法：用棉片浸 2%丁卡因加少量 1：1000 腎上腺素填塞鼻腔或中耳腔。

四、耳鼻咽喉科全身常用藥

克敏能☆△

【作用與用途】季節性變應性鼻炎、常年性變應性鼻炎。

【製劑、用法】成人和 12 歲以上兒童 10mg，qd。12 歲以下兒童體重＞30kg，10mg / d；體重＜30kg，5mg / d。

敏使朗

【作用與用途】梅尼埃病，外周性眩暈症伴發的眩暈和平

衡障礙。有消化道潰瘍病史或活動性潰瘍、支氣管哮喘、腎上腺髓質瘤患者慎用。

【製劑、用法】op 6～12mg，tid。

川芎嗪

【作用與用途】抗血小板凝集，擴張小動脈，改善微循環和腦血流。用於突發性耳聾、耳鳴等。出血性疾患忌用。

【製劑、用法】op 100mg，tid，1 個月為 1 療程。iv 2～4ml，qd～bid，15d 為 1 療程，宜緩慢推注。ivdrip 80～120mg，稀釋於 5%～10%葡萄糖液 250～500ml 中緩慢滴注，3～4h 內滴完，10～15d 為 1 療程。

止血敏 Dicynonum（酚磺乙胺）

【作用與用途】增加血液中血小板數量，加速血塊形成，用於鼻出血、扁桃體手術後出血等。

【製劑、用法】預防手術出血，iv / im 0.25～0.5g，術前 15～30min，必要時 2h 再注射 0.25g。治療出血，iv / im 0.25～0.75g，tid。

異丙嗪（非那根，Phenergan）

【作用與用途】能增強麻醉藥、催眠、鎮痛藥和局部麻醉藥的作用，降低體溫，抗過敏作用。駕駛員、運動員禁用。

【製劑、用法】op 12.5～25mg，bid～tid。im 2.5% 1～2ml。不宜皮下注射。

西比靈（鹽酸氟桂嗪）

【作用與用途】降低內耳迷路的興奮性，對抗前庭感覺細胞的鈣超載，保護缺氧的腦細胞，降低血液黏度，適用於眩暈病人。老年患者不宜長期服用，帕金森病患者禁用。

【製劑、用法】op 5～10mg，睡前服。

次碳酸鉍

【作用與用途】保護食管和胃黏膜，並具有收斂作用，用於食管鏡檢查或取食道異物之後。

【製劑、用法】op 0.3～0.9g，tid，飯前 40min 吞服粉末，連續 3d。

第十六節　性病、皮膚病常用藥物

一、性病常用藥

1. β 內酰胺類抗生素

(1)青黴素類

【適應證】梅毒螺旋體感染、非性病性螺旋體病、非耐藥株淋球菌。

(2)頭孢菌素類

【適應證】梅毒、淋球菌感染及盆腔炎性疾病。

2. 四環素類

【適應證】沙眼衣原體、支原體感染及杜克雷嗜血桿菌引起的軟下疳。

3. 氨基糖苷類

【適應證】無合併症的淋球菌感染。

4. 紅黴素及其他大環內酯類

【適應證】軟下疳、前列腺炎。

5. 磺胺類藥及磺胺增效劑

【適應證】尿路初次感染、寄生蟲病、前列腺炎。

6. 抗滴蟲藥

【適應證】殺原蟲藥。

7. 喹諾酮類

【適應證】抗革蘭氏陽性和陰性菌。

8. 抗真菌藥

【適應證】用於各類淺表和深部真菌感染。

9. 抗病毒藥

【適應證】用於水痘、帶狀疱疹、生殖器疱疹等各類病毒性皮膚病。

10. 抗愛滋病藥物

免疫調節劑類：

（1）白細胞介素 -2。

（2）干擾素。

（3）粒細胞集落刺激因子及粒細胞－巨噬細胞集落刺激因子。

（4）雙乙基雙硫氨基甲酸酯。

（5）異丙肌苷。

抗逆轉錄病毒藥物：

（1）疊氮胸苷 500mg / d，每日 3～5 次。

（2）地丹諾辛 200mg / d，每日 2 次。

（3）紮西他濱 0.75 mg / 次，每日 3 次。

（4）司他夫定 40 mg / 次，每日 2 次。

（5）拉米夫定 150 mg / 次，每日 2 次。

（6）奈韋拉平 200 mg / 次，每日 1 次。

（7）台拉維定 200 mg / 次，每日 1 次。

（8）洛韋胺 100 mg / 次，每日 3 次。

（9）沙奎那韋 600 mg / 次，每日 3 次。

（10）英地那韋 800 mg / 次，每日 3 次。

（11）利杜那韋 600 mg / 次，每日 2 次。

（12）尼非那韋 250 mg / 次，每日 3 次。

二、皮膚科常用外用藥

●莫匹羅星

【作用與用途】皮膚細菌感染。

【製劑、用法】軟膏。外用，每日 3 次。

●新黴素

【作用與用途】化膿性皮膚病、燒傷、潰瘍面的感染。

【製劑、用法】軟膏。外用，每日 3 次。

●甲紫（龍膽紫）

【作用與用途】皮膚、黏膜的細菌或念珠菌感染。

【製劑、用法】溶液。外用，每日 3 次。

●硼酸

【作用與用途】皮膚、黏膜的清潔、消毒藥。

【製劑、用法】溶液。外敷，每日 3 次。

●過氧苯甲

【作用與用途】痤瘡、褥瘡潰瘍、鬱滯性潰瘍。

【製劑、用法】凝膠劑。外用，每日 1 次。

●鬼臼黴素（足葉草酯毒素）

【作用與用途】尖銳濕疣及其他病毒疣。

【製劑、用法】酊劑。外用，每日 2 次。

●聯苯苄唑

【作用與用途】體癬、股癬、手足癬、花斑癬。

【製劑、用法】劑膏：15g。外用，每日 3 次。

●特比萘芬

【作用與用途】體癬、股癬、手足癬。

【製劑、用法】軟膏。外用，每日 3 次。

●二硫化硒

【作用與用途】頭屑、脂溢性皮炎、花斑癬。

【製劑、用法】洗劑。外用，每日 1 次。

●**克羅米通**

【作用與用途】疥瘡、局部止癢。

【製劑、用法】霜劑。外用，每日 1 次。

●**丙體－六六六**

【作用與用途】疥瘡、體虱。

【製劑、用法】霜劑。外用，每日 1 次。

●**克黴唑**

【作用與用途】皮膚念珠菌病、體癬、股癬、手足癬。

【製劑、用法】軟膏或霜劑。外用，每日 3 次。

●**酮康唑**

【作用與用途】體癬、脂溢性皮炎。

【製劑、用法】軟膏或洗劑。外用，每日 2 次。

●**咪康唑**

【作用與用途】皮膚真菌感染。

【製劑、用法】軟膏或霜劑。外用，每日 3 次。

●**紅黴素軟膏**

【作用與用途】細菌感染性皮膚病。

【製劑、用法】軟膏。外用，每日 3 次。

●**諾氟沙星**

【作用與用途】細菌感染性皮膚病。

【製劑、用法】軟膏。外用，每日 2 次。

●環丙沙星

【作用與用途】膿疱瘡、毛囊炎、濕疹合併感染等。

【製劑、用法】乳膏。外用，每日 3 次。

●鹽酸洛美沙星

【作用與用途】膿疱瘡、毛囊炎、濕疹合併感染等。

【製劑、用法】軟膏：20g。外用，每日 3 次。

●阿昔洛韋軟膏

【作用與用途】防治疱疹病毒感染。

【製劑、用法】軟膏。外用，每日 3 次。

●魚石脂

【作用與用途】局部消炎、消腫。

【製劑、用法】軟膏。外用，每日 1 次。

●地蒽粉（蒽林）

【作用與用途】治療銀屑病、斑禿。

【製劑、用法】軟膏或霜劑。外用，每日 1 次。

●煤焦油

【作用與用途】銀屑病、脂溢性皮炎、慢性濕疹。

【製劑、用法】軟膏或溶液。外用，每日 2 次。

●樟腦

【作用與用途】瘙癢性皮膚病、纖維組織炎、神經痛、凍瘡。

【製劑、用法】軟膏或霜劑。外用，每日 2 次。

●爐甘石

【作用與用途】急性皮炎、濕疹、痱子。

【製劑、用法】洗劑。外用，每日 2 次。

●哈西奈德（氯氟舒松）

【作用與用途】銀屑病、異位性皮炎、濕疹、神經性皮炎。

【製劑、用法】乳膏、液：10g、10ml。外用，每日 3 次。

●氯倍他索

【作用與用途】銀屑病、扁平苔蘚、盤狀狼瘡等。

【製劑、用法】軟膏或霜劑。外用，每日 2 次。

●糠酸莫米松

【作用與用途】各種非感染性的炎症性皮膚病。

【製劑、用法】霜劑：10g。外用，每日 3 次。

●鹵米松

【作用與用途】各種非感染性的炎症性皮膚病。

【製劑、用法】軟膏或乳膏。外用，每日 2 次。

●曲安奈德（去炎松）

【作用與用途】過敏性與炎症性皮膚病。

【製劑、用法】軟膏。外用，每日 3 次。

●**倍氯米松**

【作用與用途】用於皮炎、濕疹、神經性皮炎等。

【製劑、用法】霜劑：30g。外用，每日 3 次。

苯羥酸

【作用與用途】急、慢性濕疹、過敏性皮炎。

【製劑、用法】軟膏：10 g。外用，每日 3 次。

●**新膚松**

【作用與用途】過敏性皮炎、急慢性濕疹、陰囊濕疹。

【製劑、用法】軟膏：20 g。外用，每日 3 次。

●**派瑞松**

【作用與用途】真菌或細菌性皮膚感染、濕疹。

【製劑、用法】霜劑：20g。外用，每日 3 次。

●**複方康納樂霜**

【作用與用途】真菌或細菌性皮膚感染、濕疹。

【製劑、用法】霜劑：15g。外用，每日 3 次。

●**恩膚霜**

【作用與用途】神經性皮炎、慢性濕疹、銀屑病、盤狀狼瘡。

【製劑、用法】霜劑：10g。外用，每日 3 次。

●**皮炎靈**

【作用與用途】過敏性皮炎、銀屑病、頭癬、手足癬。

【製劑、用法】酊劑：20ml。外用，每日 3 次。

●順峰康王

【作用與用途】皮膚淺部真菌感染、銀屑病、濕疹、神經性皮炎、異位性皮炎。

【製劑、用法】乳膏：10g。外用，每日 3 次。

●適確得

【作用與用途】濕疹、皮炎、局限性白癜風。

【製劑、用法】霜劑：5g。外用，每日 3 次。

●皮炎平

【作用與用途】皮炎、濕疹。

【製劑、用法】霜劑：20g。外用，每日 3 次。

●膚疾寧

【作用與用途】慢性濕疹、神經性皮炎、癢疹、小面積銀屑病。

【製劑、用法】貼膏。外貼，每日 1 次。

●無極膏

【作用與用途】蟲咬皮炎。

【製劑、用法】軟膏。外用，每日 3 次。

●維 A 酸

【作用與用途】尋常痤瘡、角化性皮膚、銀屑病等。

【製劑、用法】霜劑或凝膠劑。外用，每日 1 次。

●異維 A 酸

【作用與用途】重型痤瘡、毛髮紅糠疹、魚鱗病等。
【製劑、用法】膠囊：10mg。口服 10mg，每日 2 次。

●甲氧沙林（甲氧補骨脂素）

【作用與用途】白癜風、銀屑病、蕈樣肉芽腫、斑禿。
【製劑、用法】溶液。外用，每週 1 次。

●氨溶液

【作用與用途】暈厥、昆蟲叮螫。
【製劑、用法】溶液。外用，每日 2 次。

●尿素

【作用與用途】手足皸裂、魚鱗病等角化性皮膚病。
【製劑、用法】軟膏。外用，每日 2 次。

●氟尿嘧啶

【作用與用途】治療淺表良、惡性表皮增生性皮膚病。
【製劑、用法】霜劑。外用，每日 2 次。

●依沙吖啶（利凡諾）

【作用與用途】急性皮炎、濕疹、化膿性皮膚病。
【製劑、用法】溶液。外用，每日 2 次。

●鹽酸布替萘芬

【作用與用途】體癬、股癬、手足癬、黴菌性包皮龜頭炎。
【製劑、用法】乳膏。外用，每日 3 次。

●硫代硫酸鈉

【作用與用途】疥瘡、體虱、花斑癬。

【製劑、用法】溶液。外用，每日 1 次。

●稀鹽酸

【作用與用途】疥瘡、體虱、花斑癬。

【製劑、用法】溶液。外用，每日 1 次。

●複方水楊酸

【作用與用途】手足皸裂、皮膚真菌感染。

【製劑、用法】軟膏。外用，每日 3 次。

●氯強油

【作用與用途】膿疱瘡、毛囊炎、濕疹合併感染等。

【製劑、用法】油劑：20g。外用，每日 3 次。

●噴昔洛韋

【作用與用途】水痘、帶狀疱疹病毒及生殖器疱疹病毒感染。

【製劑、用法】軟膏。外用，每日 3 次。

●甲硝唑

【作用與用途】脂溢性皮炎、痤瘡。

【製劑、用法】凝膠。外用，每日 2 次。

●維生素 B_6

【作用與用途】脂溢性皮炎、痤瘡。

【製劑、用法】軟膏。外用，每日 2 次。

●鹽酸多塞平

【作用與用途】用於皮炎、濕疹、神經性皮炎等。

【製劑、用法】軟膏：30g。外用，每日 3 次。

●丹皮酚

【作用與用途】用於皮炎、濕疹、神經性皮炎等。

【製劑、用法】軟膏：30g。外用，每日 3 次。

第十七節　婦產科藥物

一、子宮興奮藥及引產藥

● 縮宮素（催產素）

【作用與用途】本品作用為間接刺激子宮平滑肌收縮，模擬正常分娩的子宮收縮作用，導致子宮頸擴張，並可刺激乳腺平滑肌收縮，有助於乳汁從乳房排出，但並不增加乳腺的乳汁分泌量。臨床用於引產、催產和產後各種原因引起的子宮出血。

【不良反應】偶有噁心、嘔吐、心律增快或心律失常。

【相互作用】① 環丙烷等碳氫化合物吸入全麻時，使用本品可致產婦出現低血壓、竇性心動過緩或房室節律失常；恩氟烷＞1.5%，氟烷＞1%，吸入全麻時，子宮對本品的效應減弱；恩氟烷＞3%，可消除反應，並可導致子宮出血。

② 其他宮縮藥與本品同用時，可使子宮的張力過高，尤其是在胎兒娩出前，注意子宮破裂或宮頸撕裂。

【注意事項】① 本品用於引產或催產，必須指徵明確，胎頭與骨盆不相稱、胎位不正、子宮有瘢痕、子宮畸形、多胎經產等忌用。

② 應用本品作引產或催產，均為稀釋後 ivdrip，必須有專人觀察產程，調整滴速，避免宮縮過強，當出現宮縮過強或胎兒窘迫須立即停藥，胎兒頭部娩出前，禁用肌肉注射。滴鼻經黏膜吸入方法慎用。

【用法與用量】① 引產：5U，用 5%葡萄糖液 500ml 稀釋；催產：2.5U，用 5%葡萄糖液 500ml 稀釋；ivdrip，開始不超過 8gtt / min，以後逐漸調整滴速，直至產生近乎生理的有效宮縮。

② 控制產後出血：ivdrip（量同前）或 iv 10U / 次，胎盤娩出後宮底直接注入催產素 10U / 次。

【製劑】注射劑：5U / ml，10U / ml。

●麥角新鹼 Ergomtrine（Ergonovine）

【作用與用途】本品直接作用於子宮平滑肌，作用強而持久，其作用強弱與子宮的生理狀態和用藥劑量有關。妊娠子宮對麥角新鹼比平常子宮敏感，在臨產或產後的子宮則更為敏感。稍大劑量可引起子宮強直性收縮，對子宮體和頸部均有興奮作用，能使胎盤種植處子宮肌內血管受到壓迫而止血。口服約 6～15min 宮縮開始生效，作用持續 3h；靜注立即見效，作用約 45min，節律性的收縮可持續 3h。臨床用於產後預防和治療由於子宮收縮無力或縮復不良所致的子宮出血。

【不良反應】① 少見，但也有可能突然發生嚴重高血壓，尤其是妊娠高血壓綜合徵時或用過其他血管收縮藥時要注意。

② 偶見由於冠狀動脈痙攣所致胸痛，血壓突然升高引起的嚴重頭痛，皮膚瘙癢，手足蒼白發冷，呼吸短促（可能是過敏反應）。

【相互作用】① 本品應避免與其他麥角鹼同用；② 不得與血管收縮藥同用；③ 本品與升壓藥同用，有出現嚴重高血壓以致腦血管破裂的危險；④ 服用本品期間禁止吸菸過多，以免引起血管收縮或痙攣。

【注意事項】① 交叉過敏反應，患者不能耐受其他麥角製劑，同樣也不能耐受本品。② 因可產生子宮強直性收縮，故在產前禁用；③ 經乳汁排出，可使嬰兒出現麥角樣毒性反應，又可能抑制泌乳，哺乳期婦女慎用；④ 不得用量過大或延長用藥時間，超量時可發生麥角樣中毒及麥角性壞疽；⑤ 煙鹼（尼古丁）可使本品的血管收縮加劇，故用藥期間禁止過多吸菸；⑥ 感染存在時用藥慎重，因感染可增強本品敏感性；⑦ 遇有低血鈣時本品效應減弱，應謹慎靜注鈣鹽，以恢復宮縮。⑧ 用本品時，勿用洋地黃。⑨ 冠心病、血管痙攣、肝功能損害、高血壓包括妊娠高血壓綜合徵，應慎用。

【用法與用量】op 0.2～0.4mg，tid，2～3d。im / iv 0.2～0.5 mg，iv 宜用 25%葡萄糖注射液 20ml 稀釋。剖宮產時可直接注射於子宮肌層，每次 0.2mg，極量 0.5mg / 次，lmg / d。

【製劑】馬來酸麥角新鹼，片劑：0.2mg，0.5mg。注射劑；0.2mg / m1，0.5mg / 2ml。

普拉雄酮鈉（麥力斯，去氫異雄酮）

Prasterone Sodium（Mylis）

【作用與用途】為同化激素類藥物，在體內可轉化為雌激素，可直接作用於子宮頸部，使宮頸組織脫氫表雄甾酮及雌激素含量增加，引起血管擴張，通透性增加，含水量增加，間質水腫，頸管軟化。同時雌激素增加還可使基質成分或酸性黏多糖增加。以上變化可導致頸管成熟，頸管變軟，伸展性加強，有利於分娩，有促進宮頸成熟作用。用於妊娠末期，子宮頸軟化不全。

【不良反應】有極少數孕婦用此藥後，出現皮疹、噁心、嘔吐、腹瀉、麻木、頭暈、耳鳴、手浮腫等。偶見使用本藥後，分娩過程有胎心變化。

【注意事項】① 使用前和使用中，須嚴密監視子宮收縮，胎兒狀況和宮頸特性。如果子宮肌肉持續過度收縮，注意可能造成子宮破裂；② 有哮喘病史，青光眼或眼內壓上升者慎用；③ 勿用生理鹽水溶解，因可產生沉澱；④ 本品在 20℃以下時，溶解困難，應充分振盪，必要時可用 30～40℃的溫水加溫。

【用法與用量】100mg 溶於 5%葡萄糖液 20ml 中，iv，qd，連用 3d。

【製劑】硫酸普拉雄酮鈉，注射液：100mg。

●卡前列甲酯 CarboProst Methylate

【作用與用途】本品對大鼠離體子宮及麻醉家兔在位子宮具有興奮作用，陰道或皮下給藥，對小鼠有明顯抗早孕作用。與米非司酮（Ru～486）或丙酸睪丸酮等藥合用，應用於終止早期或中期妊娠。

【不良反應】主要有腹瀉、噁心、嘔吐、腹痛等。

【相互作用】本品與丙酸睪丸酮和複方地芬諾酯（複方苯乙哌啶）合併使用有協同作用；應用本品後可提高米非司酮（Ru-486）作用。

【注意事項】① 前置胎盤、宮外孕、急性盆腔感染、胃潰瘍、哮喘和嚴重過敏體質，青光眼患者禁用；② 糖尿病，高血壓及嚴重肝、腎功能不全者慎用。

【用法與用量】早期妊娠（停經不超過 49 日），第一日空腹口服米非司酮 200～600mg，第 3 或 4 日置本品於後穹窿處每次 1mg，2～3h 一次），直至流產（一般 4mg），最多總劑量為 6mg。或每日肌注丙酸睪丸酮 100mg，共 3d，總量 300mg，第 4 日用本品（方法同上）。

【製劑】栓劑：1mg。

●米非司酮（息百慮(ii)抗孕酮）
Mifepristone（xibailu Ru-486）

【作用與用途】本品主要在子宮內膜受體水平拮抗孕激素活性，而引起蛻膜和絨毛變性，導致出血，同時蛻膜變性引起內源性前列腺素釋放，進一步促進宮縮和軟化宮頸，有利於孕產物的排出。本品主要用於抗早孕和死胎的引產，同時對擴張宮頸和催經均有效。

【用法與用量】① 死胎引產：op 400mg / d，共 2d，多數於 72h 內排出死胎。② 擴張宮頸：對停經 10 週或 10 週以上者人工流產前口服 1 次，100～200mg，對宮頸擴張效果好。

●米索前列醇（喜克潰）Misoprostol（cytotec）

【作用與用途】前列腺素及其衍生物具有多種生理作用。能興奮子宮、胃腸道和心臟平滑肌，但對血管和支氣管平滑肌則有抑制作用；參與並維持生殖內分泌，但又具有使黃體萎縮的抗生育作用；參與神經細胞活動、血凝和血壓的調節活動及防止消化性潰瘍的發生。

此外，本品對妊娠子宮有刺激宮底收縮及鬆弛肌肉、軟化宮頸的作用，與米非司酮配伍用於抗早孕。

【不良反應】① 常見輕微而短暫的稀便或腹瀉，大多不影響治療；② 偶見輕微而短暫的噁心、頭痛、眩暈和腹部不適。

【相互作用】本品與米非司酮配伍，有互相增強作用。

【注意事項】①前列腺素類藥物過敏者禁用。青光眼、哮喘禁用；②腦血管或冠狀動脈疾患慎用；③因前列腺素E可使外周血管擴張，產生低血壓，故低血壓患者服本藥後可使病情惡化。

【用法與用量】米非司酮（Ru-486）25mg，bid，空腹服藥，共3d。第4日服本品400μg～600μg。

【製劑】片劑，200μg。

二、某些藥物在婦產科的特殊應用

1. 鎮靜催眠抗驚厥藥

地西泮（安定）Diazepom

①用於分娩止痛，鎮靜：10mg，im / iv。②治療產程中宮頸水腫，5mg宮頸局部注入。

硫酸鎂 Magnesium Sulfate

治療重度妊娠高血壓綜合徵，先兆子癇，子癇：ivdrip 25%溶液20ml，以5%～10%葡萄糖液稀釋成1%濃度滴注。im：每次用50%溶液7ml。總劑量：治療子癇25～30g / d；治療先兆子癇、重度妊高徵，20～25g / d。

用藥期間注意監測：膝反射存在，呼吸＞16次 / min，尿量＞100ml / 4h。

2. 抗高血壓藥

降壓靈 Verticil

常用於妊娠合併原發性高血壓，輕度妊娠高血壓綜合徵，op 4～8mg，tid。

甲基多巴（愛道美）Methyldopa

常用於妊娠合併原發性高血壓，op 250mg，tid。

利血平 Reserpine

只適用於產後。

肼屈嗪（肼酞嗪）Hydralazine

適用於中、重度妊娠高血壓綜合徵：op 25～50mg，tid。ivdrip，降壓作用快，需同時監測血壓。

第十八節　眼科常用藥物

一、抗生素

●青黴素 G PenicillinG

【作用與用途】對革蘭陽性、陰性球菌作用強。對革蘭陽性桿菌、螺旋體和放線菌有作用。用於眼部感染。對青黴素 G 過敏者禁用。

【製劑、用法】結膜下注射 10 萬～50 萬 U。玻璃體內注射 3000U。

●羧芐青黴素 Carbenicillin

【作用與用途】抗菌譜同上，作用較弱。但對綠膿桿菌、變形桿菌有特效。主要用於綠膿桿菌感染。對青黴素 G 過敏者禁用。

【製劑、用法】眼藥水 1%～4%。結膜下注射，每日 1 次，每次 100mg。玻璃體內注射 250～500 μg。

頭孢噻吩（先鋒黴素Ⅰ，lefalot，hin）

【作用與用途】抗菌譜同上，但作用強。與青黴素 G 偶有交叉過敏。

【製劑、用法】眼藥水5%～10%。結膜下注射50～100 mg。玻璃體內注射 2mg。

●鏈黴素 Streptomycin

【作用與用途】對革蘭陽性菌有效。用於結核桿菌、痲風桿菌、綠膿桿菌等的眼部感染。

【製劑、用法】眼藥水 0.5%～5%；眼膏 0.5%～5%。結膜下注射 50～200mg。前房內注射 0.5～5mg。玻璃體內注射100 μg。

●氧氟沙星（氟嗪酸，Ofloxacin）

【作用與用途】廣譜抗菌藥、抗菌作用強。對革蘭陽性菌作用強。對綠膿桿菌作用與慶大黴素相似。本品對各種厭氧菌亦有較強的作用。用於眼部感染。

【製劑、用法】眼藥水 0.3%；眼膏 0.3%。滴眼：1～2 滴 / 次，4～6 次 / 日；眼膏點眼 2～3 次 / 日。結膜下注射 1～2mg。

卡那黴素 Kanamycin

【作用與用途】對革蘭陽性菌如變形桿菌、大腸桿菌等作用強，但對綠膿桿菌無效，對金葡萄菌作用較強、主要用於革蘭陽性菌和金葡萄菌引起的眼部感染。與鏈黴素有部分交叉耐藥性，與新黴素有完全交叉耐藥性。

【製劑、用法】眼藥水 0.5%；眼膏 0.5%。結膜下注射 10～30mg；玻璃體內注射 1mg。

●環丙沙星 Ciprofloxacin★▲■

【作用與用途】用於敏感菌引起的眼部感染。對喹諾酮過敏者禁用。

【製劑、用法】眼藥水 0.3%。滴眼：1～2 滴/次，3～5 次/日，療程 6～14d。

●諾氟沙星 Norfloxacin★▲■

【作用與用途】用於敏感菌引起的眼部感染。對喹諾酮過敏者禁用。

【製劑、用法】眼藥水 0.2%；眼藥膏 1%。滴眼：1～2 滴/次，4～6 次/日；眼膏點眼 2～3 次/日。結膜下注射 1～2mg，每日或隔日 1 次。

●丁胺卡那黴素 Amikacin☆

【作用與用途】有較強的抑制綠膿桿菌等革蘭陽性桿菌功能，對耐慶大黴素的菌株仍有效。用於綠膿桿菌感染。

【製劑、用法】眼藥水 0.5%。結膜下注射每日 1 次，每次 5mg。

●慶大黴素 Gentamycin

【作用與用途】為廣譜抗生素，對革蘭陰性及陽性菌都有抗菌作用。用於金葡菌和綠膿桿菌引起的眼部感染。

【製劑、用法】眼藥水 0.3%～1%。結膜下注射 10～20mg。玻璃體內注射 100～400μg。

●妥布黴素 Tobramycin

【作用與用途】抗革蘭陰性桿菌為主，特別是綠膿桿菌最敏感，對慶大黴素耐藥菌株仍有效。用於綠膿桿菌、變形桿菌、大腸桿菌、金葡菌的感染。

【製劑、用法】眼藥水 0.3%～0.4%。結膜下注射 2.5～12 mg。玻璃體內注射 0.5～1mg。

四環素，金黴素，土黴素

（Tetracyclin，Aureomycin，Terramycin）

【作用與用途】廣譜抗生素、對沙眼衣原體、立克次體有效。用於急慢性結膜炎、沙眼。

【製劑、用法】眼藥水 0.5%～1%。眼膏 0.5%～1%。滴眼：1～2 滴 / 次，4～6 次 / 日；眼膏點眼 2～3 次 / 日。

●氯黴素 Chloromycetin

【作用與用途】廣譜抗菌素，對沙眼衣原體、立克次體有效，用於急、慢性結膜炎、沙眼。

【製劑、用法】眼藥水 0.25%～0.5%。結膜下注射 40～50 mg。滴眼：1～2 滴 / 次，4～6 次 / 日；眼膏點眼 2～3 次 / 日。

●紅黴素 Erythromycin

【作用與用途】抗菌譜與青黴素相似，對耐青黴素的金葡萄菌有效。

【製劑、用法】眼藥水 0.5%～1%；眼膏 0.5%。滴眼：1～2 滴 / 次，4～6 次 / 日；眼膏點眼 2～3 次 / 日。結膜下注射 1～2mg，隔日 1 次。

多黏菌素 B PolymymyxinB

【作用與用途】對革蘭陰性桿菌、綠膿桿菌、大腸桿菌等有強殺菌作用，主要用於這些細菌所致眼部感染。

【製劑、用法】眼藥水 1 萬～2.5 萬 U / ml；眼膏 1 萬～10 萬 U / g。結膜下注射 10 萬～25 萬 U。

●利福平 Rifampicin

【作用與用途】對結核桿菌高度敏感，對革蘭陽性球菌、革蘭陰性菌和麻風桿菌、沙眼衣原體有效，用於結核桿菌、麻風桿菌、沙眼、單孢性角膜炎。

【製劑、用法】眼藥水 0.1%。

●磺胺嘧啶 Sulfadiazine，SD

【作用與用途】對溶血性鏈球菌、淋球菌、葡萄球菌和沙眼衣原體所致的結膜炎、沙眼有效，並有中和酸性化學燒傷之作用。注射液不可與普魯卡因混合。

【製劑、用法】眼藥水 5%；眼藥膏 5%。結膜下注射 5%～10%溶液 0.5ml。

●磺胺醋酰鈉 Sulfaletamide, SC

【作用與用途】對葡萄球菌沙眼衣原體引起的結膜炎、角膜炎有效。

【製劑、用法】眼藥水 10%～30%。

二、抗眞菌藥物

●二性菌素 B　Amphotericin B

【作用與用途】廣譜抗真菌藥，抗深部真菌感染，用於眼部真菌感染。

【製劑、用法】眼藥水 0.1%～0.25%；眼膏 0.25%～0.5%。

結膜下注射 100 μg。前房內注射 20～40 μg。玻璃體內注射 4～5 μg。

制黴菌素 Nystatin

【作用與用途】抗真菌所致的眼部感染。

【製劑、用法】眼藥水 1 萬～2.5 萬 U/ml；眼膏 2.5 萬～10 萬 U/g。結膜下注射 5000mg。玻璃體內注射 100～200 μg。

金褐黴素 Aureofuscin

【作用與用途】廣譜抗真菌藥，用於黴菌性角膜潰瘍。

【製劑、用法】眼藥水 0.1%～0.2%；眼膏 0.5%～1%。

●克黴唑

【作用與用途】廣譜抗真菌藥，用於外眼真菌感染。

【製劑、用法】眼藥水 1%～2%；眼膏 1%～2%。結膜下注射 10mg。

匹馬黴素

【作用與用途】廣譜抗真菌藥，用於外眼真菌感染。

【製劑、用法】眼藥水 2.5%～5%；眼膏 1%～2%。

三、抗病毒藥

碘甙 Idoxuridine（疱疹淨，IOD）

【作用與用途】對單純疱疹病毒 I 型，牛豆病毒及腺病毒等 DNA 型病毒都有抑制作用，用於疱疹性角膜炎及疱疹性眼病。① 可致角膜點狀染色；② 易產生耐藥性；③ 可致眼瞼過敏反應。

【製劑、用法】眼藥水 0.1%；眼膏 0.5%。

環胞甙 Cyclocytidine，CC

【作用與用途】作用與阿糖胞苷相似，眼內穿透性好，毒性小，用於單疱角膜炎及虹膜睫狀體炎。

【製劑、用法】眼藥水 0.05%～0.1%；眼膏 0.05%～0.1%。

三氮唑核甙（病毒唑，Virazole）

【作用與用途】廣譜抗病毒藥，對 DNA 型及 RNA 型病毒均有抑制作用，用於病毒引起的角膜炎和其他眼病。

【製劑、用法】眼藥水 0.1%～0.5%。

嗎啉胍 Moroxydine（病毒靈活經營，ABOB）

【作用與用途】同三氮唑核甙。

【製劑、用法】眼藥水 4%～5%。

●無環鳥甙 Aciclovir

【作用與用途】高效廣譜抗病毒藥有明顯抗單疱病毒作用，對帶狀疱疹病毒有抑制作用，用於單疱性角膜炎，眼部帶狀疱疹。

【製劑、用法】眼藥水 0.1%；眼膏 1%～3%。

●干擾素 Interferon

【作用與用途】廣譜抗病毒藥，用於疱疹性角膜炎，病毒性角膜炎。

【製劑、用法】眼藥水，人白細胞干擾素 3000～8000U / ml。結膜下注射 1500U / 0.5ml。

●聚肌胞 PolyI：C

【作用與用途】為干擾素誘導劑，具有抗病毒，增強抗體形成和刺激吞噬作用，用於單疱性角膜炎及其他眼部病毒感染。

【製劑、用法】眼藥水 0.1%；結膜下注射 0.5mg。

四、皮質類固醇

●可的松 Cortisone

【作用與用途】抑制免疫反應，抑制新生血管及結締組織增生等作用，具有抗炎抗過敏作用。用於泡性結膜炎、春季卡他性結膜炎、角膜炎、鞏膜炎、葡萄膜炎、眼內手術後等。

① 禁用於單疱性角膜炎、化膿性角膜潰瘍；② 用於某些病毒感染時必須與足量高效抗生素或抗病毒藥聯合使用；③ 長期局部應用可致白內障、真菌感染。

【製劑、用法】眼藥水 0.5%；眼膏 0.5%。結膜下注射 0.3 ml（25mg / ml）。球後注射 0.5ml。

●強的松 Prednisone

【作用與用途】同可的松。

【製劑、用法】同可的松，無結膜下注射。

氫化可的松 Hgdrocortisone

【作用與用途】同可的松。

【製劑、用法】同可的松。

●強的松龍 Preddnisolone

【作用與用途】同可的松。

【製劑、用法】同可的松。

●**地塞米松**

【作用與用途】抗炎作用比可的松強，而副作用較小。

【製劑、用法】眼藥水 0.1%；眼膏 0.05%～0.1%。結膜下注射 2.5mg，球後注射 2.5mg，玻璃體注射 350μg。

倍他米松 Betamethasone

【作用與用途】抗炎作用比可的松強，而副作用較小。

【製劑、用法】眼藥水 0.001%～0.1%，眼膏 0.1%，結膜下注射 1～2mg。

五、酶　類

糜蛋白酶 a－chymorypsin

【作用與用途】可水解已變性的蛋白質，溶解膿液和尚未纖維化的血凝塊及壞死組織，清潔創面，促進肉芽組織生長，用於眼部炎症、眼內出血等。本品易發生過敏反應，故應慎重應用。

【製劑、用法】眼藥水 1：1000；沖洗液 1：1000。結膜下注射 0.5～3mg 溶於 2%普魯卡因 0.5ml。

●**透明質酸酶Hyaluronidase**

【作用與用途】是黏多糖分解酶，可促使局部瀦留液體或藥物的擴散有利於積血、水腫的吸收和消散。用於眼部出血、外傷、玻璃體混濁、水腫及惡性突眼等。① 禁用於感染及惡性腫瘤者；② 可引起過敏。

【製劑、用法】眼藥水 150U/ml。結膜下注射 150～300U。球後注射 100～300U。

尿激酶Urokinase

【作用與用途】能水解纖維蛋白、酪蛋白及血紅蛋白，促進局部血液循環，用於眼內出血和水腫的吸收。有出血傾向，肝功能障礙者忌用。有發熱及局部疼痛等副作用。

【製劑、用法】結膜下注射 1000U。球後注射 2000U。靜脈點滴每日 1 次，每次 10000～20000U。

六、非甾體激素消炎劑

雙氫芬酸 Diclorenac

【作用與用途】用於緩解手術外傷後疼痛，炎症反應。

【製劑、用法】眼藥水 0.1%溶液。

●消炎痛（Indomethacin）

【作用與用途】有消炎鎮痛作用，拮抗前列腺素藥。與皮質類固醇合用有相加作用。用於鞏膜炎葡萄膜炎及眼內手術後。

【製劑、用法】眼藥 0.4%油溶液。

七、散 瞳 藥

●阿托品 Atropine

【作用與用途】抗膽鹼藥，能阻斷膽鹼能神經對瞳孔括約肌和睫狀肌的興奮作用，使瞳孔散大，睫狀肌麻痹，主要用於虹膜睫狀體炎，嚴重的角膜炎和角膜潰瘍惡性青光眼及兒童散瞳檢查驗光。① 滴藥時要壓迫淚囊部防止吸收中毒；② 除惡性青光眼外，禁止用於閉角型青光眼和 40 歲以上的淺前房者。

【製劑、用法】眼藥水 0.5%～1%；眼膏 0.5%～1%。

後馬托品 Homatropine

【作用與用途】抗膽鹼藥，作用與阿托品相似，散瞳和麻痹睫狀肌的時間較短，毒性較弱。

【製劑、用法】眼藥水 2%；眼膏 2%。

●東莨菪鹼 Scopolamine

【作用與用途】抗膽鹼藥，作用與阿托品相似而散瞳和麻痹睫狀肌作用較阿托品強，但持續時間短，主要用於阿托品過敏者。

【製劑、用法】眼藥水 0.3%。

●托品醯胺 Tropicamide

【作用與用途】由莨菪鹼衍生物合成，為一種新型散瞳藥和睫狀肌麻痹時間較短，用於散瞳檢查和散瞳驗光。

【製劑、用法】眼藥水 0.5%～1%。

新福林 Neosynephrine（苯腎上腺素，Phenylephrine）

【作用與用途】合成的腎上腺素能藥興奮 α－受體使血管收縮、擴瞳，作用時間短，用於散瞳、散瞳檢查。

【製劑、用法】眼藥水 1%～4%。

混合散瞳劑

【作用與用途】同阿托品。

【製劑、用法】角膜緣、球結膜下注射液 0.1～0.2ml，注射液由下列三種藥品等量組成：1%阿托品 1：1000 腎上腺素 4%可卡因。

八、抗青光眼藥

1. 局部用藥

●毛果芸香鹼 Pilocarpine

【作用與用途】為擬膽鹼藥，能興奮 M- 膽鹼能受體，使瞳孔縮小和睫狀肌收縮，開放房角增加房水排出率，並可使前睫狀動脈收縮，脈絡膜靜脈擴張，使眼壓下降。用於原發性青光眼。滴眼時應壓迫淚囊部以免吸收中毒。長期用藥使睫狀肌痙攣，虹膜後小，眼部血管擴張。

【製劑、用法】眼藥水 0.5%～5%；眼膏 1%～2%。

倍他安心 Betaxolol

【作用與用途】新型的 β－受體阻滯劑。

【製劑、用法】眼藥水 0.5%～1%。

●毒扁豆鹼 Physostigmien（依色林）

【作用與用途】為膽鹼酯酶抑制劑，使乙酰膽鹼不受破壞而引起縮瞳和睫狀肌收縮，有利於開放房角增加房水排出率而使眼壓下降，用於原發性青光眼。滴眼時應壓迫淚囊部以免吸收中毒，長期應用易致虹膜囊腫、白內障。

【製劑、用法】眼藥水 0.25%；眼膏 0.25%。

●噻嗎洛爾 Timolol

【作用與用途】為 β－受體阻滯劑，能減少房水生成而降低眼壓，不影響瞳孔，適用於各型青光眼。慎用於支氣管哮喘。可引起心率減慢。

【製劑、用法】眼藥水 0.25%～0.5%。

●卡替洛爾 Atenolol

【作用與用途】β_1受體阻斷劑，經睫狀肌擴散入睫狀上皮，使房水產生減少。

【製劑、用法】眼藥水 1%～4%。每天 3～4 次，口服每次 50～100mg，每天 2 次。

●腎上腺素 Adrenaline

【作用與用途】同時興奮α－受體及β－受體，使血管收縮，瞳孔開大，並能減少房水生成，使房水容易排出，眼壓下降。嚴重高血壓，心臟病忌用。長期滴用可引起結膜充血和色素沉著。

【製劑、用法】眼藥水 1%。

●地匹福林（雙特戊酰腎上腺素 Dipivefrin，DPE）

【作用與用途】是腎上腺素前藥，作用比腎上腺素強。使用濃度較低，藥液不易氧化，不致引起組織染色。

【製劑、用法】眼藥水 0.1%～0.25%；亦可用親水軟鏡浸泡後戴於眼部。

●可樂定 Clonidine

【作用與用途】中樞性降壓藥，能興奮延髓內腎上腺素能α－受體，有較好降眼壓作用，降眼壓機理是由於眼內血管收縮，血壓下降，用於各種青光眼。低血壓及低眼壓者禁用，可引起頭痛，心率減慢，血壓下降等不良反應。

【製劑、用法】眼藥水0.125%～0.5%。滴眼：每天2～3 次。

2. 碳酸酐酶製劑

●乙酰唑胺 Acetazolamide（Diamox）

【作用與用途】為碳酸酐酶抑制劑，能減少房水生成，用於各型青光眼。禁用於肝硬變和酸中毒患者。可引起腎結石、食欲減退，長期服用者應補充鉀鹽。

【製劑、用法】口服，250～1000mg / 日，每 6～8h 一次。

甲醋唑胺 Methazolamide（甲氮酰胺，Neptazane）

【作用與用途】為碳酸酐酶抑制劑，作用較乙酰唑胺緩慢持久，用於各型青光眼。禁用於肝硬變和酸中毒患者。可引起腎結石、食慾減退，長期服用者應補充鉀鹽。

【製劑、用法】口服，50～100mg，每日三次。

●雙氯磺酰胺 Dichlorphenamide（Daranide）

【作用與用途】作用同上，適用於短期治療各型青光眼。療程不宜過長，以免引起代謝性紊亂有眩暈、厭食、噁心、嗜睡、手足發麻等反應。

【製劑、用法】口服，開始時每次 100～200mg，12h 一次，維持量 25～50mg，一日 2～3 次。

3. 高滲劑

甘油 Gtycerin

【作用與用途】高滲劑，有脫水和降低眼壓作用。有頭痛、噁心、嘔吐反應。糖尿病人禁用。

【製劑、用法】口服，1～1.5g / kg。

甘露醇 Mannitol

【作用與用途】為高滲脫水劑，分子量較大，降壓作用較好，副作用較小。

【製劑、用法】ivdrip，20%溶液 1.0～2.0g / kg。

尿素 Urea

【作用與用途】為高滲脫水劑，使血漿滲透壓暫時升高，產生利尿、脫水而降低眼壓，用於各型青光眼。心腎功能不全，動脈硬化者禁用。藥物漏入皮膚下會引起嚴重刺激甚至組織壞死，溶液不穩定須新鮮配製。

【製劑、用法】ivdrip，30%溶液 1.0～1.5g / kg。

山梨醇 Sorbitol

【作用與用途】為甘露醇的異構體，作用與甘露醇類似但較好，用於各類青光眼。腎功能不全者慎用。

【製劑、用法】ivdrip，25%溶液 1～2g / kg。

異山梨醇 Isosorbide

【作用與用途】高滲劑，對胃腸道刺激小，進入體內後不參加糖代謝而原形排出，可作為甘油的代用品。禁用於嚴重肺水腫及心臟病。

【製劑、用法】口服，0.5～2.0g / kg。

九、消毒防腐劑

黃降汞 Yellowmercuryoxide

【作用與用途】可釋放出汞離子而抑菌，用於瞼緣炎。忌與碘合用。

【製劑、用法】眼膏 1%～2%。

白降汞 Whiteprecipitatemercury

【作用與用途】同黃降汞。

【製劑、用法】同黃降汞。

●乙醇 Alcohol（酒精）

【作用與用途】有強力殺菌作用，70%～75%溶液可使菌體蛋白脫水變性，用於皮膚、器械消毒。濃度高於 80%消毒力反而下降。

【製劑、用法】皮膚器械消毒，70%～75%。

●碘酊 Tinctureiodine

【作用與用途】碘離子可抑制細菌所需酶的代謝，殺菌力強，對病毒、真菌亦有效，用於皮膚消毒，頑固性、病毒性、真菌性角膜潰瘍。不可與汞劑合用，燒灼角膜潰瘍時防止損傷健康角膜組織。

【製劑、用法】皮膚消毒 2%～5%溶液燒灼角膜潰瘍，5%溶液。

三氯醋酸 Trichloraceticacid

【作用與用途】有收斂腐蝕作用，用於樹枝狀角膜炎及外傷性、陳舊性虹膜脫出。燒灼時切忌損傷健康的角膜組織。

【製劑、用法】10%～30%溶液燒灼樹枝狀角膜炎病變處或脫出的虹膜表面，立即用生理鹽水充分清洗。

●過氧乙酸 Peraceticacid

【作用與用途】廣譜高效速效殺菌劑，對細菌、真菌、病毒均有殺滅作用。新鮮配製，2～3d 內用完，有刺激症狀。

【製劑、用法】眼藥水 0.02%～0.04%。

十、收斂腐蝕劑

●硫酸鋅 Zinc Sulfate

【作用與用途】低濃度有收斂作用，高濃度腐蝕作用，對摩－阿雙桿菌有明顯抑制作用。用於眦部瞼緣炎、慢性結膜炎、沙眼，並可作為角膜潰瘍的腐蝕劑。燒灼時切忌損傷健康角膜組織。

【製劑、用法】眼藥水 0.25%～0.5%。10%～20%溶液燒灼角膜潰瘍。

●硼酸 Boricacid

【作用與用途】進入微生物細胞內釋放出氫離子而發揮抗菌作用，還有收斂中和鹼性物質作用，用於結膜炎、變應性眼炎、鹼性灼傷。

【製劑、用法】洗眼 2%～4%溶液；眼藥水 2%～4%；眼膏 3%。

十一、免疫抑制劑

●環磷酰胺 Cyclophosphamide，Endoxan

【作用與用途】為抗代謝，有顯著的細胞毒性，可抑制正常組織、新生組織、炎症和炎性細胞的增殖。用於翼狀胬肉術後，角膜移植術後，蠶蝕性角膜潰瘍，各種葡膜炎及腫瘤。孕婦忌用。全身應用要注意血象。

【製劑、用法】眼藥水 1%，口服每次 50～100mg，每日 2 次。

●絲裂黴素 C　Mitomycin-C

【作用與用途】廣譜抗腫瘤，抑制 DNA 的合成，抑制肉芽組織增殖，防止瘢痕形成，用途類似環磷　胺以及青光眼濾過手術。

【製劑、用法】眼藥水 0.04%溶液。

●5- 氟尿嘧啶 Fluorour-acile，5-Fu

【作用與用途】為抗嘧啶類抗代謝藥，影響 DNA 的合成，還可作用於 RNA，抑制肉芽組織的增殖，防止瘢痕形成，可用於青光眼濾過手術。注射完畢立即沖洗結膜囊。

【製劑、用法】結膜下注射 5mg。

十二、血管擴張劑

●妥拉蘇林 Tolazoline（苄唑啉）

【作用與用途】為 α－阻滯劑能使末梢血管擴張，解除血管痙攣作用，用於角膜化學燒傷，視網膜中央動脈痙攣或阻塞等。亦可用於青光眼激發試驗。青光眼患者禁用。

【製劑、用法】眼藥水 5%～10%。結膜下注射每次 10～25mg；球後注射每次 12.5～25mg。

●亞硝酸異戊酯 Amylntrite

【作用與用途】直接鬆弛血管平滑肌，使末梢血管擴張，用於視網膜中央動脈痙攣或阻塞。

【製劑、用法】每次 0.2ml 吸入。

血管舒緩素 Dadutin

【作用與用途】能選擇性地擴張末梢血管，用於視神經視網膜炎、出血性眼病，視網膜中央動脈痙攣阻塞。禁用於惡性腫瘤，腦血管意外及新鮮眼底出血者。

【製劑、用法】結膜下注射 5U，球後注射 5～10U，均為每日或隔日 1 次。

●山莨菪鹼 Anisodamine（654–2）

【作用與用途】與阿托品相似或稍弱，使平滑肌鬆弛，解除血管痙攣，有擴張血管作用，用於視神經炎、視神經萎縮、視網膜脈絡膜炎、視網膜動脈阻塞等。禁用於惡性腫瘤，腦血管意外及新鮮眼底出血者。

【製劑、用法】眼藥水 0.5%。結膜下注射 0.2～0.5mg / 次，球後注射 0.5～1mg / 次。

毛冬青 Ilexpubescens

【作用與用途】有擴管血管改善血液循環等作用，用於葡萄膜炎及視網膜病、視神經病。

【製劑、用法】口服每次 4～5 片，每日 3 次；結膜下注射 0.5～1ml，每日 1 次；球後注射 1～2ml，每日 1 次。

川芎嗪Ligustrazine

【作用與用途】抗血小板聚集，有解聚作用，擴張小動脈，改善血液循環，用於視網膜血管痙攣或阻塞。有出血傾向者忌用。

【製劑、用法】肌肉注射 40mg，每日1 次；靜脈點滴 80mg，每日 1 次。

丹參 Tanshin

【作用與用途】擴張末梢血管，改善末梢血液循環等作用，用於視網膜和視神經病。

【製劑、用法】球後注射 1ml，每日 1 次；靜脈點滴 8～16 ml，加入 5%葡萄糖液 100～500ml 滴注；口服 4～6 片，每日 3 次。

十三、促吸收劑

狄奧寧 Dionin（乙基嗎啡，hyimorphine）

【作用與用途】刺激擴張結膜血管，改善角膜代謝，促進炎症吸收，用於角膜基質炎、鞏膜炎、早期膜翳。由低濃度依次遞增至高濃度，並間歇使用以減少耐藥性。

【製劑、用法】眼藥水 1%～4%。

安妥碘 Entodon

【作用與用途】可促進炎性滲出物的吸收，軟化和消散肉芽組織。用於玻璃體混濁，視神經炎，視網膜脈絡膜炎，眼內出血。忌與汞劑同時應用。碘過敏者禁用。

【製劑、用法】肌肉注射 2ml，20%溶液，每日 1 次，10 天療程。結膜下注射 0.5～1ml，每日或隔日 1 次，5～7 天為 1 療程。球後注射 0.5～1ml，每週 2 次。

氨肽碘

【作用與用途】含碘和多種氨基酸，能促進晶狀體代謝和玻璃體混濁的吸收，用於各種類型的白內障。忌與汞劑同時應用。碘過敏者禁用。

【製劑、用法】眼藥水。

碘化鉀

【作用與用途】同上。

【製劑、用法】眼藥水 1%～3%，每日 3 次；口服，10% 每次 10ml，每日 3 次。

十四、維生素類

●維生素 A　Vitamin A

【作用與用途】維持上皮組織的結構完整及正常功能並參與視網膜視紫質的合成，用於角膜軟化、眼乾燥症。

【製劑、用法】滴眼消毒魚肝油，3 次 / 日；肌肉注射，維生素 AD，每日或隔日 1 支。

●維生素 B_1　Vitamin B_1

【作用與用途】可維持心臟、神經及消化系統的正常功能，促進碳水化合物代謝，用於視神經視網膜疾病、眼肌麻痹、眶神經痛。

【製劑、用法】口服10～30mg，3 次 / 日；肌肉注射 100 mg，1 次 / 日。

●維生素 B_2　Vitamin B_2

【作用與用途】參與碳水化合物蛋白及脂肪代謝和一些氧化還原過程。用於瞼緣炎、結膜炎、角膜炎及角膜潰瘍。

【製劑、用法】眼藥水 0.01%～0.05%，3～4 次 / 日；口服 5～10mg，3 次 / 日。

●維生素 B_{12}　Vitamin B_{12}

【作用與用途】可維持心臟、神經及消化系統及周圍有髓神經的正常代謝和生理功能，用於視網膜疾病、眼肌麻痹，常與維生素 B_1 使用。

【製劑、用法】肌肉注射，每次 100～500 μg，每日或隔日 1 次。

●維生素 C Vitamin C

【作用與用途】可降低毛細血管脆性和滲透性，促進傷口癒合及角膜上皮生長，參與晶狀體代謝，中和鹼性物質。用於角膜擦傷、角膜潰瘍、白內障、出血性疾病、鹼燒傷。

【製劑、用法】口服 100～300mg，3 次 / 日；結膜下注射 50～100mg 每日或隔日 1 次。

維生素 U VitaminU

【作用與用途】促進潰瘍癒合及炎症吸收，用於瞼緣炎、角膜潰瘍、泡性眼炎和眼外傷。

【製劑、用法】眼藥水 3%，3～4 次 / 日；口服 50～100mg 3 次 / 日。

第十九節 局部麻醉藥

●普魯卡因 Procaine

【作用與用途】對皮膚黏膜穿透力較弱，注射後潛伏期短，維持時間短，小劑量靜注可引起中樞神經系統抑制。

【製劑、用法】注射液：0.25%20ml，0.5%，1% 10ml，2.0% 2ml。用法：局部浸溶 0.25%～0.5%；神經阻滯 1.0%～2.0%；1 次不超過 20mg / kg。

●利多卡因 Lidocaine

【作用與用途】具有較強的穿透力，起效快，擴散力和局部麻醉作用為普魯卡因2倍，毒性也較後者大。

【製劑、用法】注射液：2% 5ml，20ml。用法：局部浸溶0.25%～0.5%；神經阻滯1.0%～2.0%；表面麻醉2%～4%。

●丁卡因 Tetracine（地卡因）

【作用與用途】表面麻醉穿透力強，作用迅速持續時間長。主要用於表面麻醉、錐管內和神經阻滯。

【製劑、用法】注射液：0.5%2ml。用法：神經阻滯0.2%～0.3%；表面麻醉0.5%～1.0%。

●布比卡因 Bupivacaine

【作用與用途】為長效局麻藥，麻醉性能差，作用時效長。

【製劑、用法】注射液：12.5mg，25mg，37.5mg。用法：神經阻滯0.25%～0.5%。

第二十節　消毒防腐藥

●烏洛托品

【作用與用途】尿路細菌感染 、疣、足癬、腋臭、腳汗。

【製劑、用法】片劑：0.3g。用法：口服0.3g每日3次；外用每日2次。

●氯己定（洗必泰）

【作用與用途】皮膚、黏膜消毒、創面清洗。

【製劑、用法】溶液；0.1%～4.0%浸泡3～5min。

●過氧化氫溶液（雙氧水）

【作用與用途】物品滅菌和消毒。

【製劑、用法】溶液：3%。消毒皮膚、黏膜塗抹數次，作用 5～10min；口腔用 0.1%～0.5%漱口。

●乙醇（酒精）

【作用與用途】術前及皮膚、黏膜消毒。

【製劑、用法】溶液：70%～80%，96%。

●甲醛溶液（福馬林）

【作用與用途】對各種污染表面的消毒與滅菌。

【製劑、用法】溶液：36%～40%。

●戊二醛

【作用與用途】醫療器械的滅菌或消毒。

【製劑、用法】溶液：2%。

●含氯石灰（漂白粉）

【作用與用途】用於防疫及日常生活中預防性消毒。

【製劑、用法】粉劑：25%。

●苯紮溴銨（新潔爾滅）

【作用與用途】皮膚、黏膜、物品表面和室內環境消毒。

【製劑、用法】溶液：50%～60%。

●碘酊

【作用與用途】皮膚、黏膜及較小物品的消毒。

【製劑、用法】溶液劑。

●過氧乙酸

【作用與用途】物體表面、皮膚、黏膜、環境的消毒。

【製劑、用法】溶液劑。

●高錳酸鉀

【作用與用途】消毒、抗菌。

【製劑、用法】粉劑。

●聚維酮碘

【作用與用途】外用消毒劑。

【製劑、用法】溶液劑。

附錄一
老幼用藥劑量計算

一、按年齡計算法（附表1）

附表1　老幼劑量折算表（中國藥典90年版）

年　齡	劑　　量
初生～1個月	成人劑量的1/18～1/14
1個月～6個月	成人劑量的1/14～1/7
6個月～1歲	成人劑量的1/7～1/5
1歲～2歲	成人劑量的1/5～1/4
2歲～4歲	成人劑量的1/4～1/3
4歲～6歲	成人劑量的1/3～2/5
6歲～9歲	成人劑量的2/5～1/2
9歲～14歲	成人劑量的1/2～2/3
14歲～18歲	成人劑量的2/3～全量
18歲～60歲	全量～成人劑量的3/4
60歲以上	成人劑量的3/14

注：本表供參考，使用時可根據患者體質、病情及藥物性質等多方面因素酌情決定。

二、按兒童體重（kg）計算法

1. 若已知兒童每千克體重劑量，直接乘以兒童體重即可得每日或每次劑量。

2. 如不知兒童每千克體重劑量，可按下式計算：兒童劑量＝成人劑量 / 60 × 兒童體重（kg）。兒童體重計算公式如下：

1～6 個月兒童體重（kg）＝月齡 × 0.6 + 3

7～12 個月兒童體重（kg）＝月齡 × 0.5 + 3

1 歲以上兒童體重（kg）＝年齡 × 2 + 8

注：此法較簡便，但計算結果對嬰幼兒可能略偏低，年長兒則偏高，應視情況調整。

三、按體表面積計算法

此為較合理的計算方法，它可適用於各年齡包括新生兒及成人的整個階段，即不論任何年齡，其每平方公尺體表面積的劑量是相同的。某些特殊治療藥，如抗腫瘤藥均應以體表面積計算。

1. 若已知每平方公尺劑量，直接乘以兒童體表面積即可。

2. 如不知每平方公尺體表面積的劑量，可按下式計算：

$$\text{兒童劑量} = \text{成人劑量} \times \frac{\text{兒童體表面積（m}^2\text{）}}{1.73\ \text{m}^2}$$

3. 根據體重計算體表面積：

$$\text{體表面積（m}^2\text{）} = \frac{4 \times \text{體重（kg）} + 7}{\text{體重（kg）} + 90}$$

4. 體重與體表面積粗略折算如附表 2。

附表 2　體重與體表面積粗略折算表

體重（kg）	體表面積（m^2）	體重（kg）	體表面積（m^2）	體重（kg）	體表面積（m^2）
3	0.21	8	0.42	16	0.70
4	0.25	9	0.46	18	0.75
5	0.29	10	0.49	20	0.80
6	0.33	12	0.56	25	0.90
7	0.39	14	0.62	30	1.10

附錄二
中華人民共和國法定計量單位

附表 3　國際單位制的基本單位

量的名稱	單位名稱	單位符號
長度	米	m
質量	千克（公斤）	kg
時間	秒	s
電流	安（培）	A
熱力學溫度	開（爾文）	k
物質的量	摩（爾）	mol
發光強度	坎（德拉）	cd

附表 4　SI 詞　頭

因　數	英　文	中　文	符　號
10^{24}	Yotta	堯（它）	Y
10^{21}	Zetta	澤（它）	Z
10^{18}	Exa	艾（可薩）	E
10^{15}	Peta	拍（它）	P
10^{12}	Tera	太（拉）	T
10^{9}	Giga	吉（咖）	G

續表

因　數	英　文	中　文	符　號
10^{6}	Mega	兆	M
10^{3}	Kilo	千	k
10^{2}	Hecto	百	h
10^{1}	Deca	十	da
10^{-1}	Deci	分	d
10^{-2}	Centi	厘	c
10^{-3}	Milli	毫	m
10^{-6}	Micro	微	μ
10^{-9}	Nano	納（諾）	n
10^{-12}	Pico	皮（可）	p
10^{-15}	Femto	飛（母托）	f
10^{-18}	Atto	阿（托）	a
10^{-21}	Zepto	仄（普托）	z
10^{-24}	Yocto	幺（可托）	y

附表 5　法定計量單位和非法定計量單位的換算關係

量的名稱及符號	法定單位	非法定單位	換算關係
長度 1，（L）	米（m） 千米，公里（km）	英尺（ft） 英寸（in） 英里（mile）	1 英尺＝30.48cm 1 英寸＝25.4mm 1 英里＝1609.344m
壓力，壓強 p	帕（斯卡）	mmHg mmH_2O	1mmHg＝133.322Pa $1mmH_2O = 9.80665pa$
照射量 X	庫（倫）/ 千克 C	倫琴（R）	$1R = 2.58 \times 10^{4} C/kg$
放射性活度 A	貝可〔勒爾〕 Bq	居里（Ci）	$1Ci = 3.7 \times 10^{10} Bq$

國家圖書館出版品預行編目資料

現代醫師實用手冊／周有利　朱名安　主編
——初版，——臺北市，品冠，2010〔民 99.04〕
面；21 公分——（熱門新知；13）
ISBN　978－957－468－742－8（平裝）

1.檢驗醫學　2.藥學　3.手冊

415.12026　　　　　　99002707

現代醫師實用手册

主　　編／周 有 利　　朱 名 安
責任編輯／譚 學 軍
發 行 人／蔡 孟 甫
出 版 者／品冠文化出版社
社　　址／台北市北投區（石牌）致遠一路 2 段 12 巷 1 號
電　　話／（02）28233123・28236031・28236033
傳　　眞／（02）28272069
郵政劃撥／19346241
網　　址／www.dah-jaan.com.tw
E－mail ／service@dah-jaan.com.tw
承 印 者／傳興印刷有限公司
裝　　訂／建鑫裝訂有限公司
排 版 者／弘益電腦排版有限公司
授 權 者／湖北科學技術出版社
初版 1 刷／2010 年（民 99 年）4 月

定　價／400 元

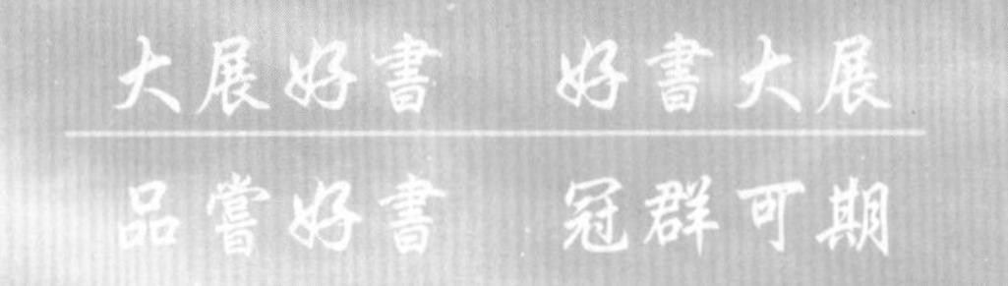
大展好書　好書大展
品嘗好書　冠群可期

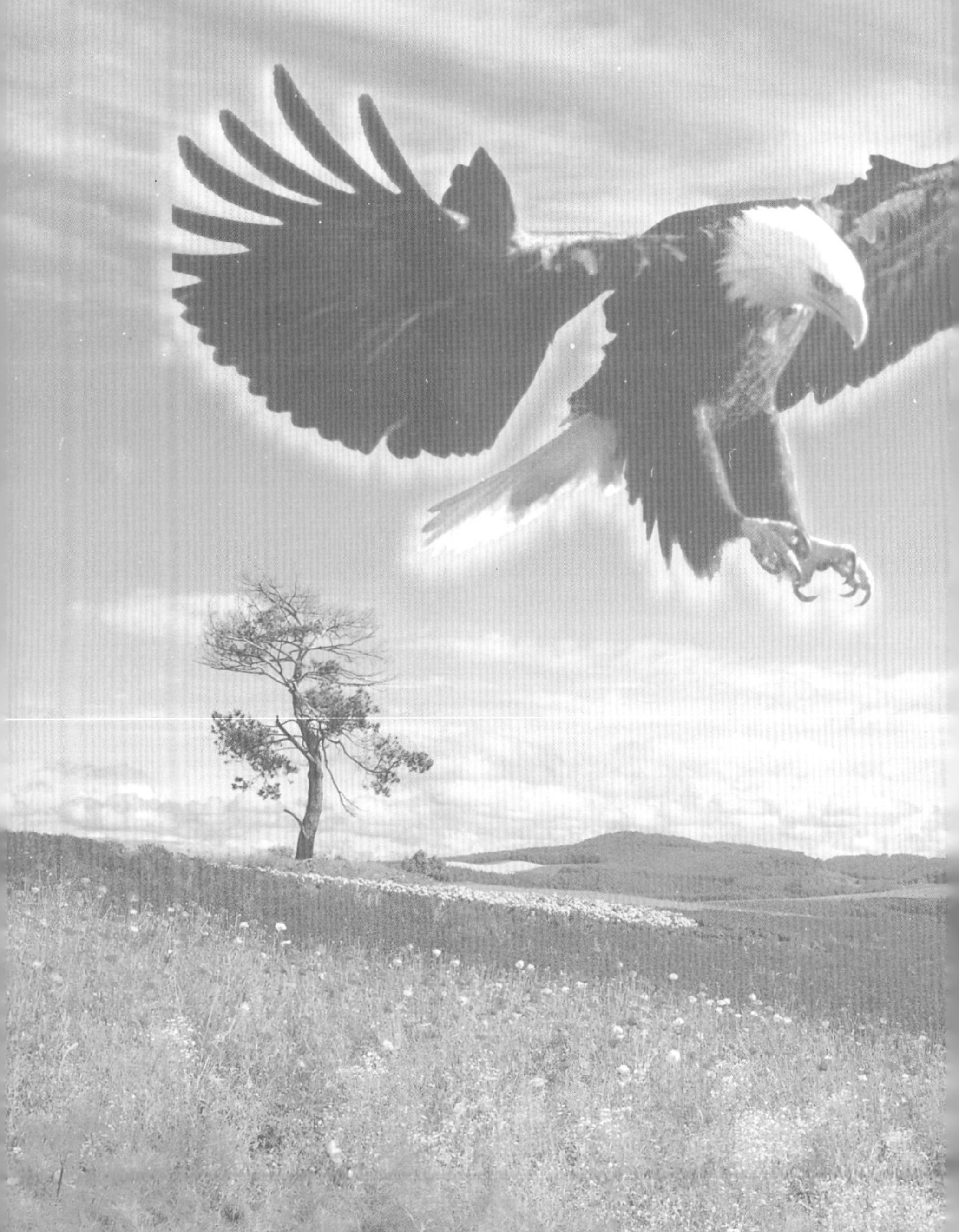